首都医科大学附属北京友谊医院

神经内科疾病
病例精解

张拥波　脱厚珍　刘占东 / 主编

科学技术文献出版社
SCIENTIFIC AND TECHNICAL DOCUMENTATION PRESS
·北京·

图书在版编目（CIP）数据

首都医科大学附属北京友谊医院神经内科疾病病例精解/张拥波，脱厚珍，刘占东主编．—北京：科学技术文献出版社，2020.5（2021.10重印）

ISBN 978-7-5189-6110-8

Ⅰ．①首…　Ⅱ．①张…　②脱…　③刘…　Ⅲ．①神经系统疾病—病案—分析　Ⅳ．①R741

中国版本图书馆 CIP 数据核字（2019）第 217739 号

首都医科大学附属北京友谊医院神经内科疾病病例精解

策划编辑：王梦莹　责任编辑：李　丹　王梦莹　责任校对：王瑞瑞　责任出版：张志平

出 版 者	科学技术文献出版社
地　　址	北京市复兴路 15 号　邮编 100038
编 务 部	（010）58882938，58882087（传真）
发 行 部	（010）58882868，58882870（传真）
邮 购 部	（010）58882873
官 方 网 址	www.stdp.com.cn
发 行 者	科学技术文献出版社发行　全国各地新华书店经销
印 刷 者	北京虎彩文化传播有限公司
版　　次	2020 年 5 月第 1 版　2021 年 10 月第 4 次印刷
开　　本	787×1092　1/16
字　　数	243 千
印　　张	21
书　　号	ISBN 978-7-5189-6110-8
定　　价	148.00 元

编 委 会

主 编 简 介

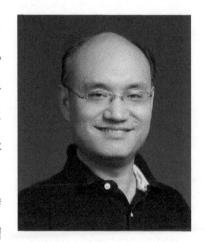

张拥波，医学博士、博士后，教授、博士研究生导师、主任医师。现任首都医科大学神经病学系副主任，首都医科大学附属北京友谊医院神经疾病中心副主任，兼任神经内科副主任、神经病学教研室主任。

社会兼职：中华医学会神经病学分会神经生化学组副组长，中国医师协会神经内科医师分会委员，北京医学会神经病学分会常务委员，北京神经科学学会常务理事、副秘书长，北京中西医结合学会卒中专业委员会副主任委员，北京神经内科学会常务理事及脑小血管病专业委员会副主任委员、中西医结合专业委员会副主任委员，北京脑血管病防治协会常务理事，中国老年学和老年医学学会老年病学分会心脑血管病共防共治专家委员会委员等。

发表论文100余篇，其中，SCI论文20余篇；参编书籍6部。先后主持中华人民共和国科学技术部"十一五"国家高技术研究发展计划（"863计划"）、国家自然科学基金和北京市自然科学基金等多项研究课题。曾获得北京市优秀人才培养项目和北京市卫生系统高层次卫生技术人才培养——"215"学科骨干人才资助，并获得北京市"十、百、千"卫生人才中"百"层次人才称号。

主编简介

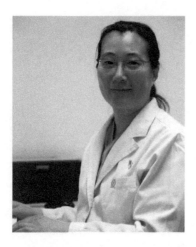

脱厚珍，博士，副教授，硕士研究生导师，主任医师。现任首都医科大学附属北京友谊医院神经内科副主任。

社会兼职：中华医学会北京分会神经病学分会帕金森病及运动障碍学组委员，中国微循环学会神经变性病专业委员会基因与精准医学组常务委员，北京神经内科学会神经感染与免疫专业委员会常务委员，北京神经内科学会基础与转化医学专业委员会常务委员等。

从事神经病学临床、教学与科研工作 20 年。主要研究方向：帕金森病和运动障碍性疾病，不安腿综合征，脑血管病和动脉粥样硬化。

获得"2005 届北京市科技新星"荣誉称号；主持完成国家自然科学基金项目 2 项，市级科研基金项目多项。以第一作者或通讯作者发表 SCI 论文、核心期刊论文多篇，作为副主编出版专著《不安腿综合征》。

主 编 简 介

刘占东，神经病学博士，副教授，硕士研究生导师，主任医师。现任首都医科大学附属北京友谊医院神经内科副主任，分管医疗保健中心神经内科。在神经系统老年病领域积累了丰富的临床经验。主要从事慢性疲劳神经调节机制方面的研究，发表文章 20 余篇。主持和参与了多项国家和省部级课题。

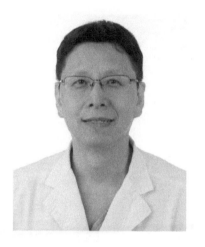

目前为国家体育总局奥运会聘任医疗专家；中华医学会神经病学分会神经生化学组委员；中华医学会运动医学分会医疗监督学组委员；体育科学学会运动医学分会医疗与健康专委会委员；北京医学会抑郁障碍分会委员；国际神经化学会会员。

前　言

2019 年，适逢首都医科大学附属北京友谊医院建院六十六载。作为中国政府建立的第一所大型医院，毛泽东主席、刘少奇副主席、周恩来总理和朱德委员长等老一辈革命家先后为医院亲笔题词，可谓空前绝后。医院是集医、教、研、防和保健为一体的北京市属三级甲等综合医院，是首都医科大学第二临床医学院。医院综合优势明显，专业特色突出，共有临床医技科室 54 个。现科学技术文献出版社邀请我院临床各科室整理编写病例合集，神经内科欣然接受约稿，组织完成。

神经内科成立于建院之初，1952—1960 年分别由苏联专家斯乔宾教授、契尔考夫教授和安格杰教授担任科室主任。历经 60 余年的不断沉淀和开拓创新发展，目前在北京市西城区和通州区两个院区的住院病床数达 130 余张，年门诊、急诊量达 18 万余人次。科室分为脑血管病组、痴呆和认知障碍组、帕金森病和运动障碍组、感染免疫组、癫痫和电生理组、神经心理组等专业组。于 1981 年正式成立神经病理实验室。近 30 余年来每年主持北京市神经科临床病理讨论会一次，并提供疑难病例及病理资料。

本书介绍了近些年由本院医师诊断和治疗的 52 个少见和疑难病例，包括神经感染免疫疾病、脑血管病、运动障碍性疾病、脱髓鞘性疾病、神经变性病、周围神经疾病、神经系统遗传性疾病、神经肌肉接头疾病和肌肉疾病、中枢神经系统肿瘤、理化因子及中毒所致神经系统损害和系统性疾病所致的神经系统并发症。其中器官移植后狂犬病、抗 NMDA 受体脑炎、八肽重复区插入突变的家族性克雅氏病家系、具有详细病理资料的桥本脑病等均是国内首例。有些病例目前看比较典型，容易诊断，但在当时临床研究不充分、医师认识均不足的情况下，诊断过程还是比较曲折，如抗 NMDA 受体脑炎，以顽固性呃逆、恶心、呕吐为主诉，曾被考虑"浅表性胃炎、脑干脑炎、脑血管病、中枢系统淋巴瘤、副肿瘤综合征"等，但最后诊断为以极后区综合征为首发症状的视神经脊髓炎谱系疾病等。对于这些病例的总结，促进各位医师再次进行临床思辨和总结，从而进一步提高临床诊断能力。

在本书编写过程中，虽经精心梳理和多次修改，但也会存在各种各样的不足，不尽完美。我们期望本书的病例能为神经内科医师与医学生提供学习参考及借鉴；同时也期望广大同仁对我们的不当和疏漏，提出批评和指正。

本书编写过程中，得到了首都医科大学附属北京友谊医院神经内科全体医护人员及科学技术文献出版社的大力支持，在此深表感谢。

张拥波　脱厚珍　刘占东

2019 年 12 月 20 日于北京

目　录

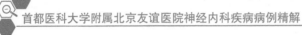

001
器官移植后狂犬病 2 例

病例介绍

病例一

　　患者，男性，55岁。因尿毒症行同种异体肾移植手术，术后肾功能恢复正常。规律服用免疫抑制方案：普乐可复＋米芙＋泼尼松。术后44天患者出现下肢无力，右下肢为著，同时伴有腰部皮肤痛觉过敏；次日出现发热，体温为37.3℃，伴有移植肾区轻度胀痛及血压升高，收入泌尿外科，予头孢唑肟行抗感染治疗。期间患者肌无力症状逐渐加重；入院第4天神经内科会诊查体：神清，语利，对答切题，计算力、判断力均正常；脑神经检查未见异常；双上肢肌力Ⅴ级，双下肢远端肌力Ⅴ级，左下肢近端肌力Ⅴ⁻级，右下肢近端肌力Ⅳ级。双侧膝反射、跟腱反射均未引出，双侧巴氏征阴性，可疑双侧 T_{11} 以下针刺觉减退，胸腰椎各棘突压痛（－）。颈软，Kernig 征（－），双侧 Lasegue 征（＋），双侧 4 字试验（＋）。诊断考虑双下肢肌无力原因待查，脊髓炎？吉兰－巴雷综合征（Guillian－Barre Syndrome，GBS）？治疗上加用更昔洛韦、甲强龙 240 mg 静脉滴注。效果不明显，并逐渐出现发音不清、口角流涎、饮水偶有呛咳、精神异常等情况，间断不能正常交流；入院第 6 天，神经内科再次会诊，查体：神清语利，脑神经检查无异常，左下肢近端肌力Ⅲ级，右下肢近端肌力Ⅲ⁻级，肱二头肌、肱三头肌肌腱反射较前减弱，双股四头肌、腓肠肌、三角肌压痛（＋），余查体同前。加用丙种球蛋白治疗；入院第 7 天查体：神清，语欠利，全身阵挛明显，余查体同前。患者转入重症监护室；入院第 8 天患者神志欠清晰，间断言语混乱，肌力进一步减弱，并出现尿潴留及尿失禁症状；入院第 10 天患者病情进一步加重，出现躁狂、易激惹，查体神志欠清晰，问话间断回答，言语含混，查体不合作，右上下肢肌力 0～Ⅰ级，左上下肢肌力Ⅱ～Ⅲ级，肌张力低，双侧腱反射减低或消失；入院第 12 天出现呼吸困难，予气管插管，持续机械通气；入院第 14 天临床诊断为狂犬病，转入传染病医院。3 日后日患者唾液、尿液和痰液样本检测狂犬病核酸均为阳性，临床确诊狂犬病。患者转入传染病院后 30 日死亡。

入院后实验室及影像学检查： 血培养、真菌培养、病毒七项、人巨细胞病毒 DNA 测定、浓缩查结核杆菌、结核感染 T 细胞、内毒素测定、脑脊液涂片找新型隐球菌、病毒七项（脑脊液）、脑脊液涂片找细菌等病原学检查均未见异常。头颅核磁共振平扫＋增强：脑白质脱髓鞘改变，脊柱核磁共振平扫＋增强：胸椎 9 椎体小血管瘤，脊柱退行性变。胸部 CT：右下肺少许间质性改变。

治疗方案：入院后予头孢唑肟抗感染，第 4 天加用更昔洛韦，甲强龙（间断调整剂量），第 5 天停用头孢唑肟改为拜复乐抗感染，第 6 天使用丙种球蛋白。转入传染病医院后予密尔沃基疗法治疗。

病例二

患者，男性，43 岁。因尿毒症与病例一患者接受同一供体的肾移植手术，术后肾功能恢复正常。规律服用免疫抑制方案：普乐可复＋米芙＋泼尼松。术后 48 天患者出现腰痛，次日患者腰痛加重伴低热、乏力。术后 50 天排气、排便停止，伴恶心、呕吐及尿量减少。术后 52 天患者出现言语不利、走路不稳，收入泌尿外科病房。入院查体：神清，语欠利，脑神经检查正常，四肢肌力肌张力正常，双侧腱反射对称适中，双侧病理征（－），双侧指鼻试验、跟膝胫试验稳准，颈软，Kernig 征（±）；入院第 2 天查体：患者神志清楚，精神紧张、焦虑，言语含混，四肢肌力Ⅴ⁻级，双侧腱反射减低，双手可见震颤。余查体基本同前；入院第 3 天患者出现精神极度焦虑、被害妄想、极度惊恐、吞咽困难，并出现幻觉。患者间断发热、肌力进行性减弱；入院第 5 天患者拒绝进食水，并出现谵妄、呼吸困难，予气管插管，持续机械通气；入院第 9 天临床诊断为狂犬病，转入传染病医院；入院第 10 天患者唾液、尿液标本狂犬病核酸均为阳性，临床确诊狂犬病；入院第 30 天患者死亡。

治疗方案：入院后予静脉滴注拉氧头孢抗感染，甲强龙抑制排异反应（间断调整剂量），丙种球蛋白调剂免疫。转入传染病医院后予密尔沃基疗法治疗。

补充病史：2 名患者家属均否认患者饲养宠物史，否认患者动物咬伤史及狂犬病疫苗接种史，但2名患者接受过同一供体的肾移植手术。供体情况：男，6岁，动物咬伤史不详，无狂犬病疫苗接种史。临床症状为不明原因发热，临床表现为极度兴奋、尖叫、拒绝进食水，并出现吞咽困难、流涎。头CT提示双侧颞叶密度轻度减低。脑死亡原因诊断为"病毒性脑炎"。

病例分析

　　狂犬病是狂犬病毒所致的急性人兽共患传染病。狂犬病毒是RNA病毒，属于弹状病毒科狂犬病毒属，具有嗜神经性，以侵犯中枢神经系统为主。人多因被病兽抓伤、咬伤而感染。人感染人病例罕见。到目前为止，全球范围内报道器官移植后狂犬病病例仅10余例，此2例是我国第一次报道类似病例。

　　狂犬病临床症状分潜伏期、前驱期、兴奋期和麻痹期，潜伏期的长短与病毒的毒力、侵入部位的神经分布等相关，病毒数量越多、毒力越强、越靠近中枢神经系统潜伏期越短。根据流行病学统计，狂犬病潜伏期为5天至数年，一般为半个月至3个月；前驱期表现为低热、烦躁等；兴奋期可出现咽喉肌痉挛、恐水、流涎等典型表现；继而进入麻痹期，出现迟缓性瘫痪、呼吸困难等。狂犬病发病后，患者可在出现神经系统症状后1～30天内死亡。

　　根据临床表现，狂犬病分为狂躁型和麻痹型。狂躁型符合典型临床表现，而麻痹型往往早期即出现迟缓性瘫痪而无狂犬病典型恐水、恐风等表现，极易延误诊断。

　　狂犬病的确诊依靠临床表现和实验室检查，临床诊断病例者，在其唾液、脑脊液或颈后带毛囊的皮肤组织中检测到病毒抗原或核酸或分离到狂犬病毒，均可确诊。

狂犬病目前无特异性治疗方法，死亡率极高。

以上报道的2例患者临床表现均为麻痹型，以发热伴迟缓性瘫痪起病，病例二后期出现咽喉肌痉挛、恐水等，而病例一自始至终出现狂犬病的咽喉肌痉挛和恐水等症状均不典型。2例患者的唾液和尿液标本中狂犬病核酸均为阳性，属于实验室确诊病例。一般人狂犬病多为带毒动物抓伤或咬伤后感染，但该2例患者均否认动物饲养史及咬抓伤史。而在接受同一供者肾脏后，在移植后40～50天内相继发病，并最终确诊为狂犬病，病史指向同一感染源——移植肾供者。而供者生前虽病犬咬伤史不详，但后续调查发现，其临床表现存在兴奋、狂躁、恐水等典型狂犬病症状，死亡诊断为"病毒性脑炎"，应为临床诊断病例。因此，本组2例患者诊断"器官移植后继发狂犬病"诊断成立。

本组2例患者均以发热伴迟缓性瘫痪起病，早期误诊为脊髓炎或GBS，但临床表现均与典型的脊髓炎或GBS不同，这提示临床医师，对于麻痹型患者，临床上表现类似于破伤风、病毒性脑膜脑炎、脊髓炎、GBS等的发热患者，要想到狂犬病的可能。目前对于狂犬病治疗缺乏有效的治疗手段，死亡率极高。本组2例患者潜伏期分别为44天和48天，其潜伏期较短可能与其器官移植后免疫抑制剂的应用有关。2例患者发病至死亡的时间分别为44和34天，可能与应用免疫球蛋白、大剂量糖皮质激素、密尔沃基疗法等治疗有关。2004年美国报道一例狂犬病治愈病例，其治疗方案为"密尔沃基疗法"，该疗法使用化学药物（氯胺酮、咪达唑仑等）诱导患者进入镇静状态，并给予神经保护药物、抗病毒治疗等综合措施。本组2例患者确诊狂犬病后均使用了密尔沃基疗法，但终究难以改变死亡结局。

病例点评

2例患者均在接受同一供体的肾移植手术后发病，表现为发热、迟缓性瘫痪等不典型症状与体征，应积极完善相关检查与GBS、其他原因的急性弛缓性瘫痪相鉴别。之后2例患者出现震颤、精神症状，结合病史及供体情况，临床诊断狂犬病，在其唾液、尿液和痰液样本中检测到狂犬病核酸为阳性，临床确诊狂犬病，经积极治疗后仍死亡。近年来器官移植逐渐增多，类似病例会层出不穷。本组病例提示我们，在器官移植前应对供体进行传染病方面的检测，对于具有中枢神经系统症状的不明原因发热患者，应进行详细的流行病学调查，对于移植前疑似狂犬病的供者应进行狂犬病毒筛查。对于疑似狂犬病供者但无法确诊者，应弃用器官。

参考文献

1. 江建宁．人狂犬病的研究进展．国外医学（流行病学传染病学分册），2005，32（2）：113－115.

2. 李侗曾，梁连春．经器官移植传播的狂犬病．北京医学，2014（9）：784－786.

（脱厚珍 杜艺彤）

笔记

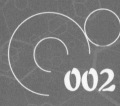

002
家族性克雅氏病：八肽重复区插入突变1例

病例介绍

患者，女性，54岁。主因"反应迟钝4年，记忆减退2年，加重2个月"来我院就诊。家属反映患者近2个月来注意力不集中，精神恍惚，工作时常常出错，与人交流明显减少，近1周来缄默不语，不能独立行走和主动进食。追问病史发现患者4年前即有反应迟钝，貌似装傻充愣，当时家人以为患者工作劳累所致，未予充分重视，此后发现患者好忘事，丢三落四。近来逐渐不认识家人，不能辨认周围环境。患者发病以来无发热、头痛、恶心、呕吐等症状，无抽搐发作，无二便失禁。

患者既往体健，家属否认患者有结核病、肝炎等传染病病史。无药物、食物过敏史。无外伤、手术史。预防接种史不详。否认疫区居住史。患者出生并生长在北京，在工厂从事机器加工工作。

家族史： 患者母亲 58 岁时出现不自主运动、智能减退及抽搐样动作，曾在外院诊断"小脑萎缩"，半年后死亡。患者外祖父 58 岁时"又瘫又傻"，卧床不起，半年后死亡。

查体： T 36.0 ℃，P 72 次/分，R 18 次/分，BP 110/80 mmHg。发育正常，营养良好。心肺腹部查体基本正常。神经系统查体：神志清楚，轻度构音障碍，时间、人物和地点定向力明显减退，查体不能完全合作。双瞳孔等大、等圆，光反应灵敏，眼球运动尚充分，未见眼球震颤。额纹和鼻唇沟两侧对称，颜面部肌肉无不自主运动，舌不能完全伸出口腔前庭，未见舌肌萎缩和纤颤。四肢及躯干针刺觉存在，两侧对称。四肢肌张力增高，罕见主动运动，肌力 Ⅳ 级，指鼻试验和跟膝胫试验不能完成。四肢腱反射低，无病理反射。颈软，Kernig 征阴性。

实验室检查： 血尿便常规检验均在正常范围。血液化学及肝肾功能化验均在正常范围。腰穿脑脊液初压 90 mmH$_2$O，脑脊液标本红细胞和白细胞计数均为 0，蛋白 20 mg/dl，糖 79 mg/dl，氯化物 99 mg/dl。脑脊液标本寡克隆区带检测阴性。血清和脑脊液标本检测单纯疱疹病毒 1 型、单纯疱疹病毒 2 型、巨细胞病毒、埃可病毒、柯萨奇病毒 B 组 6 个血清型等病毒抗体，梅毒血清反应素 IgG 抗体和人类免疫缺陷病毒 IgG 检测均阴性。脑脊液标本涂片未见恶性细胞。

辅助检查： 头颅 MRI 平扫未见异常。入院第 2 天脑电图检查重度不正常，弥漫性改变，右侧变化为著。入院第 13 天脑电图检查呈重度不正常，可见阵发性三相波出现。入院第 33 天行左额叶脑活检术。

住院诊疗经过：入院后 1 周出现幻觉、尿失禁。入院 20 天出现肌阵挛。脑活检术后一直昏迷，间断发作抽搐。抗癫痫药物治疗及对症支持治疗无效。入院第 46 天死亡。死后进行脑组织尸检。

病理学检查：脑活检见皮质内弥漫性神经元变性，数目减少，变性坏死，部分呈缺血性改变，皮质基质可见空泡形成，呈明显海绵样改变，部分融合成较大空泡。血管周围间隙增宽，呈水肿表现。轻度星形胶质细胞增生，未见炎性细胞浸润（图 2-1）。电镜超微结构检查可见神经元及神经胶质细胞明显变性，膜系统溶解破坏，细胞器溶解、减少，核染色质呈块状凝集，可见细胞碎片。有髓神经纤维解离并有部分溶解，轴索溶解消失或呈空泡样变（图 2-2）。

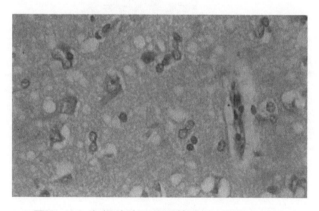

图 2-1　左额叶脑组织活检病理（HE×400）

分子生物学检查：尸检脑组织抽提 DNA 后经蛋白印迹法检测结果提示可能有朊蛋白基因（*PRNP*）基因插入突变。长片段序列分析发现有 168 bp 插入，为 7 个八肽重复序列的插入突变（图 2-3）。

临床病理基因诊断：7 组八肽重复插入家族性克雅氏病。

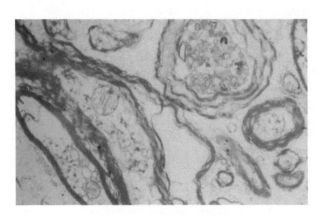

图 2-2　超微结构检查

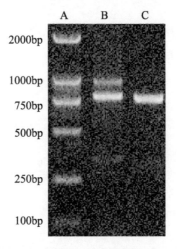

注：A 为 DL2000 标志物；B 为脑组织；C 为正常人血
图 2-3　*PRNP* 琼脂糖凝胶分析

病例分析

　　遗传性克雅氏病（familial creutzfeldt - jakob disease，fCJD）是由于 *PRNP* 基因的遗传性突变引起，是一种常染色体显性遗传的家族性朊蛋白病，包括 10 余种密码子点突变或八肽重复区内重复片段的插入突变，D178N - 129V，V180I，V180I + M232R，T183A，

T188A，E196K，E200K，V203I，R208H，V210I，E211Q，M232R，96 bp 八肽重复区（4 个额外八肽）插入，120 bp 八肽重复区（5 个额外八肽）插入，144 bp 八肽重复区（6 个额外八肽）插入，168 bp 八肽重复区（7 个额外八肽）插入和 48 bp 八肽重复区（2 个八肽）缺失。

fCJD 与散发型克雅氏病（sporadic creutzfeldt - jakob disease，sCJD）的病理表现很相似，临床表现存在一定的区别。例如，fCJD 患者的平均发病年龄比 sCJD 年轻 12 岁；平均病程为 1 ~ 5 年，最长可长达 13 年，比 sCJD 平均长 18 个月。fCJD 临床症状进展缓慢，以痴呆和行为障碍为主，直至临终前才急剧恶化而死亡。脑电图异常和 14 - 3 - 3 蛋白检测阳性率也较 sCJD 低。最常见的突变位于密码子 200 编码谷氨酸（E）到赖氨酸（K）的基因序列，即 fCJD E200K。

PRNP 基因八肽重复区可有 1 ~ 9 组八肽重复插入突变。本病例是世界范围内报道的第 5 个 7 组八肽重复区插入突变，中国第一个八肽重复区插入突变病例。由于病例数相对较少，基因型和表现型的关系不易确立。少数病例表现类似典型的 sCJD，多数病例表现为慢性过程。7 ~ 9 组插入突变发病年龄多在 30 岁左右，1 ~ 4 组插入突变发病年龄 60 ~ 70 岁；1 ~ 7 组插入突变者插入片段越长，病程越长（5 ~ 120 个月）。

本例患者表现出典型的类似 sCJD 的临床表现，如小脑病征、肌阵挛及痴呆，但是临床病程（4 年）明显长于典型的 sCJD。与本例患者相比，其他具有 7 个八肽重复区插入突变的 fCJD 病例的临床表现表现的更加多样化（表 2 - 1）。与报道的类似病例发病年龄轻（23 ~ 32 岁）、病程长（7 ~ 16 年）相比，本例患者发病时间明显较晚（44 岁），而临床症状发展较快（4 年）。

表2-1 本例患者与文献中5组以上八肽重复插入突变病例的比较

	5组以上八肽重复 插入突变病例特征	本例患者7组八肽重复 插入突变病例特征
发病年龄	早（23~32岁）	较晚（44岁）
病程	长（7~16年）	较短（4年）
临床症状	不典型	较典型
脑电图	多无三相波	典型三相波
病理特征	类似GSS的淀粉样斑块， 多位于小脑分子层、皮质	类似sCJD特征， 与活检部位有关
家族史	有	有

sCJD诊断标准：

（1）确诊诊断：具有典型/标准的神经病理学改变，和（或）免疫细胞化学和（或）Western印迹法确定为蛋白酶耐受性朊蛋白，和（或）存在瘙痒病相关纤维。

（2）临床诊断：具有进行性痴呆，在病程中出现典型的脑电图改变（约每秒出现一次的三相周期性复合波）；和（或）脑脊液14-3-3蛋白阳性；和（或）头颅MRI成像可见壳核/尾状核、皮层异常高信号，并至少具有以下4种临床表现中的2种：①肌阵挛；②视觉或小脑功能障碍；③锥体/锥体外系功能异常；④无动性缄默及临床病程短于2年。

（3）疑似诊断：具有进行性痴呆，并至少具有以下4种临床表现中的2种：①肌阵挛；②视觉或小脑功能障碍；③锥体/锥体外系功能异常；④无动性缄默以及临床病程短于2年。

所有诊断均应排除其他痴呆相关性疾病。

fCJD在疑似sCJD诊断标准基础上，患者 PRNP 基因检测有特定的基因突变。

病例点评

本例患者表现出典型的类似 sCJD 的临床表现，如小脑病征、肌阵挛及痴呆，但是有家族史，临床病程明显长于典型的 sCJD，故临床诊断为 fCJD，后经基因诊断证实。通常来讲，fCJD 发病年龄更轻，临床病程更长。本例是我国报道的第一例八肽重复区插入突变家族性克雅氏病家系先证者。

由于朊病毒病有一定可传播性，特别是脑组织、硬脑膜、视网膜及接触患者的颅内电极等，目前根据国际诊断标准，不建议应用脑活检的方式确诊。

克雅氏病（Creutzfeldt‐Jacob disease，CJD）的核心症状是快速进展性痴呆，可伴有肌阵挛、视觉或小脑功能障碍、锥体／锥体外系功能异常，疾病终末期多表现为无动性缄默，需要与多种以快速进展性痴呆为主要表现的疾病鉴别，头颅 MRI DWI 序列多表现为皮层高信号，可见于自身免疫性脑炎、线粒体脑肌病、中毒等疾病，脑脊液 14‐3‐3 蛋白和脑电图三相波可见于多种快速进展的重症中枢神经系统疾病，故诊断 CJD 时需除外其他痴呆相关性疾病。

迄今为止尚未发现对本病有效的治疗方法，所有治疗和护理手段均按常规对症处理。癫痫发作可用苯妥英钠或卡马西平，小剂量氯硝西泮可能对肌阵挛有效；精神症状，如视幻觉和谵妄可用非典型抗精神病药物，如奎硫平等。

参考文献

1. Mastrianni J A. The genetics of prion diseases. Genet Med, 2010, 12 (4)：187‐195.

2. Lewis V, Collins S, Hill A F, et al. Novel prion protein insert mutation associated

with prolonged neurodegenerative illness. Neurology, 2003, 60 (10): 1620 - 1624.

3. Croes E A, Theuns J, Houwing - Duistermaat J J, et al. Octapeptide repeat insertions in the prion protein gene and early onset dementia. J Neurol Neurosurg Psychiatry, 2004, 75 (8): 1166 - 1170.

4. Zerr I, Kallenberg K, Summers D M, et al. Updated clinical diagnostic criteria for sporadic Creutzfeldt - Jakob disease. Brain, 2009, 132 (Pt 10): 2659 - 2668.

5. Guo Y J, Wang X F, Han J, et al. A patient with Creutzfeldt - Jakob disease with an insertion of 7 octa - repeats in the PRNP gene: molecular characteristics and clinical features. Am J Med Sci, 2008, 336 (6): 519 - 523.

（郭燕军）

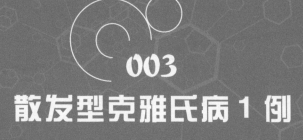

003
散发型克雅氏病 1 例

病例介绍

患者，男性，61 岁。因"进行性智能减退 3 月余，伴视幻觉、行走不稳 3 周"入院。

患者 3 个月前被发现智能减退，写字时仅能反复写第一笔，购物时不会算账，记不清商品的价格及找钱金额等，与人交流无障碍，生活尚能自理。此后上述症状进行性加重，无法认字、写字、计算，言语困难，基本不能执行指令，仅可独立完成上厕所、洗漱等活动，生活需他人照顾。3 周前出现穿衣不分反正，使用筷子困难，取物定位不准，行走不稳，总说看见墙上有"小虫子爬""床上躺有其他人"，反复用手拍打，并出现日间过度睡眠，夜间入睡困难的症状。曾就诊于北京某医院，脑脊液常规、生化、细胞学及

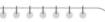

髓鞘碱性蛋白等均为阴性。脑电图显示全导较多4~6 Hz慢波。头颅MRI：DWI显示额叶、顶叶、枕叶皮层高信号。为进一步诊治收入我院。否认家族类似疾病。入院查体：神清，表情淡漠，查体欠合作。言语少、反应迟钝，记忆力、定向力、计算力、理解力、注意力及执行能力下降。可见水平及垂直眼震，无复视。四肢肌力Ⅴ级，肌张力减低。双侧指鼻试验、跟膝胫试验不配合，Romberg征睁、闭眼均不稳。可见左手摸索动作及姿势异常，蹒跚步态。双上肢腱反射减弱，双下肢腱反射基本消失，病理征（－）。内科系统检查未见异常。

入院后完善相关检查：血生化、免疫、肿瘤标志物等检查正常。腰穿检查：脑脊液压力110 mmH$_2$O，常规、生化正常。血清、脑脊液 AQP4 - IgG Ab（－）、自身免疫性脑炎相关抗体、副肿瘤神经综合征相关抗体（－）、神经节苷脂抗体（－）。神经心理学检查：MMSE 2分（高中学历）；MoCA无法完成。脑脊液生物标志物：14 - 3 - 3蛋白（＋），血 *PRNP* 基因全序列测定无相关基因突变。入院当日脑电图：背景偶见α活动，全导广泛性低至中幅慢波持续性可见，定位不显（图3 - 1）；入院第8日脑电图：全导示广泛持续性慢波改变，间断可见广泛性周期性三相波（图3 - 2）。头MRI：DWI显示双额叶、顶叶、颞叶、枕叶皮层高信号，呈明显"花边征"（图3 - 3、图3 - 4）。^{18}F - FDG PET - CT未见明显异常代谢。

住院期间，患者认知障碍进行性加重，对提问几乎无应答，注意力明显降低。食欲差，可在他人协助下少量进食、饮水，双上肢肌阵挛样抽动偶见，视幻觉发生频率较前增多，肢体、躯干共济失调无明显加重。临床诊断sCJD，无特殊治疗，仅对症治疗精神症状，加强护理。9天后出院。

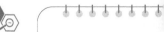

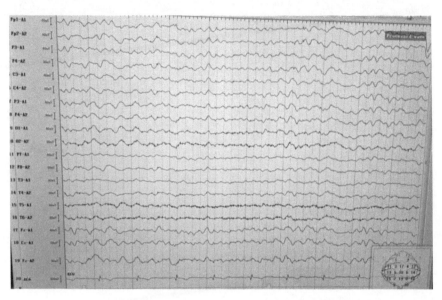

图3-1 背景偶见α活动，全导广泛性低至
中幅慢波持续性可见，定位不显

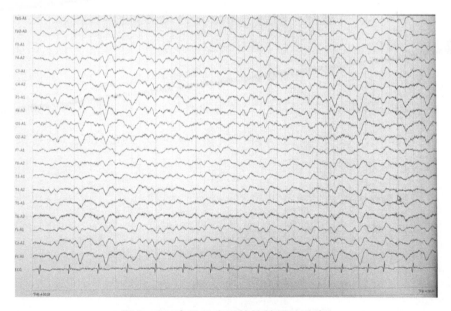

图3-2 全导示广泛持续性慢波改变，
间断可见广泛性周期性三相波

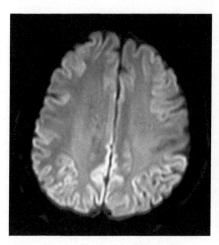
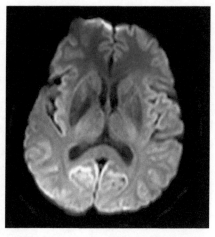

图 3-3　DWI 示双额叶和
顶叶皮层高信号

图 3-4　DWI 示双额叶、颞叶、枕叶
皮层高信号，呈明显"花边征"

病例分析

　　本例为慢性病程，进行性发展。表现为快速进展性痴呆，从开始时的记忆力、计算能力下降，逐渐出现失语、失用、失认，2 月余后出现视空间、定向力障碍，小脑性共济失调，视幻觉，行为异常，睡眠障碍等。住院期间，偶现肌阵挛，患者智能下降快速且进行性加重。MMSE 2 分（高中学历），MoCA 无法完成。脑脊液 14-3-3 蛋白阳性，血 *PRNP* 基因全序列测定无相关基因突变。脑电图从入院时全导广泛性低至中幅慢波持续性可见，随着病情迅速加重，1 周内出现 CJD 特征性的周期性三相波。头 MRI：T_2WI 示尾状核和豆状核稍高信号，DWI 示双额叶、顶叶、颞叶、枕叶皮层高信号，呈"花边征"。尽管有报道[18]F-FDG PET-CT 可出现额叶、顶叶、枕叶糖代谢减低，但本例未见明显异常代谢。临床诊断为 sCJD。

　　CJD 是由朊蛋白引起的中枢神经系统慢性非炎性致死性疾病，

是最常见的人类朊蛋白病，根据其病因不同可分为散发性、遗传性、家族性、新变异型4种类型，其中散发性CJD最多见。目前CJD以临床诊断为主，确诊需要病理学证实。

CJD临床表现为精神障碍、快速进展性痴呆、帕金森样表现、共济失调、肌阵挛等。白静等曾报道伴过伴难治性瘙痒症状的CJD。由于体内正常朊蛋白PrPC发生突变成为不溶性的PrPSC，破坏神经细胞释放14-3-3蛋白，脑脊液可检测到14-3-3蛋白，但14-3-3蛋白阳性不是CJD特征性改变，其他还可见于卒中急性期、病毒性脑炎、脑肿瘤等。可能细胞内外生理状态的变化，细胞兴奋性改变，使脑电图呈现周期性三相尖慢或棘慢波。MRI表现为没有皮层肿胀，增强扫描无强化，DWI可见皮层"缎带样"高信号，单侧或双侧尾状核头和壳核高信号，较少累及苍白球，变异型CJD还可见到"丘脑枕征"或"曲棍球征"。Eun-Joo等应用统计参数图（SPM）软件对11例散发性CJD患者的^{18}F-FDG PET图像进行分析，显示患者双侧额叶、顶叶、枕叶糖代谢减低，而基底节、丘脑、海马体、杏仁体等糖代谢并无明显异常。

病例点评

CJD是由朊蛋白导致的神经系统退行性疾病，由于该类疾病具有可传播性，也称作可传播性海绵状脑病。朊蛋白是目前已知的唯一不含核酸但具有自我复制能力的感染性蛋白粒子。当患者具有典型的快速进展性痴呆等临床表现及头MRI"缎带征"等表现，可临床诊断CJD，确诊需要行脑活检。

参考文献

1. 白静，孙云闯，孙葳，等. 伴瘙痒症状的Heidenhain变异型克雅氏病3例报告

笔记

并文献复习．中国神经精神疾病杂志，2016，42（2）：96－99.

2. Eun－Joo K，Sang－Soo C，Byung－Hoon J，et al. Glucose metabolism in sporadic Creutzfeldt－Jakob disease：an SPM analysis of ^{18}F－FDG PET. Eur J Neurol，2012，19（3）：488－493.

（周春来　乔杉杉　秦玮婷　张拥波）

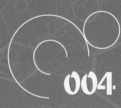

004

EB 病毒感染致可逆性胼胝体压部及大脑深部白质病变 1 例

病例介绍

　　患者，男性，33 岁，北京宾馆工作人员。主因"发热伴头痛、恶心呕吐 10 天"于 2011 年 2 月 16 日收入院。患者入院 10 天前熬夜受凉后出现头痛，次日发热，体温 39.0 ℃，伴畏寒、寒战，轻咳。8 天前就诊于当地医院，查血常规：白细胞计数 11.3×10^9/L，粒细胞绝对值 65.3%，淋巴细胞百分比 27.1%，血红蛋白 160 g/L，血小板 208×10^9/L，胸片、头颅 CT 均未见明显异常，诊断为"气管炎"，先后给予头孢克肟、依替米星、阿奇霉素、米诺环素等抗感染治疗后症状无好转，并出现视物模糊、关节酸痛，给予甲强龙静脉滴注体温可短暂下降但又迅速升高至 40.0 ℃。入院前 4 天转

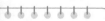
至我院急诊，行头颅 MRI 示双侧胼胝体压部异常信号，性质待定，炎症不除外。腰穿检查，脑脊液压力 220 mmH$_2$O，脑脊液常规：外观无色，微浑浊，无凝块，潘式试验（＋），脑脊液白细胞 80×10^6/L，单核细胞 60%，多核细胞 40%。脑脊液生化：蛋白 105 mg/dl，氯化物 103 mmol/L，葡萄糖 2.43 mmol/L。脑脊液涂片找细菌，脑膜炎双球菌，隐球菌，结核菌，脑脊液 IgG、IgM、IgA 抗体均正常，脑脊液病毒九项 EB 病毒 IgM 抗体阳性。

既往史：20 年前曾患支气管炎，已治愈。否认乙肝、结核等传染病史。否认高血压、糖尿病、冠心病病史。对利复星、止痛片过敏。个人史、婚育史、家族史无特殊。

入院查体：T 39.0 ℃，P 88 次/分，R 20 次/分，BP 130/80 mmHg，中度嗜睡，精神差，高级皮层功能大致正常。双侧颈后、腋窝及腹股沟可触及数个大小不等淋巴结，最大约 1.0 cm×2.0 cm，质软、活动度可，左侧腹股沟淋巴结有压痛。双瞳孔等大正圆，对光反射灵敏，双眼动充分，无眼震及复视，四肢肌张力高，四肢肌力Ⅴ级，四肢腱反射对称适中，双侧指鼻、跟膝胫试验稳准，双侧 Babinski 征（－），Pussep 征（－）。颈项强直，颏胸距 4 横指，Kernig 征（＋），Brudzinski 征（－）。

辅助检查：血常规：WBC 8.89×10^9/L，GR% 57.4%，LY% 36.1%，CRP ＜1 mg/L。Na$^+$ 128.2 mmol/L，Cl$^-$ 91.8 mmol/L，甲状腺摄取率 45.2%，FT$_3$ 132.2 ng/ml，FT$_4$ 1.62 ng/dl，TSH 0 μIU/ml，TSH 受体抗体 16.9 U/I，TPO‐Ab 89.80 U/ml。血清 HIV、梅毒、乙肝＋丙肝、抗结核抗体、结核明确实验、肺炎支原体、衣原体试验、流行性出血热 IgG＋IgM 大致正常。支原体、肥达试验均阴性，尿便常规大致正常。胸部 CT：双肺上叶陈旧病变可能；肺气肿。

腹部B超大致正常。淋巴结针吸活检未见特异性病变。

诊断考虑病毒性脑炎，给予"阿昔洛韦"抗病毒0.75 g q8h静脉滴注3周，甘露醇脱水治疗。7天后患者体温正常，10天后神志清楚，头痛、呕吐症状消失，2周后脑膜刺激征逐渐转为阴性。患者一直存在低钠血症（125～128 mmol/L），给予静脉及口服补钠治疗，效果不明显，尿钠增高，考虑低钠与脑膜炎导致抗利尿激素分泌不当有关，限制患者水入量并给予皮质醇（氢化可的松100 mg/d，静脉2小时泵入）治疗7天，血钠升至135 mmol/L。于入院第14天再次复查腰穿，压力110 mmH$_2$O，脑脊液白细胞100×10^6/L，单核细胞70%，总蛋白123 mg/dl，葡萄糖2.16 mmol/L，氯117 mmol/L，脑脊液TB－PCR、ADA及血淋巴细胞A、B、γ－干扰素测定均阴性。

入院第28天复查腰穿，压力90 mmH$_2$O。脑脊液白细胞30×10^6/L，总蛋白84 mg/dl，葡萄糖2.08 mmol/L，脑脊液氯113 mmol/L，脑脊液涂片找细菌、隐球菌、结核菌未见异常。脑脊液IgG 8.04 mg/dl。血IgG 717 mg/dl，IgM 46.20 mg/dl，复查ESR正常。

EB病毒检测： 分别于入院第1天、第14天和第30天检测脑脊液EB病毒抗体，3次检测EBV IgM/VCA均阳性，EBV IgG/VCA 1∶10阴性，EBV IgA/VCA和EBV IgA/EA均阴性，诊断EB病毒感染。

头颅MRI检查： 住院第26天复查头MRI，胼胝体压部病灶基本消失；脑膜异常强化减轻；但同时发现双侧基底核、丘脑病灶新出现对称性无强化异常信号。入院第35天复查头颅MRI，与第1天头颅MRI相比，胼胝体压部病灶在T$_2$WI上信号强度减低，DWI上高信号消失；脑膜异常强化减轻；双侧基底核、丘脑病灶新出现对称性无强化异常信号（图4－1）。

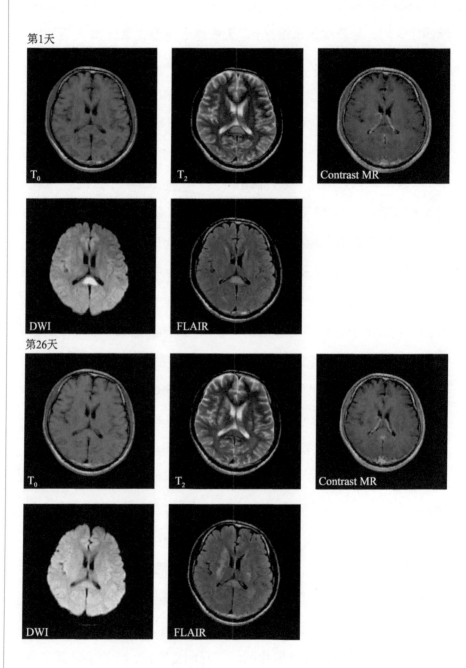

第1天

T_0 T_2 Contrast MR

DWI FLAIR

第26天

T_0 T_2 Contrast MR

DWI FLAIR

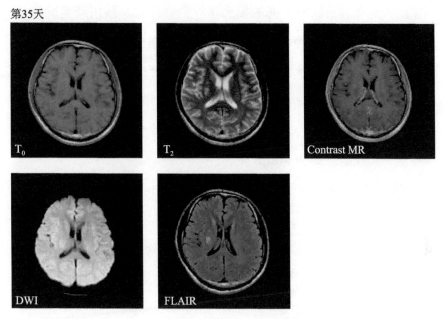

图 4 - 1　患者入院第 1 天、第 26 天和第 35 天头颅 MRI
（T_1WI、T_2WI、增强、DWI 及 FLAIR）

患者临床症状好转，脑膜刺激征阴性，全身浅表淋巴结无明显肿大。住院 35 天病情好转出院。发病 3 个半月后复查头颅 MRI 大致正常。

病例分析

伴有胼胝体压部可逆性病灶的临床症状轻微的脑炎/脑病（clinically mild encephalitis/encephalopathy with a reversible splenial lesion，MERS）是由日本学者于 2004 年提出的一种新的临床影像综合征，其特点是脑炎或脑病患者头颅 MRI 上发现胼胝体压部可逆性弥散降低的病灶，可同时伴有大脑或小脑双侧对称性可逆性白质病变，临床症状多在 1 周内消失，1 个月内痊愈，预后良好。胼胝体可逆性病灶多见于中枢神经系统炎症和（或）全身系统性感染，其他尚可见于伴有视觉先兆的偏头痛、药物中毒、服用经典抗癫痫药物、低血糖和子痫等。因后者多有明确的病史，在本节中重点讨论伴有胼胝体压部可逆性病灶的中枢神经系统炎症和（或）全身系统性感染相关的脑炎/脑病。目前国外已经报道了80多例患者，儿童多见，大多是日本人，由于临床表现和影像学特点的相似性，又有将这一类疾病统称为 MERS 疾病谱。

MERS 病例胼胝体压部及大脑半球深部白质出现可逆性弥散降低病灶的原因尚不清楚。虽然文献报道本病与多种病原体感染相关，但尚缺乏病原体直接感染导致胼胝体出现可逆性病灶的证据。发病机制推测为：①髓鞘内及髓鞘间隙水肿，胼胝体病灶的可逆性提示血管源性水肿可能性大，髓鞘内水肿导致髓鞘的各层分离，影像学上出现病灶。②短暂的炎症反应，炎症细胞的浸润导致胼胝体及深部白质出现细胞毒性水肿导致病灶的出现，炎症消退后病灶消失。日本学者发现 MERS 患者脑脊液炎性细胞因子 IL-6、IL-10 等升高。③水电解质失平衡学说，MERS 患者合并低钠血症是一个比较普遍的现象，可能与脑炎所致的抗利尿激素分泌不当有关，使脑血容量和水平衡系统发生了改变而出现胼胝体和大脑半球散在白质病灶，但低钠导致的脑水肿多局限于胼胝体压部的原因尚不清楚。

Takanashi 等发现30例儿童 MERS 病例中25例出现低钠血症，平均血钠水平（131.8±4.1）mmol/L，明显低于同期上呼吸道感染、其他脑病和热性惊厥患者的血钠水平各组血钠平均水平为136～138 mmol/L。故推测血钠降低可能与脑炎的抗利尿激素分泌不当有关，并在 MERS 的发病机制中有重要作用。

目前认为 MERS 是一组临床影像疾病谱，其影像学上发现胼胝体压部可逆性的病灶是本病较有特征性的改变。在 MRI 检查时发现胼胝体压部为等或稍长 T_1、长 T_2 信号、FLAIR 上稍高信号，DWI 上高信号，表观弥散系数（apparent diffusion coefficient，ADC）表现为低信号的病灶，形状大多为椭圆形，一般没有强化，7 天至 2 个月复查时病灶消失，有时合并出现对称性的白质病灶。日本发现的 54 例儿童 MERS 患者中 45 例是仅累及胼胝体的孤立病灶，称之为 MERS 1 型，其中 40 例是胼胝体压部病灶，病灶较小，呈圆形或椭圆形；3 例患者累及胼胝体压部和膝部；2 例患者全部胼胝体均受累。9 例患者累及部分或全部胼胝体和双侧大脑半球对称性白质病灶，称之为 MERS 2 型。本病例先出现了胼胝体压部病灶，治疗 26 天后复查，胼胝体压部病灶基本消失；脑膜异常强化减轻；但同时发现双侧基底核、丘脑病灶新出现对称性无强化异常信号，发病 3 个半月后复查头颅 MRI 大致正常。本病例显示了 MERS 1 型转化为 MERS 2 型病灶的变化过程，相关文献报道较少。

　　本病例与我院经治的非单纯疱疹病毒性脑膜炎患者相比，意识改变明显，脑膜刺激征突出；与国外文献报道的 MERS 患儿相比，临床症状更重、持续时间更长。

📋 病例点评

　　患者高热、头痛、意识状态改变，特别是淡漠、精神萎靡等症状十分突出，脑膜刺激征明显，持续而顽固的低钠血症，无癫痫发作，临床症状恢复相对较慢，发病 10 ~ 14 天达高峰，20 天左右（抗病毒治疗 1 周）临床症状开始好转，1 个月左右恢复正常，EB 病毒检测阳性。本病例与我院经治的非单纯疱疹病毒性脑膜炎患者相比，意识改变明显，脑膜刺激征突出；与国外文献报道的 MERS 患儿相比，临床症状更重、持续时间更长。本病例显示了 MERS 1

型转化为 MERS 2 型病灶的变化过程，相关文献报道较少。是这样的。

参考文献

1. Lin F Y，Yang C Y. Reversible splenial lesion of the corpus callosum in migraine with aura. Neurologist，2011，17（3）：157－159.

2. Chacko J，Pramod K，Sinha S，et al. Clinical，neuroimaging and pathological features of 5－nitroimidazole－induced encephalo－neuropathy in two patients：Insights into possible pathogenesis. Neurol India，2011，59（5）：743－747.

3. Hakyemez B，Erdogan C，Yildirim N，et al. Transient splenial lesion of corpus callosum associated with antiepileptic drug：conventional and diffusion－weighted magnetic resonance images. Acta Radiol，2005，46（7）：734－746.

4. Garcia－Monco J C，Martínez A，Brochado A P，et al. Isolated and reversible lesions of the corpus callosum：a distinct entity. J Neuroimaging，2010，20（1）：1－2.

5. Takanashi J，Imamura A，Hayakawa F，et al. Differences in the time course of splenial and white matter lesions in clinically mild encephalitis/encephalopathy with a reversible splenial lesion（MERS）. J Neurol Sci，2010，292（1－2）：24－27.

6. 王瑞金，王得新，王佳伟，等. 成人病毒性脑膜炎 62 例临床分析. 中华实验和临床病毒学杂志，2009，23（3）：218－220.

（郭燕军　王淑辉）

005
脑脓肿伴皮层静脉血栓形成 1 例

病例介绍

患者，男性，20 岁。主因"发热 10 天，间断抽搐 5 天"急诊收入院。入院前 10 天患者无明显诱因出现发热、乏力，具体体温不详，自服"霍香正气水"后有所缓解，未予特殊处理。入院前 5 天患者夜间睡眠中出现四肢抽搐，大声叫嚷，呼之不应，无二便失禁，持续约 2 分钟后自行缓解，次日送至我院急诊。查体：体温 39.8 ℃，意识模糊，查体不能配合。双瞳孔等大、等圆，对光反射灵敏，左侧肢体肌力 Ⅳ 级，右侧肢体肌力 Ⅴ 级，左侧 Babinski 征（＋），颈抵抗（＋）。急诊室留观期间患者左侧肢体无力加重，查体：左上肢肌力 0 级，左下肢肌力 Ⅱ 级，并反复出现左侧口角抽搐，每次 20 ~ 40 秒，3 ~ 4 次/小时，给予甘露醇脱水（250 ml，Q6h），间断给予地西泮、丙戊酸钠静推，并给予阿昔洛韦 10 mg/kg，Q8h 静脉滴注抗病毒及降温等对症治疗后，患者左侧肢体无力略好转，口角抽搐频率减少，为进一步诊治收入神经内科住院治疗。既往体健，无癫痫发作史，家族中无癫痫患者。入院查体：体温 37.6 ℃，其余内科系统检查未见异常。神经系统：浅昏迷，呼之不应，双侧瞳孔不等大，左侧 2.5 mm，右侧 3.0 mm，左侧对光反射灵敏，右侧对光反射迟钝，压眶右侧肢体有自主活动，左上肢无自主活动，左下肢刺激后有回缩动作。四肢肌张力低，腱反射减弱，左侧病理征阳性，右侧病理征可疑阳性。颈抵抗，颏胸距 4 指。

辅助检查： 血常规：WBC 3.94×10^9/L，NE 88.7%，HGB 155 g/L，PLT 230×10^{12}/L。血生化、肝功能、肾功能、凝血功能等检查均正常。乙肝五项（－）、梅毒抗体（－）、艾滋病抗体（－）、丙肝抗体（－），血培养未见细菌生长。脑脊液检查：压力 245 mmH$_2$O，外观淡粉色，微混。脑脊液常规：白细胞 10×10^6/L，红细胞 1500×10^6/L，潘氏试验（＋）。脑脊液生化：蛋白 130 mg/dl，氯化物 117 mmol/L，葡萄糖 4.02 mmol/L。细菌学检查：未见细菌、隐球菌及抗酸杆菌。脑电图：中度异常，各导联可见较多低至中幅慢波，右侧半球可疑病灶性改变频率减慢。头 CT（2007 年 7 月 30 日，图 5 - 2）：右侧颞顶部不规则大片状混杂密度灶，中线左移，较急诊室 CT（2007 年 7 月 26 日，图 5 - 1）结果占位效应明显。头 MRI（2007 年 7 月 27 日，图 5 - 3）：右侧顶叶不规则大片状异常信号灶，信号不均匀，长 T$_1$，略长 T$_2$ 病灶，大小约 3.2 cm × 5.8 cm × 7.0 cm，内部可见不规则小条、片状低信号，静脉注射造影剂后病灶未见明显增强，其内血管略丰富。病灶周围可见宽约 2 cm 带状长 T$_1$、长 T$_2$ 信号，中线左移。

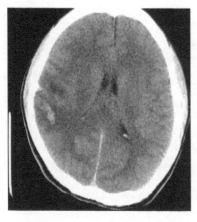

图 5-1 2007 年 7 月 26 日
头 CT 可见右侧颞顶部
不规则条状高密度灶,
性质待定

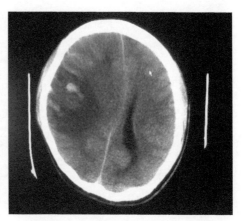

图 5-2 2007 年 7 月 30 日复查
头 CT 示右侧颞顶部不规则大片状
混杂密度灶,中线左移,较 2007 年
7 月 26 日头 CT 比较,占位效应明显

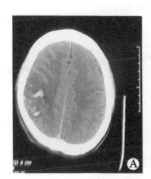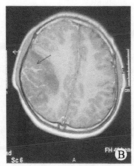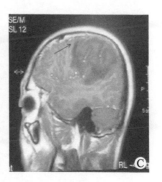

注:A 为轴位 T_1WI 相;B 为轴位增强相;C 为冠状位增强相

图 5-3 2007 年 7 月 27 日头 MRI,可见"流线征"

入院诊断: 颅内病变性质待定。

患者入神经内科后仍意识不清,间断抽搐,加强脱水治疗,于入院次日转脑外科行急诊开颅探查、病变切除及去骨瓣减压术。术中所见:硬膜张力高,脑组织表面蛛网膜下腔可见黑色陈旧性出血块,脑浅静脉曲张粗大,病灶中央区脑组织坏死,吸除坏死的脑组织并取出静脉内血栓一块。坏死脑组织下方有一黄色脓肿腔,吸出少量脓液,脓腔周围有较多暗黑色小块出血灶。术中脑脊液常规检查：血性脑脊液，白细胞 $11\,040 \times 10^6/L$，多核细胞 70%，单核细胞 30%；红细胞满视野。术中脓液培养：未发现细菌。送检脑组织直径 1.0 cm，可见肿胀及出血，个别血管淤血，血管管周炎性细胞浸润，以中性粒细胞为主，可见少量格子细胞及星型胶质细胞增生。特殊染色：糖原染色（−），六胺银（−）。免疫组化显示 CD3（−），CD20（−），CD34（+），CD68（+），LCA（+）。送检脑静脉，其内可见血栓形成，体积为 1.5 cm×0.6 cm×0.4 cm。临床病理结果：右侧脑脓肿形成并伴颅内静脉血栓形成（cerebral venous thrombosis，CVT）（图 5−4）。

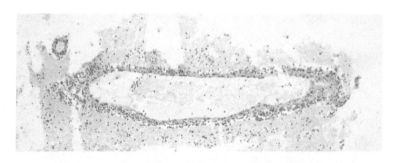

图 5−4   皮层静脉管周炎细胞浸润，以中性粒细胞为主，
其内可见血栓形成（HE×40）

术后予脓腔引流、抗感染（头孢曲松 + 万古霉素 + 甲硝唑）、降颅压、抗癫痫、气管插管呼吸机辅助呼吸及支持治疗，于术后第 3 天恢复自主呼吸；术后第 11 天神志恢复；术后第 15 天体温正常，左侧肢体自主活动恢复，癫痫未再发作。术后多次脓腔引流液培养、血培养未见细菌生长。多次请耳鼻喉科、口腔科会诊未发现耳鼻咽部隐源性感染；术后第 23 天患者神志清楚，语言流利，颅神经检查大致正常，左侧肢体肌力Ⅳ级，病情好转出院；术后 2 年后随访左侧肌力恢复正常。

病例分析

本病例以发热、头痛、意识障碍、癫痫发作、偏瘫等局灶性症状和体征为主要临床表现，有脑疝形成趋势，紧急手术治疗发现脑脓肿合并 CVT。CVT 约占卒中的 0.5%，临床极易误诊。CVT 包括静脉窦血栓形成、皮层静脉血栓形成和大脑深静脉血栓形成 3 种形式，单纯的皮层静脉血栓形成相对少见，随着近年来对本病的逐渐认识，不少专家认为本病的发病率有可能被低估。一般认为，脑皮层静脉血栓的发病机制与脑静脉窦血栓相似，但机体静脉侧支代偿和阻塞静脉再通的迅速形成，早期积极治疗的预后通常要好于后者。

大脑皮层静脉主要负责皮层及皮层下浅层白质的静脉血引流，其管壁薄、缺乏肌纤维层且无瓣膜，导致其中血流缓慢。在此基础上如果合并血液黏稠度升高等情况则更容易诱发血栓形成。局灶性神经系统损害是皮层静脉血栓最常见的表现，如偏瘫、感觉缺失、失语和阅读障碍。皮层静脉血栓还可以引起局灶性癫痫和头痛。而静脉窦血栓常见的由颅内压升高引起的呕吐和视物模糊，在单纯皮层静脉血栓患者非常少见，同样意识水平下降也很少出现。皮层静脉血栓的影像学表现多种多样、缺乏绝对的特异性，可以表现为脑梗死、脑出血、脑水肿及蛛网膜下腔出血，皮层静脉血栓影像学上直接征象是看到阻塞静脉的"线样征"，其次是看到与静脉阻塞相关的脑出血或脑梗死，DSA 检查可见看到阻塞静脉不显影。

病例点评

本病例患者为青年男性，急性病程，发热、头痛、癫痫发作、意识障碍、偏瘫、脑膜刺激征（＋）；腰穿压力升高，白细胞数正常，蛋白升高；初步诊断为中枢神经系统感染。影像学检查提示右顶叶病灶内可见不规则条状高密度影，病灶无明显强化，病灶在短时间内进行性增大，致中线移位，初诊"瘤卒中、血管畸形不除外"。术中发现病灶中央区脓肿腔形成，脑浅静脉曲张粗大，术后病理发现脑静脉血栓形成及血管壁炎症。但遗憾的是，术中脓液及术后脓腔引流液培养未发现致病病原体。尽管未找到病原学证据，但是根据患者年龄、既往体健、血常规中性粒细胞明显升高，术中脑脊液细胞数明显升高且以多个核细胞升高为主，术后应用头孢曲松＋万古霉素＋甲硝唑等抗生素治疗后痊愈，故推测细菌性感染可能性大。

颅内病原体感染后一方面形成脑脓肿，另一方面形成颅内静脉周围炎并进一步导致颅内静脉血栓形成，二者共同作用，病情急剧加重，脑疝形成。感染导致的皮层静脉血栓临床表现多样，病情进展迅速，早期积极治疗预后较好，应引起临床医生的高度重视。

参考文献

1. Urban P P, Müller – Forell W. Clinical and neuroradiological spectrum of isolated cortical vein thrombosis. J Neurol，2005，252（12）：1476 – 1481.

2. 李存江. 对大脑皮层静脉血栓诊断的再认识. 中华内科杂志，2012，51（5）：341 – 342.

3. Borhani Haghighi A，Edgell R C，Cruz – Flores S，et al. Mortality of cerebral venous – sinus thrombosis in a large national sample. Stroke，2012，43（1）：262 – 264.

（郭燕军）

006
神经布氏杆菌病 1 例

病例介绍

患者，男性，53岁。主因"间断性发热伴肌痛23天"入院。患者于23天前无明显诱因出现发热，以午后及夜间为著，体温最高时可达40 ℃，伴畏寒、寒战，社区医院诊断为"病毒感染"，给予"阿奇霉素"静脉滴注4天后（具体剂量不详），体温降至正常，但逐渐出现颈旁及腰背部肌肉痉挛性疼痛，活动受限。入院5天前无明显诱因再次发热，体温38.7 ℃，伴畏寒、寒战，以及腰椎旁肌肉疼痛，于我院急诊复查血常规大致正常，红细胞沉降率86 mm/h；血液有机化合物（代谢物）检测、肝肾功能试验、电解质及其他无机物检测均于正常值范围；血清CRP 58.70 mg/L，抗溶血性链球菌O及类风湿因子正常。

体格检查：T 36.9 ℃，P 92 次/分，R 24 次/分，BP 120/80 mmHg。神清，精神可，急性病容，强迫体位，查体欠合作。全身皮肤黏膜无皮疹，浅表淋巴结未触及、无肿大。心肺腹查体无异常。神经系统检查，颅神经正常、四肢肌张力、肌力正常，双侧指鼻试验及跟－膝－胫试验稳准，双侧针刺觉对称；四肢腱反射对称适中，双侧病理征（－）。颈软，Kernig 征阳性，"4"字试验阳性。

实验室检查：血常规多次检查均于正常值范围，红细胞沉降率 81 mm/h，CRP 73 mg/L；血液有机化合物（代谢物）、肝肾功能试验、电解质及其他无机物、血清心肌酶谱等检测正常；肿瘤标志物、HIV、乙型肝炎病毒、丙型肝炎病毒、梅毒螺旋体、莱姆病 IgG 抗体相关检查正常，类风湿因子、ASO、ANA、ENA、ANCA 无异常；抗结核抗体、淋巴细胞干扰素实验阴性。

入院当日抽血进行细菌培养，同时予利复星 0.2 g（2 次/天）、安灭菌 2.4 g（2 次/天）静脉滴注消炎抗菌治疗，阿昔洛韦 0.75 g（1 次/8 h）静脉滴注抗病毒治疗；入院次日体温降至正常水平，但颈旁及腰背部肌肉痉挛性疼痛症状无改善，咳嗽时加重，逐渐出现尿潴留。触诊局部肌肉有压痛，椎体无压痛及叩击痛。给予口服抗感染止痛药物乐松 0.1 g（2 次/天）及甲钴胺 0.5 mg Qd 营养神经治疗。遂行腰椎 CT 及 MRI 检查，显示第 3 腰椎（L_3）椎体变扁，$L_3 \sim L_5$ 椎体多发性骨质破坏，$L_3 \sim L_4$ 椎间盘膨出、$L_4 \sim L_5$ 椎间盘突出，腰椎退行性改变（图 6-1）。由于腰椎椎体病变而未行腰椎穿刺脑脊液检查；入院后 1 周，血液细菌培养结果提示布氏杆菌生长，复查虎红实验阳性。经追问病史获知患者长期饮用生牛奶。诊断为布氏杆菌病。

予以美满霉素 100 mg（2 次/天）、利福喷丁 300 mg（1 次/天）、罗氏芬 1 g（1 次/3 天）静脉滴注，8 周；间隔 1 周后进行第 2 个疗程治疗。第 1 个疗程进行期间腰痛症状减轻，第 2 个疗程完成后可自行排尿；治疗 17 周后复查腰椎 MRI 检查显示，$L_3 \sim L_5$ 椎体骨质破坏范围缩小（图 6 -2）。

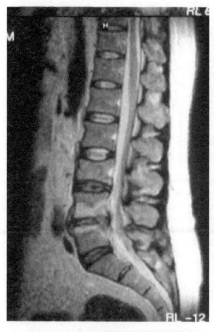 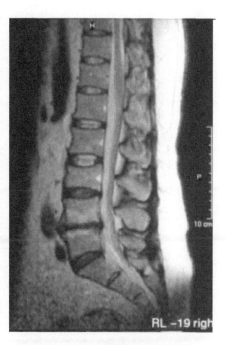

图 6 -1　治疗前脊柱 MRI 可见 L_4、L_5 椎体及椎间盘骨质破坏 　　图 6 -2　治疗后脊柱 MRI 可见 L_4、L_5 椎体病变区范围减小、信号变浅

病例分析

　　布氏杆菌病是布鲁菌属（Brucella）细菌侵入机体所引发的传染性变态反应性人畜共患传染性疾病。其热型特点为波浪热。本病广泛流行于世界许多国家，高发地区为地中海地区，故称马耳他热、地中海热；亚洲、大洋洲、中南美洲等牧区也较常见。在我国主要流行于内蒙古自治区、吉林省、黑龙江省和新疆维吾尔自治区等牧区。布氏杆菌属革兰氏染色阴性短小球杆菌，对热敏感，对一

般消毒药物敏感，耐受寒冷干燥，在牛奶中可存活2个月、皮毛中可存活5个月，我国非牧区也有皮毛加工业者感染的报道。布氏杆菌可累及全身多器官多系统，临床表现多种多样。平均潜伏期为2～3周（3天至9个月）。急性期可表现为寒战、发热、多汗，发热时间平均2～3周，呈波浪状起伏，热型多为弛张热，也可呈不规则发热。病程1年以上转为慢性期，又分为慢性期活动型和慢性期稳定型。病程多成自限性，部分病例可自愈，因受累系统不同临床表现各异。

（1）肌肉关节疼痛：主要为多发性、游走性全身肌肉和大关节痛，侵袭脊柱引起脊柱炎。

（2）淋巴结肿大：多见于颈部及腋下淋巴结。

（3）消化系统：肝脾肿大，肝功能多正常。

（4）生殖系统：男性患者主要表现为睾丸炎、附睾炎，女性则见卵巢炎及流产。

（5）血液系统：可出现贫血，白细胞、血小板计数减少；血小板减少性紫癜的发生率为1%～4%。

（6）眼睛：葡萄膜炎、视神经炎、视神经盘水肿及角膜损害。

（7）心血管系统表现：主要为心内膜炎（主动脉瓣），偶可见心肌炎、心包炎、主动脉炎等。

（8）呼吸系统：咳嗽、呼吸困难；肺炎、胸膜炎。

（9）泌尿系统表现：蛋白尿、血尿、尿频、尿急和尿痛，易被误诊为肾小球肾炎。

（10）神经系统症状与体征：中枢神经系统病变及周围神经系统病变。

布氏杆菌病神经系统并发症为1.7%～10.0%，成人较儿童更易受累，病死率为0～7%。神经系统症状既可以是布氏杆菌局部损害的唯一表现，也可是慢性布氏杆菌病系统症状之一。Gul 等回顾分析了 187 例神经布氏杆菌病，主要症状为头痛（57%）、发热（57%）、出汗（30%）、体质指数下降（28%）、背痛（23%）、行走困难（17%）、恶心呕吐（17%）、四肢感觉异常（13%）、听力下降（10%）、视觉减退（6%）、尿失禁（4%）、复视（4%）、记忆力减退（2%）、抑郁（5%）、卒中样发作（3.2%），表现为脑缺血、蛛网膜下隙出血和硬脑膜下血肿，约有3%的病例可出现中枢神经系统脓肿，其中脑脓肿 3 例，小脑脓肿、脊髓脓肿和硬膜外脓肿各 1 例，约 1.5% 的病例发生脑积水，0.5% 病例死亡。脑膜炎、脑膜脑炎是神经布氏杆菌病最为常见并可能是唯一的临床表现，见于 50%~83% 的神经布氏杆菌病患者。主要表现为头痛，伴或不伴发热，其中 27.3%~37.0% 患者存在脑膜刺激征；颅内压可升高，头部 CT 或增强 MRI 检查显示脑膜强化。本例患者即表现为典型的脑膜炎征象，但其头部 MRI 未出现脑膜强化征。周围神经病约见于 19% 的神经布氏杆菌病患者，临床以多发性神经根神经病、腰骶神经根病、坐骨神经痛为主要表现；脑神经损伤多见于听神经，其次为展神经和面神经损伤，临床可伴有听力减退、眼肌麻痹、面神经瘫痪及视盘水肿。

神经布氏杆菌病诊断标准：

（1）有流行病学接触史，如密切接触家畜、野生动物（包括观赏动物）、畜产品、布氏杆菌培养物等，或生活在疫区。

（2）出现神经系统相关临床表现。

（3）脑脊液改变表现为疾病早期蛋白定量和细胞计数轻度升高，以淋巴细胞反应为主，葡萄糖和氯化物水平正常；至疾病后期细胞数计数中度升高，仍以淋巴细胞反应为主，但脑脊液葡萄糖水平降低。

（4）从患者血液、骨髓或脑脊液标本中可分离获得布氏杆菌，或血清学凝集试验效价 >1∶160，或脑脊液抗布氏杆菌抗体阳性。

（5）经针对布氏杆菌正规治疗后病情好转。

（6）排除其他类似疾病。

布氏杆菌主要在细胞内生存繁殖，难根治，易复发。治疗原则为选择具有较强细胞内和中枢神经系统渗透作用的抗生素联合应用，长疗程或多疗程治疗。目前多选择多西环素 100 mg（2 次/天）、利福平 600～900 mg（1 次/天），以及氨基糖苷类、头孢三嗪 1 g/d（1 次/3 天）、喹诺酮类抗生素联合应用，8 周为 1 个疗程，休息 1 周进行第 2 个疗程。通常需要连续治疗 2～3 个疗程。布氏杆菌病患者一般预后良好，病死率 0～7%。

 病例点评

本例患者明显腰背部肌肉痉挛性疼痛，且咳嗽时加重伴活动受限，逐渐出现尿潴留，Kernig 征阳性、"4" 字试验阳性。腰椎 MRI 发现 L_3 椎体变扁，L_3～L_5 椎体多发性骨质破坏，定位于腰骶神经根病变。患者高热，腰痛，L_3～L_5 椎体多发性骨质破坏，首先考虑感染性疾病。血培养布氏杆菌，虎红实验阳性，故诊断为神经布氏杆菌病。鉴别诊断包括结核杆菌感染、肿瘤骨转移及其他感染性疾病等。布氏杆菌治疗 2 个疗程后高热、腰痛、尿潴留等临床症状缓解，复查腰椎 MRI 检查显示，L_3～L_5 椎体骨质破坏范围缩小。本例患者有喝生牛奶的习惯，未到过牧区。高热、以腰背部肌肉痉挛性疼痛症状、尿潴留、Kernig 征阳性、"4" 字试验阳性等腰骶神经根病变为主的临床表现，首先考虑局部感染性病变，血培养可见布氏杆菌生长迅速明确诊断。

 笔记

　　本病例是我院近年来确诊的第一例神经系统布氏杆菌病，此后我院又陆续诊断了布氏杆菌脑膜炎和布氏杆菌脑神经麻痹等神经布氏杆菌病。布氏杆菌感染致全身多系统器官感染性病变，临床表现多种多样，在缺乏相关流行病学、细菌学和血清学证据时，诊断十分困难。在临床遇到感染性病例时，应考虑到神经布氏杆菌病的可能。在我院成功诊断并报道数例神经布氏杆菌病以来，也会诊了数例虎红实验阳性的病例，应当注意的是虎红实验是布氏杆菌血清学实验，可能存在假阳性。神经布氏杆菌病的诊断一定要结合流行病学、临床症状和体征、血清学和细菌学证据。

参考文献

1. Skalsky K, Yahav D, Bishara J, et al. Treatment of human brucellosis: systematic review and meta – analysis of randomised controlled trials. BMJ, 2008, 336 (7646): 701 – 704.

2. 许莉, 牛松涛. 神经系统布氏杆菌病研究现状. 中华神经科杂志, 2009, 42 (10): 706 – 708.

3. Akdeniz H, Irmak H, Anlar O, et al. Central nervous system brucellosis: presentation, diagnosis and treatment. J Infect, 1998, 36 (3): 297 – 301.

4. Gul H C, Erdem H, Bek S. Overview of neurobrucellosis: a pooled analysis of 187 cases. Int J Infect Dis, 2009, 13 (6): 339 – 343.

（郭燕军　毕鸿雁）

笔记

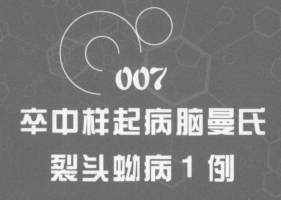

007 卒中样起病脑曼氏裂头蚴病 1 例

病例介绍

患者，男性，45 岁。主因"右侧肢体麻木无力 6 天，发作性抽搐 3 天"于 2016 年 1 月 3 日就诊于我院神经内科急诊。患者入院前 6 天无明显诱因出现右侧上肢麻木无力感，持物不稳，未予诊治。入院前 3 天患者无诱因出现右侧肢体发作性抽搐，无意识丧失，持续约 1 分钟缓解，间断发作 6 次。既往高血压病史 3 年余，血压最高 180/110 mmHg，长期大量吸烟饮酒史 30 余年。出生并久居于北京，否认疫水、疫区接触史，否认其他放射性物质及毒物接触史。

入院查体，患者体型肥胖，皮下未触及结节。双肺呼吸音清，未闻及干湿啰音，腹平软，未及明显肿物。肝区叩痛阴性。神经系统查体阳性所见：右上肢肌力 V⁻级，右上肢针刺痛觉减退。2016 年

1月1日急诊头颅CT示左顶叶稍低密度灶。以"急性脑卒中，继发性癫痫"收住院。

2016年1月4日入院后头颅核磁示左侧顶叶病灶，增强后左侧顶叶病灶水肿带范围略变大，性质待定，胶质瘤或炎性病变可能。因颅内病灶性质不符合常见脑血管病特点，颅内血管造影检查DSA未见明确血管异常或狭窄，遂进一步完善腰穿及风湿免疫、寄生虫抗体等相关检测。脑脊液压力215 mmH$_2$O，未见红细胞、白细胞。血曼氏裂头蚴IgG抗体阳性，追问患者病史，患者曾于2015年6—9月在广东省旅游时饮用生水并涮食青蛙。结合患者病史，头颅MRI及血液检查考虑患者颅内曼氏裂头蚴感染，随后接受药物驱虫治疗，吡喹酮1600 mg/次×3次/日×10日，驱虫过程中患者时有头痛，给予脱水降颅压治疗，至症状完全缓解后出院。出院后长期口服丙戊酸钠500 mg每日3次，控制癫痫发作。

患者于2016年3月及7月再次住院治疗，均予以吡喹酮2000 mg/次×3次/日×10日驱虫治疗，同时给予甘露醇250 ml，每日2次静脉滴注。住院期间复查腰穿、头颅核磁、血生化、血常规及血曼氏裂头蚴抗体。2016年7月复查血曼氏裂头蚴抗体转阴性。患者自觉肢体无力及麻木症状消失，并无癫痫发作。2016年12月12日门诊复查头颅增强核磁示病灶消失。

患者住院及随访1年中行4次腰穿检查，结果如表7-1所示。除第二次住院驱虫治疗期间有少量红细胞、白细胞外，其余未见明显异常。

诊治期间复查曼氏裂头蚴IgG抗体3次，结果如表7-2所示。经3次吡喹酮冲击驱虫治疗后，2016年7月曼氏裂头蚴抗体转为阴性。

表 7 - 1　脑脊液检查

项目/时间	2016 年 1 月 11 日	2016 年 1 月 21 日	2016 年 3 月 24 日	2016 年 7 月 6 日
凝固性	无凝块	无凝块	无凝块	无凝块
颜色	无色	无色	无色	无色
透明度	清澈透明	清澈透明	浑浊	清澈透明
潘氏试验	阴性	阴性	阳性	阴性
CSF 白细胞(10^6/L)	0	0	5	0
CSF 红细胞(10^6/L)	0	10	30	0
CSF 总蛋白(mg/dl)	22.9	29.91	24.43	24.32
CSF 氯(mmol/L)	121.8	124.8	120.4	120.6
CSF 葡萄糖(mmol/L)	3.42	3.92	3.14	3.56

表 7 - 2　曼氏裂头蚴 IgG 抗体

时间	2016 年 1 月 14 日	2016 年 3 月 30 日	2016 年 7 月 13 日
性质	阳性	阳性	阴性

　　患者 3 次住院期间均行头颅增强核磁检查，第一次增强核磁即图 7 - 1 中 2016 年 1 月 8 日所示，见左顶叶可见马蹄样异常信号，T_1WI 低信号，T_2WI + FLAIR 高信号，增强扫描后病灶呈不规则花环状，周围信号未见强化。考虑左顶叶异常信号；第二次住院复查头颅核磁示左侧顶叶小条状异常信号影，范围较前明显缩小；左顶叶迂曲线状异常信号影，较前显示清晰；第三次住院核磁示原双侧额、顶叶多发小病灶，部分较前吸收，部分消失；出院 1 年后复查头颅核磁未见异常。核磁异常信号如图 7 - 1 所示。

笔记

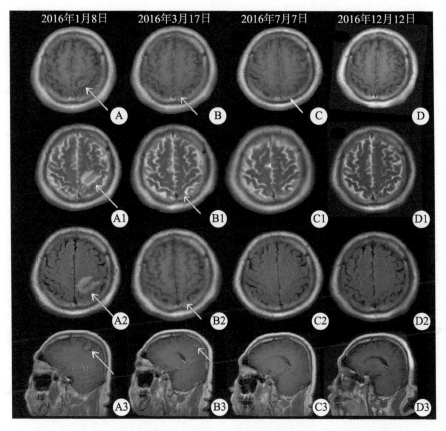

注：A ~ D 为 4 次核磁 T_1WI + Flair + 增强相，A1 ~ D1 系列为 T_2WI；A2 ~ D2 为 T_2WI + Flair；A3 ~ D3 为矢状位 T_1WI + Flair + 增强相；

A ~ A3 为 2016 年 1 月住院期间核磁影像，可见箭头所指 T_1WI 为马蹄形病灶短信号伴不规则强化，T_2WI 及 T_2WI + Flair 成长信号；

B ~ B3 为 2016 年 3 月影像，可见顶叶迂曲的长 T_1 长 T_2 信号伴明显强化，考虑为颅内驱虫治疗后死亡的虫体。并可见虫体移行的"隧道征"如 B3 箭头所示。

C ~ C3 为 2016 年 7 月影像，C 图箭头所指可见 T_1 + C 增强相少许小点状强化，余病灶基本消失；

D ~ D3 为 2016 年 12 月随诊 1 年复查头颅核磁，未见明显异常病灶

图 7 – 1　患者 3 次住院诊治及 1 年后复查头颅 MRI

📖 病例分析

随着人们生活水平的提高及饮食习惯的改变，食源性寄生虫病的发病率呈现逐渐增高的态势。王磊等报道的 24 例曼氏裂头蚴感

染病例发现，通过饮食方式而感染的病例占了79.2%。脑曼氏裂头蚴病的临床表现复杂多样，可表现为慢性阵发性头痛、癫痫、颅内压增高、意识障碍、肢体麻木无力及视觉障碍等局灶性神经功能受损症状，其中癫痫为其主要症状，占发病患者的45.8%~51.8%。本例患者虽然急性卒中样起病，既往有高血压病史，且长期大量吸烟饮酒，是脑血管病高危人群，但其发病时伴有局灶性癫痫发作，入院后头颅核磁显示病灶区域不符合血管分布，颅内血管造影未见明显狭窄，增强头颅核磁伴有明显强化。因此，考虑炎症及肿瘤可能，再进一步完善检查后通过曼氏裂头蚴抗体阳性，追问病史才发现其1年前曾饮生水及涮食青蛙史。

头颅 MRI 检查是诊断脑曼氏裂头蚴病的有效辅助手段。Moon 首次报道了裂头蚴 MRI 表现，为与 CT 相应的低密度，T_1WI 为轻度低信号、T_2WI 为高信号。而在所有序列中，裂头蚴肉芽肿信号与脑实质信号相同，仅在虫体移动后其位置与形态的改变提示为寄生虫。龚及宋等认为最具特征性的 MRI 表现为"隧道征"及"绳结征"等，而最常见表现是串珠状增强。本例患者第一次增强 MRI 示颅内病灶成马蹄样病灶，伴花边样强化，无特征性表现。而在随访的头颅核磁中可见明显的隧道征及虫体强化，提示在曼氏裂头蚴病的诊断中，进行多次增强头颅 MRI 检查是必要的。本例患者虽然没有手术切除病灶进行病理检查，但在1年的随访中症状缓解，头颅 MRI 病灶消失，曼氏裂头蚴抗体转阴亦可明确诊断。

🏥 病例点评

此病例提示神经内科医生在临床诊治过程中，遇到卒中样起病患者伴有癫痫症状时应注意颅内病灶情况，拓宽临床思路，进行必要的鉴别诊断，警惕颅内寄生虫感染，必要时进一步完善血液及脑脊液相关抗体检测。

　　本例诊断曾一度考虑胶质瘤，拟手术切除，后经血清寄生虫抗体检测发现曼氏裂头蚴感染，杀虫治疗有效，临床治愈，避免了手术等有创治疗。

参考文献

1. 蔺西萌，王中全．我国曼氏裂头蚴病临床特征概述．中国病原生物学杂志，2011，6（6）：467－468，471.

2. 王磊，王非，齐志群，等．24例脑裂头蚴病临床特点分析．中国热带医学，2016，16（7）：698－701.

3. 陈峰，王洁，张玉琴．27例脑寄生虫病的临床与影像学分析．中国现代医生，2014（25）：48－50.

4. 龚才桂，王小宜，刘进康，等．儿童脑裂头蚴病MRI诊断．中国当代儿科杂志，2008，10（4）：481－484.

（谢聃）

笔记

008
疟疾后共济失调1例

患者，男性，24岁。因"头晕伴头痛1月余，行走不稳20天"于2014年6月3日入院。患者于入院前30余天（2014年4月30日）晨起时突发头晕伴头痛，呈弥漫性胀痛，感全身乏力，无视物旋转、恶心及呕吐，无耳鸣、耳聋及复视，无饮水呛咳、吞咽困难，无发热、胸闷、心悸等，自觉集中注意力时头晕、头痛症状会有所加重，症状持续不缓解，遂就诊于几内亚当地医院，行头颅CT未见异常，予以输液治疗（具体不详）后，症状无缓解。遂于1天后（2014年5月1日）就诊于几内亚当地医院的上级医院，考虑患者曾于头晕、头痛发作前半月有过"疟疾"感染，遂予以复查血涂片示疟原虫为阳性，给予静脉滴注"青蒿素"治疗9天后，患者头晕、头痛症状明显缓解，但是患者于入院前20天（2014年5月13日）出现行走不稳，伴言语欠利，语速明显减慢，无明显饮水呛咳、吞咽困难，于入院8天前回国后复查血涂片显示疟原虫阴性，为进一步诊治，以"共济失调待查"收入院。

既往史： 入院前50天（2014年4月12日）在非洲工作时出现发热，当时诊断为"疟疾"，予以静脉滴注"青蒿素"9天后症状缓解。睾丸疝术后15年。否认肝炎、结核等传染病史。

查体： 血压110/70 mmHg，心肺腹未见明显异常，神清，言语欠流利，语速慢，内容可辨。脑神经检查未见明显异常。四肢肌力Ⅴ级，四肢肌张力减低，四肢腱反射对称减低。双侧指鼻试验、跟膝胫均欠稳准，双侧针刺觉、震动觉、关节位置觉对称存在。双侧巴氏征阴性。颈软，Kernig征（−），布氏征（−）。

辅助检查： 血常规、尿常规、便常规均正常。生化：甘油三酯：2.52 mmol/L，其余均在正常值范围。肿瘤标志物：CEA、AFP、CA199、CA125、tPSA＋fPSA、NSE、CYF211均在正常范围。风湿免疫系列：ESR 5 mm/h；ASO＋RF、ANA、ENA、ANCA均在正常范围。感染系列：乙肝抗体、丙肝抗体、梅毒抗体、HIV抗体均呈阴性。血清叶酸、维生素B_{12}水平均在正常范围。疟原虫筛查阴性。胸片大致正常。心电图示窦性心律，大致正常。腹部超声示轻度脂肪肝。超声心动图示二、三尖瓣轻度反流流束。头颅CT未见异常。头颅MRI未见明显异常信号。TCD示血流大致正常。双侧颈动脉和锁骨下动脉超声未见血管狭窄和斑块。脑电图轻度异常。CSF常规、生化、找脑膜炎双球菌、墨汁染色、抗酸染色、病毒九项均正常。血、CSF的副肿瘤抗体：Hu、Yo、Ri抗体、Amphiphysin、CV2、PNMA2（Ma2/Ta）均为阴性。

诊疗过程： 患者入院后完善血常规、尿常规、便常规、生化、肿瘤相关、免疫相关、副肿瘤相关、感染相关、代谢相关及影像学方面检查。于入院第 3 天行腰椎穿刺术，脑脊液压力为 135 mmH$_2$O。脑脊液相关检查未见明显异常。入院后给予营养神经治疗，并再次进行疟原虫筛查为阴性，但考虑到患者存在共济失调的症状，不除外与疟疾感染后有关，请热带病科会诊，建议如果症状不改善可以给予激素冲击治疗。

临床诊断：疟疾后共济失调。

治疗及预后：营养神经及康复治疗后，患者共济失调症状明显好转。

病例分析

此病例患者为中年男性，急性起病，主要的临床表现为共济失调，曾有过头痛，但经过抗疟疾治疗后头痛明显缓解，因此针对共济失调的原因，分别从感染性、代谢性、肿瘤相关和副肿瘤系列、肿瘤等多个方面进行了检查，但均未发现明显异常，由于当时检测技术受限，未进行自身免疫脑炎抗体的检测。结合患者在非洲工作的病史，并且在共济失调症状出现前 1 个月曾经有过疟疾感染，查阅文献后考虑诊断为"疟疾后共济失调"。很少疟疾患者在疟疾治愈后出现神经系统症状，以往的文献报道中，可以见到疟疾后神经系统综合征（post – malaria neurological syndrome，PMNS）、急性播散性脑脊髓炎（acute disseminated encephalomyelitis，ADEM）和疟疾后共济失调（cerebellar ataxia after malaria）。也有一些报道认为疟疾后共济失调是疟疾后神经系统综合征的轻度表现之一。共济失调大部分出现在疟疾后，但也有文献报道 1/3 的患者出现共济失调时仍然在血中可见疟原虫，共济失调可以出现在最后一个发热与周期的 3~41 天，中位时间为 13 天。主要临床表现就是小脑性共济

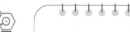

失调，与脑型疟疾不同，此类患者没有意识障碍和大脑皮层受累的症状和体征。疟疾后共济失调的机制尚不明确，有认为与抗疟疾药物蒿甲醚的应用有关，但是此病亦见于未应用蒿甲醚的患者；另一理论认为与感染本身有关，但是抗疟治疗往往不能改善共济失调的程度；也有研究检测了抗浦肯野细胞抗体，虽然抗体显示为阴性，但是也不除外自身免疫性因素所致的可能。影像学检查可以正常。治疗方面，可以应用激素治疗，此病预后较好。

📋 病例点评

此患者主要表现为小脑性共济失调，针对共济失调，分别从多个角度进行了筛查和排除，从而最终确定为疟疾后共济失调。此病较为少见，目前国内文献未见相关报道，但略有不足，受限于当时检测技术，未进行自身免疫性脑炎相关抗体检测。

参考文献

1. Duque V, Seixas D, Ventura C, et al. Plasmodium falciparum malaria, bilateral sixth cranial nerve palsy and delayed cerebellar ataxia. J Infect Dev Ctries, 2012, 6（3）：290 - 294.

2. Pace A A, Edwards S, Weatherby S. A new clinical variant of the post - malaria neurological syndrome. J Neurol Sci, 2013, 334（1 - 2）：183 - 185.

3. Kasundra G M, Bhargava A N, Bhushan B, et al. Post - Plasmodium vivax malaria cerebellar ataxia and optic neuritis：A new form of delayed cerebellar ataxia or cerebellar variant of acute disseminated encephalomyelitis? J Pediatr Neurosci, 2015, 10（1）：58 - 60.

（张丽燕　许春伶）

009
巴贝西虫病 1 例

病例介绍

患者，男性，61岁。主因"突发视物不清4天"于急诊就诊，以"脑梗死"于2014年1月20日收入神经内科病房。患者入院前4天于家中看电视时突然发现视物不清，表现为眼前发黑，以视野左侧为主，不伴有头晕、头痛、恶心呕吐、肢体麻木无力等不适，症状持续不缓解，就诊于外院眼科，查视野发现双眼左侧视野偏盲，行头部核磁示右侧枕叶大面积脑梗死。给予静脉输液改善脑循环治疗。

1994年前患者在国外工作，曾居住于非洲、澳洲等地，近20年居住于北京。曾在1年前口服东北某地自制"鹿心血"保健品。近半年患者健康情况差，经常发热，每月1~2次，多为39℃左右，自行口服芬必得（布洛芬）退热，未正规诊治。入院1个月前患者无诱因出现持续血便。吸烟史30余年，每天40支左右。否认饮酒史。

入院查体：右侧上肢血压180/100 mmHg，左侧上肢血压160/80 mmHg，心率70次/分，脉率70次/分，呼吸18次/分，神清，言语流利，双眼左侧同向性偏盲，双侧瞳孔等大、等圆，光反应阳性，无眼震。面纹对称，伸舌居中。四肢肌力Ⅴ级，肌张力正常，四肢腱反射对称引出，四肢针刺觉对称存在，双上肢指鼻试验及跟膝胫试验稳准，双侧病理征阴性。NIHSS评分1分。洼田试验1级。心肺腹查体未见明确异常。

入院后，急性右侧枕叶脑梗死诊断明确，完善血管检查：双侧颈动脉粥样硬化。头部MRA显示两侧颈内动脉虹吸部、脑内动脉硬化改变。便常规显示潜血阳性，给予质子泵抑制剂（proton pump inhibitor，PPI）保护胃黏膜。

入院第5天，患者发热，体温最高37.5 ℃。血常规：WBC 13.1×10⁹/L，GR 88.8%，HGB 77 g/L，PLT 4.6×10⁹/L，CRP 54 mg/L。给予先锋美他醇抗感染。

入院第7天上午10点，患者突发喘憋，端坐呼吸，伴大汗，考虑急性心功能不全，给予平喘扩冠利尿治疗，升级抗生素为舒普深，喘憋逐渐好转。当时化验，血常规：WBC 15.1×10⁹/L，GR 87.4%，HGB 80 g/L，PLT 397×10⁹/L；P2＋P3：Cr 119 μmol/L，BUN 6.59 mmol/L，GLU 7.10 mmol/L，ALB 33.3 g/L；TNT阴性；BNP 2980 pg/ml；DIC：D－Dimer 2.02 μg/ml，FDP 5.56 μg/ml，Fbg 5.37 g/L；血气分析：pH 7.38，PCO₂ 32.3 mmHg，PO₂ 78.4 mmHg，SO₂ 96.1%，HCO₃⁻ 18.70 mmol/L。超声心动图提示：左房、左室增大，射血分数减低，左室整体室壁运动减弱，有瓣膜受累，室间

隔基底段增厚，肺动脉高压（中度）。

入院第 11 天，患者再次突发喘憋、发热，体温 38.4 ℃，考虑肺部感染、急性心功能不全，给予扩冠、利尿、平喘、改善心肌重构，并升级美平抗感染，患者病情逐渐稳定。当时化验，血常规：WBC 16.9×10^9/L，GR 79.5%，HGB 78 g/L，PLT 438×10^9/L，CRP 12 mg/L；TnT（ － ）。BNP 6819 ng/ml。DIC INR 1.13，Fbg 4.41 g/L。血气分析：pH 7.313，HCO_3^- 17.4 mmol/L，SBE － 8.9 mmol/L。

入院第 14 天，因患者贫血输注红细胞悬液 2 单位，过程顺利。复查发现 TnT 0.26 ng/ml，心内科考虑非 ST 段抬高型心肌梗死可能性大，但考虑患者合并消化道出血，暂不宜应用抗血小板聚集及抗凝治疗，建议扩冠、利尿、改善前负荷、控制血压等治疗。

入院第 15 天，血液指标，血常规：WBC 7.5×10^9/L，GR% 70.5%，RBC 3.52×10^{12}/L，HB 88 g/L，PLT 328×10^9/L。P2 + P3：Cr 143 μmol/L，BUN 7.95 mmol/L，ALT 156 U/L，AST 240 U/L，LDH 468 U/L，CK 103 U/L，TnI 0.949 ng/ml。TnT 0.11 ng/ml。BNP 5885 pg/ml。加用保肝治疗。

入院第 20 天，血液指标，血常规：WBC 7.4×10^9/L，GR% 73%，HGB 99 g/L，PLT 337×10^9/L，CRP < 1；生化：ALT 36 U/L，AST 31 U/L，ALB 36.4 g/L，CHOL 3.66 mmol/L，TG 2.05 mmol/L，HDL － C 0.67 mmol/L，LDL － C 2.44 mmol/L，Cr 136.7 μmol/L，BUN 10.05 mmol/L。感染得到控制，心功能趋于稳定，肝功能恢复正常。

入院第 21 天中午 12 点，患者突发寒战，测体温 37.8 ℃，半小时后体温升高至 38.9 ℃。给予物理降温，1 小时后复测体温 36.7 ℃。

入院第 28 天晨起测体温 38.4 ℃，伴有寒战，服用感冒冲剂

2 袋后体温降至 37 ℃。

入院 21 天及 28 天发热，均抽取血液标本送至本院热带病研究所检查，血膜涂片显微镜检查发现红细胞内存在巴贝西虫。请热带病研究所会诊后使用多西环素 + 希舒美，未再出现发热、寒战等症状。

病例分析

巴贝西虫病是一种血液原虫性疾病，1957 年南斯拉夫首先报道了一例脾切除术后的农民感染巴贝西虫的病例。1969 年美国报道了第一例免疫功能低下患者感染巴贝西虫的病例。近年来在世界范围内有关人巴贝西虫病的报道逐渐增多，引起越来越多的重视。2013 年美国疾病预防控制中心将该病纳入法定上报的传染病范围，目前美国数州的血库已将巴贝西虫感染作为供血必查的传染病。

巴贝西虫是属于顶复门（apicomplexan），孢子虫纲（sporozoa），梨形虫目（piroplasmida），巴贝西虫属（Babesia spp.）的一类真核生物，形态学表现为棒状或环形，寄生在红细胞内。

自然界中的巴贝西虫依靠蜱为媒介在宿主动物（鼠、鹿）间传递病原体而维持。人不是常见的巴贝西虫动物宿主，但被携带巴贝西虫的蜱叮咬后可感染巴贝西虫。此外，也有输血相关的巴贝西虫感染的病例报道。

巴贝西虫病的潜伏期：蜱叮咬后 1 ~ 4 周，输血相关的巴贝西虫感染潜伏期可以延至 9 周。患者临床表现轻重不一，从无症状或亚临床表现到急性暴发性感染，甚至某些特殊人群（如老年人、免疫抑制剂治疗及 HIV 感染者、脾切除者）的死亡。发热是最常见的症状，体温有时可能达到 40 ℃ 以上。寒战、大汗、头痛、乏力、肌肉酸痛、关节疼痛、肝脾淋巴结肿大，溶血严重者可出现黄疸、血红蛋白尿，甚至恶心、呕吐、记忆障碍、意识障碍等神经系统症状。如不及时采取积极的治疗，由于病原和缺氧作用，可导致多脏器功能衰竭而死亡。

实验室检查可发现轻至重度的贫血、血小板降低、蛋白尿、尿素氮和血肌酐升高。红细胞溶解导致的溶血性贫血可引起直接胆红素、碱性磷酸酶、天冬氨酸氨基转移酶、丙氨酸氨基转移酶和乳酸脱氢酶等升高。确定巴贝西虫感染的特异实验室检查主要有血膜涂片显微镜法、血清学及以核酸扩增为基础的分子生物学方法。

我们收治的这例患者以急性脑梗死入院，入院后追问病史半年内健康情况差，经常间断发热，最高39 ℃左右，每月1～2次。住院期间仍间断发热伴寒战，数次出现急性心功能不全、一过性肝肾功能不全、贫血、肺部感染等表现。血膜涂片显微镜检查发现红细胞内存在巴贝西虫，经过抗虫治疗，未再出现发热、寒战等症状。

本例没有明确的蜱叮咬病史，发病半年前口服的东北某地自制鹿心血保健品是否巴贝西虫感染不详。

🏥 病例点评

贝西虫病是一种少见的寄生虫病，在世界范围内均可见病例报道，属于人畜共患病，鹿、鼠为宿主，通过蜱传播。也可通过输血传播。脾切除者、老年人、恶性肿瘤、免疫低下者为高危人群。典型临床表现与疟疾类似，主要为发热、寒战等感染症状及贫血、脾肿大，当病变累及不同的器官时可出现相应的症状。但也有症状不典型、感染症状不突出的病例报道，需要结合流行病学资料，相关的实验室特异检查确诊。急性期，巴贝西虫在红细胞内的数量增加，通过常规的显微镜法、血清学等方法可作出诊断。在慢性期或症状不典型或处于亚临床表现时，应采用以核酸扩增为基础的分子生物学方法。巴贝西虫病是可防可治的疾病，临床医师应对此疾病提高认识。

参考文献

1. 李莉，丛玉隆. 人巴贝西虫病：一种具有潜在危险性的血液寄生虫病. 中华医学杂志，2015，95（8）：634－636.

2. 李世荣，王红，齐文杰. 人巴贝西虫病研究进展. 临床和实验医学杂志，2015（23）：2014－2017.

（陈葵）

010

旅行者乙型脑炎 1 例

病例介绍

患者，女性，16 岁。2016 年 8 月 17 日，主因"突发头痛 5 天，发热 4 天，加重伴意识障碍 2 天"入院。患者体温曾高达 40.2℃，并出现烦躁、拔套管针、拒接电话、扯耳机及随地小便等精神行为异常，病情加重进而出现意识障碍。

入院查体：BP 125/75 mmHg，P 85 次/分，R 26 次/分，SPO₂ 100%。浅昏迷。格拉斯哥昏迷指数 13 分。双侧瞳孔等大、等圆，直径 3.5 mm，双侧直接间接对光反射灵敏。牙关紧闭。右侧口角及左手可见不自主抽动。四肢肌张力偏高，四肢腱反射减退，双侧腹壁反射减弱。双侧 Hoffmann 征、Rossolimo 征（＋），右侧 Babinski 征（±），下颌反射、吸吮反射阳性。颈强直，Kernig 征（－），Brudzinski 征（－）。

血常规示：WBC $16.52 \times 10^9/L$，LY% 11%，GR% 79.6%，CRP 23 mg/L。腰穿示脑脊液压力 220 mmH$_2$O（静脉滴注 250 ml 甘露醇后），无色透明，潘氏试验阴性；脑脊液白细胞 $110 \times 10^6/L$，单核细胞 90%，总蛋白 40.82 mg/dl，氯 122.2 mmol/L，葡萄糖 4.1 mmol/L，未检出细菌、脑膜炎双球菌、新型隐球菌、抗酸杆菌，脑脊液 IgG 正常，IgM 0.14 mg/dl，IgA 0.49 mg/dl。自身免疫性脑炎相关抗体：抗 NMDAR-IgG、抗 NMDAR-IgA、抗 NMDAR-IgM、抗 AMPAR1-IgG、抗 AMPAR2-IgG、抗 GABAbR-IgG、抗 LGI1-IgG、抗 Caspr2-IgG 均为阴性。头部 MRI：双侧丘脑、双侧顶叶及枕叶异常信号，软脑膜异常强化（图 10-1）。血清和脑脊液乙脑 IgM 抗体测定为阳性，诊断为乙脑。给予抗感染、抑酸、补液和止吐等对症治疗，并静脉点滴丙种球蛋白（IVIG 0.4 g/kg×5 d），患者病情逐渐缓解，意识转清，3 周后出院时仅遗留轻度认知功能障碍，蒙特利尔认知评估量表（Montreal Cognitive Assessment，MoCA）23 分，简易智力状态检查（mini-mental state examination，MMSE）28 分。

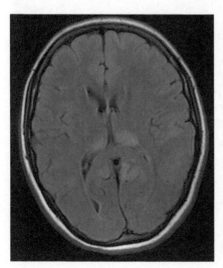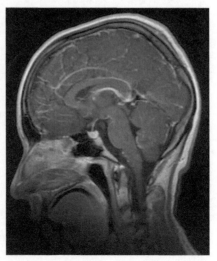

图 10-1 A 为头颅 MRI 平扫 T$_2$ Flair 序列，
B 为头颅 MRI 增强扫描矢状位

病例分析

乙脑病原体于 1934 年在日本发现，故又称日本乙型脑炎（Japanese B Encephalitis）。1939 年我国科学家分离到乙脑病毒，并改名为流行性乙型脑炎。本病主要分布在亚洲远东和东南亚地区，是一种由蚊类传播的人畜共患疾病，人和许多动物（包括家畜、家禽和鸟类）感染乙脑病毒后都可成为乙脑的传染源，主要通过蚊虫叮咬而传播，多见于夏秋季，国内的主要传播媒介为三带喙库蚊。临床特点包括急起发病，有高热、意识障碍、惊厥、强直性痉挛和脑膜刺激征等，重型患者常留有后遗症。乙脑是由乙型脑炎病毒引起的以脑实质炎症为主要病变的中枢神经系统急性传染病。临床诊断主要依靠流行病学资料、临床表现和实验室检查的综合分析，确诊有赖于血清学和病原学检查。该患者为法国籍青年女性，长期居住在美国学习。夏天急性发病；病前参加湖南怀化社会活动。表现为发热、头痛、精神行为异常，并出现意识障碍。腰穿脑脊液检查提示病毒性感染可能性大。头颅 MRI 示双侧丘脑、双侧顶叶及枕叶异常信号，软脑膜异常强化；血清和脑脊液乙脑 IgM 抗体测定为阳性。结合流行病学病史、头颅 MRI 和病原学检查，诊断为乙型脑炎。经过对症支持治疗及丙种球蛋白治疗，患者预后良好。

病例点评

病例特点：①患者为法国籍青年女性，长期在美国学习，为易感个体。②发病前 2 周（8 月初），前往中国湖南，该地为乙脑发病区，有疫区接触史。③急性发病，表现为发热、头痛、精神行为异常和意识障碍。④辅助检查：腰穿脑脊液检查提示病毒性感染可能性大。头颅 MRI 示双侧丘脑、双侧顶叶及枕叶异常信号，软脑膜异常强化；血清和脑脊液乙脑 IgM 抗体测定为阳性。最后确诊为乙型脑炎。

最初我们考虑该患者为病毒性脑炎，当头颅 MRI 显示双侧丘脑受累时，又经血液和脑脊液的乙脑抗体的检测，并最后确诊为乙脑。因此，对于夏天出现的中枢神经系统感染患者，需要考虑有无乙脑的可能。尽管目前乙脑已经非常少见，仍需详细询问流行病学病史，并完善病原体的检查。头部 MRI 显示的双侧丘脑病变亦为乙脑的确诊提供了重要线索，但双侧丘脑病变需要与基底动脉尖综合征、Percheron 动脉血栓、缺血缺氧性脑病、Galen 静脉血栓、Wernicke 脑病、可逆性后部脑病综合征、急性高氨血症、脱髓鞘病、甲状旁腺功能减退、肝豆状核变性、西尼罗河病毒性脑炎、克雅氏病、双侧丘脑胶质瘤和原发中枢神经系统淋巴瘤等鉴别。乙脑的死亡率在 20%~30%，幸存者中 30%~50% 有严重的后遗症，大部分患者在之后的半年到 1 年仍有康复。目前尚无有效治疗。本例患者虽然属于重型乙脑，但预后良好，我们考虑可能与早期应用丙种球蛋白有关，推测免疫球蛋白可能会增加抗病毒抗体的能力。随着我国医疗卫生事业的发展及计划免疫的提高，我国乙脑发病率已呈持续下降趋势，还需继续加强实施消除蚊媒滋生环境、预防接种和健康教育等相关措施，进一步降低乙脑发病率。

参考文献

1. 李兰娟，任红. 传染病学. 8 版. 北京：人民卫生出版社，2013：86.

2. Centers for Disease Control and Prevention. Travelers' health: yellow book. http://wwwnc. cdc. gov/travel/yellowbook/2014/chapter－3－infectious－diseases－related－to－travel/japanese－encephalitis，2013.

3. Rayamajhi A, Nightingale S, Bhatta N K, et al. Correction：A Preliminary Randomized Double Blind Placebo – Controlled Trial of Intravenous Immunoglobulin for Japanese Encephalitis in Nepal. PLoS One，2015，10（8）：0136008.

4. 陶长余，陈郁，章士军. 中国乙脑发病率趋势分析及预测. 医学动物防制，2016，32（3）：323－324.

（王莉莉　张拥波）

011
HIV 合并梅毒感染所致脑膜炎 1 例

病例介绍

患者，男性，36 岁。主因"间断头痛 1 月余，加重 1 周伴视物成双、听力下降"于 2016 年 3 月 10 日入院。患者入院前 1 个月无明显诱因出现间断头痛，为全头部冲击样疼痛。给予止痛或针灸治疗后疼痛无明显改善。患者于 1 周前受凉后出现发热，体温最高 38 ℃，头痛加重，仍为冲击样疼痛，同时出现双耳听力下降及视物成双，无恶心、呕吐，无寒战、咳嗽，就诊于附近医院查血常规示白细胞计数下降，ESR 增快，巨细胞病毒 IgM 抗体阴性，给予"腺苷钴胺"注射及口服"布洛芬"止痛对症治疗，头痛稍有改善，视物成双及听力下降较前略减轻。患者既往体健，已婚，育一女。否认冶游史。无手术输血史。

63

入院查体：神清，语利，高级皮层功能检查未见明显异常。双眼瞳孔等大、等圆，形态规则，直径约 3 mm，对光反应灵敏，眼底检查：未见明显异常。双眼外展露白约 1 mm，伴复视，无眼震，双侧面部针刺觉正常对称，双侧鼻唇沟对称，粗测双耳听力下降，伸舌居中。四肢肌力 V 级，肌张力正常，双侧指鼻试验、跟膝胫试验尚稳准。双上肢腱反射对称适中，双下肢腱反射减弱，双侧病理征阴性。颈软，无抵抗，Kernig 征阴性，Brudzinski 征阴性。

辅助检查：①血常规：WBC 5.2×10^9/L，嗜酸性粒细胞百分比 0.1%，ESR 25 mm/h。②血清梅毒抗体初筛阳性（37.78 S/co，S/co >1 为阳性）；梅毒螺旋体血球凝集试验（Trepomema Pallidum Hemagglutination Assay，TPHA）阳性；快速血清反应素试验（Rapid plasma regain test，RPR）：1：4 阳性。③HIV 抗体阳性，HIV 确证实验阳性。④脑脊液：腰穿压力 160 mmH₂O，无色透明，潘氏试验弱阳性，WBC 170×10^6/L，单核细胞占 80%。糖 2.62 mmol/L；总蛋白 138.79 mg/dl；IgG Ab 307 mg/L（正常 <34）。IgG 寡克隆带 OB 阳性；特异性 IgG 寡克隆带 SOB（Specific OB）阳性。⑤头颅核磁平扫加增强：未见明显异常。

临床诊断为 HIV 合并梅毒感染所致脑膜炎，转至传染病医院治疗。

🔬 病例分析

本患者为青年男性，隐匿性病程，既往体健，否认冶游史。无明显诱因出现头痛，为间断冲击样疼痛，经止痛、理疗、营养神经等对症治疗后，症状无明显改善。入院前 1 周因受凉后头痛加重伴发热，出现视物成双及听力下降，对症治疗效果不理想，结合血液检查梅毒抗体及梅毒螺旋体血球凝集试验阳性，HIV 抗体为阳性，脑脊液蛋白和白细胞计数均增高，综合考虑诊断为 HIV 合并梅毒感染所致脑膜炎并发多颅神经炎（外展神经和听神经）。

获得性免疫缺陷综合征（Acquired Immunodeficiency Syndrome, AIDS）是 HIV 感染的结果。HIV 是嗜神经病毒，可高度侵袭神经系统。临床上有 40%～50% 的 AIDS 患者出现神经系统表现，10%～27% 为首发症状，具体表现为：①HIV 直接引起的神经系统损害，如脑膜脑炎、亚急性脑炎、脊髓病、周围神经病等；②中枢神经系统的机会性感染，如巨细胞病毒亚急性脑炎、弓形体脑炎等；③中枢神经系统肿瘤如淋巴瘤等；④脑卒中比较少见。

HIV 病毒选择性地感染或破坏宿主的 CD4$^+$ 淋巴细胞，受感染的淋巴细胞可进入神经系统内，与神经细胞表面的半乳糖神经酰胺分子结合，引起直接感染，并长期存活并造成多种器官或组织损害。另外，受感染的单核细胞和巨核细胞释放的细胞因子等，还可经过自身免疫介导，引起组织的间接性炎性损害。HIV 感染者的细胞免疫功能受到抑制，加之 HIV 可致脑膜病变，使梅毒螺旋体（treponema pallidum，TP）更易透过血－脑脊液屏障，同时含有黏多糖的 TP 易于与富含黏多糖成分的神经组织结合，因此感染 HIV 的梅毒患者更易发生神经梅毒。一般来说，与 HIV 直接相关的神经系统疾病常见为无菌性脑膜炎，它通常在初次感染后 1 年内发生。因青霉素的使用，急性梅毒性脑膜炎在临床上变得非常罕见，但自艾滋病流行以来又重新出现。在患有早期梅毒的 HIV 感染者中，有症状的早期神经梅毒的发病率估计为 1.7%，其中 12% 被发现为急性梅毒性脑膜炎。合并 HIV 感染的梅毒患者，多表现为急性脑膜炎、颅神经损伤及卒中等。HIV 患者可以有颅神经麻痹，最多见的为面神经，其次为三叉神经或听神经。同样，有症状的神经梅毒经常波及颅底，因此也可能导致颅神经麻痹。本病例早期病变累及到了外展神经和听神经。另外梅毒感染还可以表现为癫痫、脑膜血管神经梅毒、横贯性脊髓炎、视神经炎、肌无力等其他神经系统疾病，需注意鉴别。

梅毒性脑膜炎一般实验室检查，包括血/脑脊液：RPR，TPHA，性病研究实验室试验（venereal disease research laboratory test，VDRL），最终可以依靠脑组织活检（螺旋体染色阳性）来确诊。

对混合感染的患者，治疗原则应首先"抗梅"治疗，对梅毒有效治疗和控制应放在优先位置，抗 HIV 的治疗应在"抗梅"治疗完成后再进行。该患者确诊为梅毒及 HIV 混合感染后，转入传染病医院治疗。

🏥 病例点评

本例的处理不足之处在于没有行脑脊液的梅毒抗体检测，无 CD4$^+$ 细胞计数。

HIV 感染患者感染梅毒机会大增。AIDS 临床上有症状性神经梅毒，且侵及听神经的颅神经炎的病例比较少见。提醒诊治脑膜炎及颅神经炎的患者时，注意筛查特殊感染很有必要。

参考文献

1. Wagemakers A，Hepp D，Killestein J，et al. Acute syphilitic meningitis in an HIV - infected patient. IDCases，2018，13：e00423.

2. Rajasingham R，Rhein J，Klammer K，et al. Epidemiology of meningitis in an HIV - infected Ugandan cohort. Am J Trop Med Hyg，2015，92（2）：274 - 279.

3. Agnihotri S P，Wuthrich C，Dang X，et al. A fatal case of JC virus meningitis presenting with hydrocephalus in a human immunodeficiency virus - seronegative patient. Ann Neurol，2014，76（1）：140 - 147.

（李海涛　许春伶　韩燕飞）

012
间断发热 17 个月的新型
隐球菌脑膜炎 1 例

病例介绍

　　患者，女性，51 岁。主诉"间断发热 17 个月，头痛 9 个月，加重 2 月余"入院。患者于 17 个月前无明显诱因出现发热伴腰痛、恶心、呕吐，体温超过 38 ℃时伴畏寒、寒战，伴有纳差、乏力，无咳嗽、咳痰，无腹痛、腹泻、腹胀，无尿频、尿急、尿痛。于外院就诊，尿培养示"大肠埃希菌"，考虑"急性肾盂肾炎"，先后给予"美洛西林钠、头孢西汀、头孢吡肟、左氧氟沙星"等抗感染治疗后，患者体温基本恢复正常。9 个月前再次发热并出现头痛，初期为头皮"串痛"，部位不固定，可忍受，未重视，近 2 个月头痛加重，为全头部疼痛，平躺后略减轻，不伴明显恶心、呕吐。半年前曾因"药物性肝损害"就诊于外院，予以口服激素（具体不详）治疗 5 个月，后肝功能恢复正常。患者近 1 年体重下降 5 kg。高血压病史半年。个人史（档案管理员，有霉变文件接触史）、婚育史无特殊。

查体：神清、语利，高级皮层功能大致正常，颅神经查体未见明确异常，四肢肌力 Ⅴ 级，肌张力正常，双侧指鼻、跟膝胫试验稳准，四肢腱反射对称适中，双侧病理征（－），颈强，颏胸三横指，Kernig 征阳性。心率 80 次/分，律齐，各瓣膜听诊区未闻及病理性杂音，双肺呼吸音粗，未闻及干湿罗音，腹软，双下肢不肿。

腰椎穿刺结果：脑脊液压力：240 mmH_2O，脑脊液常规：无色透明，潘氏试验阳性，白细胞 $15.0 \times 10^6/L$，单核细胞 30%，多核细胞 70%，红细胞 0。脑脊液生化：Cl^- 110 mmol/L，GLU 0.53 mmol/L，UCFP 32 mg/dl，K^+ 2.70 mmol/L，Na^+ 139.20 mmol/L，CO_2 20.80 mmol/L，钙（Ca）1.5 mmol/L，脑脊液涂片墨汁染色找到新型隐球菌，脑脊液培养：新型隐球菌。辅助检查：PET - CT 未见 FDG 异常高代谢恶性肿瘤病灶及活动性感染病灶；头颅核磁增强可见脑膜异常强化（图 12 - 1）。

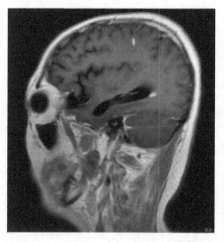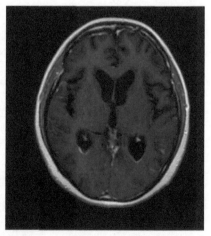

图 12 - 1　患者头颅核磁可见脑室增大，脑膜异常强化

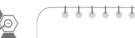

诊断：中枢神经系统感染，新型隐球菌性脑膜炎。

治疗：给予患者两性霉素 B 隔日 5 mg 加量，目标剂量 40 mg 联合伏立康唑 250 mg bid 后续给予氟康唑口服治疗。复查腰穿：压力 100 mmH$_2$O；脑脊液无色透明，化验生化：UCFP 244 mg/dl，Cl$^-$ 113 mmol/L，CO$_2$ 19.20 mmol/L，GLU 2.5 mmol/L；脑脊液常规检验：潘氏试验阳性，WBC 8×10^6/L，RBC 240×10^6/L，涂片未见隐球菌，墨汁染色阴性。5 个月后随访，患者头痛基本缓解。查体示颈软，无抵抗，Kernig 征阴性。

病例分析

患者为中年女性，急性起病，慢性病程，以头痛、发热为主要表现，查体脑膜刺激征明确存在，腰椎穿刺提示脑脊液白细胞升高，蛋白水平升高，糖和氯化物降低，脑脊液墨汁染色找到隐球菌，隐球菌培养阳性，新型隐球菌性脑膜炎诊断明确。新型隐球菌脑膜炎是最常见的中枢神经系统真菌感染性疾病，好发于免疫抑制者，如接受器官移植人群、HIV 感染者、长期使用免疫抑制人群等，部分患者存在禽类粪便接触史，如家中饲养鸽子等宠物。本例患者曾有数月的激素应用病史及有霉变文件接触史均为该病的危险因素。

本病多亚急性或慢性起病，起病隐匿，临床表现无特异。患者可有长期低热，以头痛、恶心、呕吐、抽搐、精神及意识障碍为首发症状。脑脊液常规显示脑脊液压力、蛋白、细胞数明显增高，而糖和氯化物水平明显降低，脑脊液细胞学及墨汁染色查到隐球菌可确诊，真菌培养是确诊该病的金标准。

病例点评

随着器官移植、免疫抑制剂、激素等的普遍应用，新型隐球菌脑膜炎的发病率逐年升高，该病临床表现无明显特异性，病死率高，容易发生误诊、漏诊。治疗上，美国2010年隐球菌病治疗指南对于无 HIV 感染及口服免疫抑制剂患者推荐两性霉素 B 联合 5 – 氟尿嘧啶治疗，之后予氟康唑序贯治疗。综上，对于具有免疫力低下基础疾病的患者同时伴随脑膜炎应警惕新型隐球菌脑膜炎。

参考文献

Perfect J R, Dismukes W E, Dromer F, et al. Clinical practice guidelines for the management of cryptococcal disease：2010 update by the infectious diseases society of america. Clin Infect Dis, 2010, 50 (3)：291 – 322.

（孙金梅）

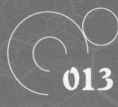

013
单核细胞增生性李斯特菌
脑膜炎 1 例

病例介绍

患者，男性，50 岁。主因"间断头痛伴发热 9 天"于 2018 年 6 月 19 日入院。

患者入院 9 天前 14 时工作过程中无明显诱因出现头枕部疼痛，为间断胀痛，无明显加重或缓解的因素，症状持续数分钟后可缓解，无意识障碍及言语不利，无视物模糊、头晕，无胸闷、胸痛，无咳嗽、咳痰，无二便失禁。当日 16 时出现整个头部疼痛，程度较前加重，伴发热，体温 39.4 ℃，大汗、恶心、呕吐，呕吐物为胃内容物，非喷射性，呕吐后头部疼痛无缓解，社区医院给予抗感染（头孢类，具体不详）、退热及补液对症治疗，患者自觉症状无明显好转，仍发热、头痛。4 天前患者就诊于我院急诊，腰穿示：

压力 160 mmH$_2$O，脑脊液白细胞 150 × 10^6/L，蛋白 84.95 mg/dl，葡萄糖 2.5 mmol/L，氯化物 105.8 mmol/L。诊断为"头痛原因待查，病毒性脑膜炎不除外"，予以阿昔洛韦（500 mg Q8h）抗病毒、甘露醇降颅压等对症治疗，患者自觉头痛症状较前稍有好转，但仍发热，体温无明显下降趋势，为进一步诊治收入我科。

既往史： 否认高血压、心脏病史，否认糖尿病、脑血管病、精神疾病史，否认肝炎史、结核史、疟疾史，否认手术、外伤、输血史，否认食物、药物过敏史。

个人史： 患者工作为垃圾运输及清理，可能接触污水、污染物、腐败物质。吸烟史 40 年，60 支/天，饮酒史 20 年，近 2 年饮白酒 1000 ml/天。家族史无特殊。

查体： T 36.8 ℃，P 64 次/分，R 18 次/分，BP 102/59 mmHg。神清语利，双瞳孔等大、等圆，直接、间接光反应存在，双眼眼动充分，无复视及震颤，双侧面纹对称，伸舌居中，四肢肌张力正常，肢体肌力 V 级，双侧指鼻试验、双侧跟膝胫试验、轮替试验正常，闭目难立征（-）。腱反射对称正常引出，双侧病理征（-）。无明显感觉障碍。颈部抵抗，颏胸距三横指，双侧 Kernig 征（±）。

辅助检查： 血常规：WBC 6.19 × 10^9/L，GR% 4.13 × 10^9/L，LY% 1.43 × 10^9/L，HGB 112 g/L，PLT 349 × 10^9/L。生化：ALT 156 U/L，AST 101.4 U/L，Alb 33.2 g/L，UA 98.1 μmol/L，TG 0.69 mmol/L，HDL-C 0.63 mmol/L，LDL-C 1.44 mmol/L，Na 132.8 mmol/L。

入院当日脑脊液细菌培养回报单核细胞增生李斯特菌生长。

乙肝五项： HBsAg、HBcAb 阳性。乙型肝炎病毒核糖核酸定量：4.514 e + 0.05 IU/ml。结核感染 T 细胞和抗结核抗体试验阳性。胸部 CT 示肺部散在小结节。结核菌素试验：48 小时 15 mm ×

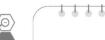
15 mm；72 小时 11 mm×10 mm。外院会诊建议抗结核治疗。

入院第三天复查腰椎穿刺：压力 40 mmH$_2$O，脑脊液常规：WBC 130×10^6/L，白细胞分类 – 单核细胞 80%，白细胞分类 – 多核细胞 20%，脑脊液 RBC 0。脑脊液生化：UCFP 113.23 mg/dl，Cl 113.7 mmol/L，GLU 3.38 mmol/L（同期血糖 10.67 mmol/L）。脑脊液涂片找细菌、新型隐球菌、浓缩查结核杆菌、找脑膜炎双球菌未见明显异常。脑脊液培养结果回报阴性。

头颅核磁（图 13 – 1）：双侧额叶脑白质可见斑点异常信号，脑白质脱髓鞘改变？血管彩超：右侧锁骨下动脉起始段斑块形成，椎动脉、颈动脉未见异常。腹部彩超未见异常。

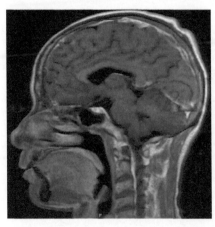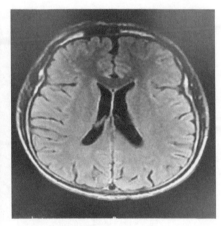

图 13 – 1　A 为头 MRI 平扫，B 为增强示双侧额叶脑白质
可见斑点异常信号，脑白质脱髓鞘改变？

血病毒抗体示风疹病毒/巨细胞病毒/单纯疱疹病毒 IgG 抗体阳性，IgM 抗体阴性；脑脊液中上述病毒 IgM 及 IgG 抗体均阴性。

脑脊液感染病原高通量基因检测报告：检出单核细胞增生李斯特菌，未发现病毒、寄生虫、结核分枝杆菌、支原体、衣原体。

治疗：入院后停用甘露醇，补液，加氨苄西林舒巴坦 3.0 g Q12h，肝病科会诊后加用抗乙肝病毒治疗及保肝治疗，停用阿昔洛韦；6 月 23 日体温恢复正常，头痛逐渐好转消失，脑膜刺激征阴性。复查腰穿（病程第 24 天，治疗第 14 天）：压力 110 mmH$_2$O，脑脊液常规：潘氏试验阴性，WBC 10×10^6/L，RBC 0，脑脊液生化：UCFP 44.55 mg/dl，Cl$^-$ 122.2 mmol/L，GLU 2.89 mmol/L；7 月 5 日出院，于社区继续静脉滴注氨苄西林舒巴坦 5 天。1 个月后随访，患者体温正常，无头痛复发，临床痊愈。

临床诊断：单核细胞增生李斯特菌脑膜炎，乙型病毒性肝炎活动期，陈旧性结核感染。

病例分析

李斯特菌是在 20 世纪 20 年代 Murray 等在病死的兔子中首次发现的，为革兰氏阳性杆菌，需氧或兼性厌氧，一般不形成荚膜。目前被国际公认的共有 7 株李斯特菌菌株，其中单核细胞增生性李斯特菌（Listeria monocytogenes，LM）是唯一能引起人类疾病的李斯特菌株。李斯特菌病（Listeriosis，LD）是由 LM 所致的人畜共患的感染性疾病。LM 在 −18 ℃至 10 ℃生长良好，是重要的食源性致病菌，主要通过消化道传播。在环境中无处不在，LM 可以在饲料、生活污水、屠宰场垃圾、人和动物的粪便中发现，在肉类、蛋类、禽类、海产品、乳制品、蔬菜等绝大多数食品中都能找到。LM 为机会性致病菌，健康人感染 LM 后多不发病，但约 5% 会成为带菌者并通过粪便持续排菌。LM 突破健康人肠道黏膜屏障后主要在肝细胞繁殖扩增，直至被 T 淋巴细胞介导的免疫应答清除。但在免疫异常人群，LM 可在肝细胞大量扩增，并经血液循环播散至全身。LD 的易感人群包括老年人、免疫功能缺陷者、孕妇、新生儿。约 4% 的李斯特菌脑膜炎患者合并有自身免疫病。

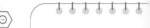

近 10 年我国李斯特菌病的文献报告显示，LD 平均病死率为 21%，其中，新生儿的病死率高达 56%。LM 是发达国家急性细菌性脑膜炎（acute bacterial meningitis，ABM）的重要致病菌，病死率为 20%～30%。美国一项关于社区获得性 ABM 的大型回顾性研究显示，LM 位居常见致病菌的第 5 位（3.4%），病死率为 18.1%。

LM 入侵中枢神经系统的机制：其中一条途径主要存在于反刍动物中，在这些动物中可能存在一条退化的神经通路，很可能在 LM 穿越反刍动物口腔上皮细胞后特异性地诱导其发生脑干脑炎。相比之下，在人类中最常见的是血行感染途径，LM 病原体单独或者与白细胞结合，随血液循环到达被感染机体各处，并破坏血 - 脑脊液屏障进入脑组织引起感染。LM 除了通过血行播散进入中枢神经系统外，有研究提示其亦可沿着周围神经轴突（如三叉神经）进入中枢神经系统。然而对于 LM 可否在中枢神经系统内沿白质纤维播散并进而引起脑脓肿尚无定论。动物研究提示可能存在此种播散途径。

临床表现：胃肠炎、菌血症和脑膜炎是 LM 感染最常见的临床表现。LM 感染侵犯中枢神经系统常引起孤立的脑膜炎、脑炎或者脑干脑炎，可出现头疼、发热、恶心、呕吐，局部的神经系统症状体征及癫痫发作，部分患者有呼吸无力、抽搐、定向障碍等。脑干脑炎可出现不对称的小脑、延髓、脑桥上部受累的症状。LM 脑膜炎的临床症状和体征与其他细菌性脑膜炎相似，主要表现为发热、头痛、呕吐、意识改变和脑膜刺激征。约 43% 的患者有经典的三联征——发热、颈项强直和意识改变，脑膜刺激征发生率常低于其他细菌性脑膜炎，易合并脑实质感染（约占 10%）。

辅助检查：常规脑脊液涂片发现 LM 的阳性率很低，仅为 33%，细菌培养是获得李斯特菌感染证据的主要方法。LM 所致 ABM 的临床表现与脑脊液检查均缺乏特异性，确诊依赖于脑脊液细菌培养，早期诊断困难，容易误诊。

LM 脑膜炎脑脊液检查白细胞计数及多核白细胞比例显著低于其他细菌性脑膜炎，以淋巴细胞增多为主。而结核性脑膜炎同样有上述表现，脑脊液化验结果也表现为糖低、氯低、蛋白升高、腺苷脱氨酶升高，细胞分类中同样也以淋巴细胞增多为主。LM 脑膜炎脑脊液改变与结核性脑膜炎相似，在获得细菌学证据前易误诊为结核性脑膜炎。

诊断：LM 脑膜炎诊断标准：有中枢神经系统的临床表现并满足下列条件之一：①脑脊液培养或涂片发现 LM；②血培养发现 LM，且脑脊液白细胞 $>100 \times 10^6/L$ 或脑脊液蛋白升高。

治疗：LM 对头孢菌素类抗菌药物有稳定的天然耐药性。LM - ABM 的治疗首选大剂量青霉素或者氨苄青霉素（剂量 $>6\ g/$天）。目前推荐 LM 脑膜炎的抗生素疗程至少 2 周，有脑实质受累或重度免疫功能受损的病例，则需要更长的治疗时间（5~6 周）。部分患者由于青霉素过敏或者基础疾病的关系，可选用复方磺胺甲噁唑、利福平或氟喹诺酮类抗菌药物。

体外试验及动物研究显示氨基糖苷类与青霉素有协同杀菌作用，故庆大霉素常被推荐用于联合治疗。但由于氨基糖苷类药物的脑脊液浓度很低，甚至有研究提出联合使用氨基糖苷类抗菌药物会显著增加 LM - ABM 患者转归不良的风险，因此其在 LM 感染治疗中的应用仍存争议。研究表明地塞米松并不妨碍抗菌药物通透血 - 脑脊液屏障，与首剂抗菌药物同时或者稍前使用还可以抑制炎症介质合成及释放，减轻脑膜炎症，改善预后，一般推荐疗程为 4 天。

LM 脑膜炎治愈标准：停用抗菌药物 1 个月后无临床症状复发、脑脊液细胞学正常且脑脊液细菌培养阴性。

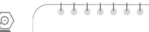

🏥 病例点评

1. LM 脑膜炎是一种少见的脑膜炎类型，易感人群主要是老年人、免疫功能缺陷者、孕妇、新生儿。本例患者长期大量饮酒，可能存在免疫力下降，其工作为垃圾运输及清理，可能接触 LM 而感染。

2. 本例患者第一次脑脊液培养提示 LM，但复查结果为阴性（治疗前），脑脊液细胞数轻度升高，蛋白升高，糖稍低，患者抗结核抗体、结核感染 T 细胞、PPD 试验阳性，鉴别引起脑膜炎的病原较为困难。进一步完善脑脊液病毒抗体筛查均阴性，脑脊液感染病原高通量基因检测检出 LM，未发现病毒、结核分枝杆菌，给予氨苄青霉素治疗后临床症状很快缓解，半月后复查腰椎穿刺结果基本正常，出院 1 个月后随诊未再有临床症状，达到临床治愈。故最终诊断单核细胞增生性李斯特菌性脑膜炎成立。

3. 脑脊液二代测序，用于中枢神经系统感染性疾病的病原体筛查，为疑难病例的病原学诊断提供了重要参考依据，提高了中枢神经系统感染性疾病的病原体诊断率。

参考文献

1. Becattini S, Littmann E R, Carter R A, et al. Commensal microbes provide first line defense against Listeria monocytogenes infection. J Exp Med, 2017, 214 (7): 1973 – 1989.

2. Bojanowski M W, Seizeur R, Effendi K, et al. Spreading of multiple Listeria monocytogenes abscesses via central nervous system fiber tracts: case report. J Neurosurg, 2015, 123 (6): 1593 – 1599.

3. Koopmans M M, Brouwer M C, Bijlsma M W, et al. Listeria monocytogenes

sequence type 6 and increased rate of unfavorable outcome in meningitis: epidemiologic cohort study. Clin Infect Dis, 2013, 57 (2): 247 – 253.

4. Yao M, Zhou J, Zhu Y, et al. Detection of Listeria monocytogenes in CSF from Three Patients with Meningoencephalitis by Next – Generation Sequencing. J Clin Neurol, 2016, 12 (4): 446 – 451.

5. 王晓娟, 关鸿志, 魏珂, 等. 中枢神经系统李斯特菌感染患者的临床和脑脊液二代测序结果分析. 中华神经科杂志, 2018, 51 (6): 451 – 455.

6. 刘全生, 张雯凌, 罗家明, 等. 产单核细胞李斯特菌致成人脑膜脑炎型败血症2 例报道并文献复习. 中国临床神经科学, 2017, 25 (2): 198 – 200.

（乔杉杉　许春伶　周春来　左晓旭　伍祯）

014

原发性中枢神经系统血管炎1例

病例介绍

患者，男性，54 岁。主因"发作性右侧肢体无力伴头痛 2 月余"收入我院。

患者 2 月余前无明显诱因出现言语欠利，右侧肢体力弱，右手持物力弱及右手麻木感，尚能行走，伴较剧烈的左侧头部针刺样疼痛，无意识障碍、视物成双，无饮水呛咳、声音嘶哑，无四肢抽搐及二便失禁。2 个月前于外院就诊，查体示神清语利，右下肢肌力 Ⅲ ~ Ⅳ 级。腰穿检查，压力 170 mmH$_2$O，脑脊液常规 WBC 0，蛋白 41 mg/dl，Cl$^-$ 119 mmol/L，GLU 3 mmol/L，未见细菌、隐球菌及分枝杆菌，风疹病毒抗体 IgM（ + ），巨细胞病毒抗体 IgM（ + ），单纯疱疹病毒抗体 Ⅰ 型抗体 IgM（ + ），MBP 4.07 nmol/L，24 小时 IgG

合成率 34.5 mg/24 h 升高，Ri、Hu、Yo 抗体(−)。头 MRI 示左侧顶叶异常信号，DSA 检查未见异常，头颅 MRV 扫描未见异常，MRS 示左侧顶叶病灶较对侧 NAA 峰明显降低，Cho 峰升高。给予改善脑循环、营养神经、止疼治疗，患者病情无明显缓解，头痛及肢体无力略有加重。患者于我院就诊，头颅 MRI 显示病灶增大，为明确诊断于入院第 3 天转入脑外科行立体定向活检术，术后病理显示"皮层及白质结构轻度疏松，伴星形胶质细胞轻度增生，偶见血管周围灶状淋巴细胞浸润，结合临床"。病灶性质未明，于入院第 14 天行开颅探查、左顶叶占位切除及去骨瓣减压术。

既往史：精神分裂症 16 年，每 2 个月注射"哈利多"控制精神症状。既往有癫痫病史（强直阵挛发作）。否认高血压、糖尿病、冠心病病史，否认肝炎、结核等传染病史，否认输血史。否认食物及药物过敏史。个人史：出生并久居北京。否认疫区疫水接触史。否认特殊毒物、药物、放射线接触史。吸烟 30 余年，约 10 余支/天，饮酒 30 余年，2~3 两白酒/天。婚育史及家族史无特殊。

查体：BP 130/80 mmHg，神清，言语欠利，粗测视野正常，双侧瞳孔等大、等圆，对光反射灵敏，各向眼动充分，未见眼震及复视，双侧面部针刺觉对称，右侧鼻唇沟浅，双侧软腭抬举有力，悬雍垂右偏，咽反射(+)，伸舌偏左。四肢肌张力略偏低，四肢肌力 V 级，四肢腱反射对称偏低，四肢指鼻及跟膝胫试验稳准，双侧针刺觉、音叉振动觉、图形觉对称，右下肢关节位置觉差，右侧病理征(±)。脑膜刺激征(−)。

实验室及辅助检查：血常规：WBC 9.6×10^9/L，HGB 128 g/L，PLT 351×10^{12}/L，CRP 27 mg/L，ESR 14 mm/h 末；血生化、肿瘤标志物、甲状腺功能、免疫球蛋白 + 补体基本正常，抗核抗体及亚

类（－），中性粒细胞胞质抗体（－）。血管紧张素转化酶 19 U/L（10～68 U/L）。

腰穿检查（2011 年 4 月 22 日，外院）：压力 170 mmH$_2$O，脑脊液常规：无色透明，WBC 0，潘氏实验（－）；脑脊液生化：蛋白 41 mg/dl，Cl 119 mmol/L，GLU 3 mmol/L；脑脊液其他检查：未见细菌、隐球菌及分枝杆菌，风疹病毒抗体 IgM（＋），巨细胞病毒抗体 IgM（＋），单纯疱疹病毒抗体I型抗体 IgM（＋），MBP 4.07 nmol/L，24 小时 IgG 合成率 34.5 mg/24 h 升高，Ri、Hu、Yo 抗体（－）。

头 MRI（2011 年 4 月 19 日，外院）：左侧顶叶异常信号，强化后局部脑膜强化增厚；头颅 MRV 扫描未见异常。头 MRI（2011 年 5 月 6 日）复查左侧顶叶异常信号，与前片比较有扩大。DSA（2011 年 5 月 10 日，外院）：全脑血管造影未见异常。

头 MRI（2011 年 7 月 4 日，我院）：左侧顶枕部片状长 T$_1$ 长 T$_2$ 异常信号，Flair 相呈高信号，最大截面 4.4 cm × 3.6 cm，左侧脑室后角受压，强化后局部脑膜强化增厚，与前片比较有扩大（图 14 – 1）。

病理结果：肉眼所见：左顶叶占位切除及去骨瓣减压术，术中见局部脑组织黄染，肿胀明显，与周围正常组织边界欠清。镜下所见：HE 染色可见皮层及白质结构，脑膜增厚，蛛网膜下腔可见多量炎性细胞浸润。蛛网膜下腔、皮层及白质内可见多量管腔狭窄的血管，血管壁似有均匀粉染的物质沉积，血管内皮细胞肿胀，血管周可见多量炎性细胞浸润。局部多灶性脑组织崩解，多量吞噬细胞浸润。另见多量小血管增生及反应性增生的星形胶质细胞。免疫组化：CD4（－），CD8（＋），CD20（部分＋），CD68（＋），CD79a（＋），CD138（＋），端粒酶（－），Lambda（部分＋），Kappa（部分＋），α – Actin（血管＋），Aβ（－），特殊染色：弹力染色（－）（图 14 –2）。

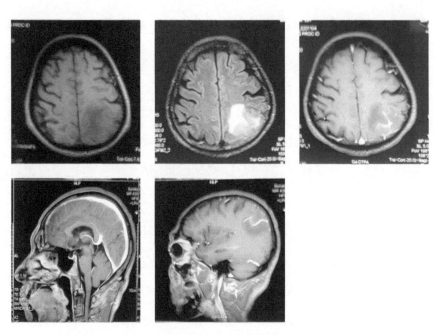

图 14 – 1　2011 年 7 月头颅 MRI 显示左侧顶枕异常信号，
强化后局部脑膜强化增厚

临床病理诊断： 原发性中枢神经系统血管炎。

本例激素冲击治疗后头痛症状消失，颅内病灶缩小，患者长期中药治疗，但病灶未完全消失。

病例分析

原发性中枢神经系统血管炎（primary angiitis of the central nervous system，PACNS），也称孤立性中枢神经系统血管炎，是一种罕见的、病因未明的只累及中枢神经系统的非感染性、非自身免疫性疾病，主要侵犯脑中小血管和软脑膜微血管管壁，少部分病例临床与影像学均表现为占位病变，常易误诊为肿瘤。

流行病学：美国发病率为 2 ~ 4 百万人/年，中青年多见，中位发病年龄为 50 岁，男性略多于女性。发病机制尚不明确，可能与

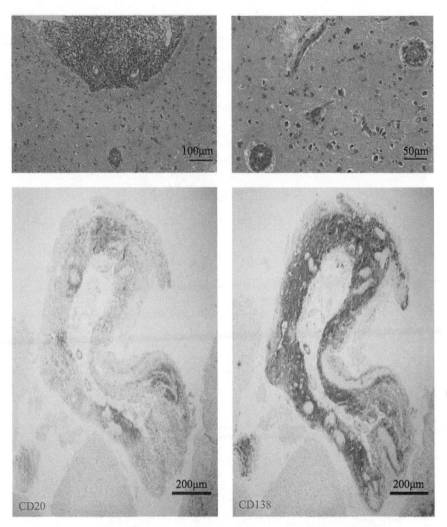

图 14 −2   蛛网膜下腔、皮层及白质内可见多量管腔狭窄的血管，
血管壁及血管周可见多量炎性细胞浸润，以淋巴细胞为主。
免疫组化：CD20（部分＋），CD138（＋）

感染触发的发生在脑动脉壁的抗原特异性自身免疫反应有关，免疫
应答以 T 细胞为主，相关感染因素有水痘 − 带状疱疹病毒、丙型肝
炎病毒、巨细胞病毒、霉菌等。

     PACNS 的病理诊断，目前仍采用美国 Michigan 大学医学中心
病理检查标准：①脑实质血管或脑膜血管（软脑膜/硬脑膜）管壁
或管周至少有两层以上的淋巴细胞浸润。②受累血管管壁的结构变

化（主要观察血管内皮细胞）有坏死或可疑坏死。③神经元细胞胞浆呈粉红色及核浓缩，伴或不伴星形胶质细胞核浓缩或胶质增生（缺血改变）。④嗜神经细胞表现。⑤脑实质（包括血管周围）水肿。⑥排除其他病理诊断。PACNS 确诊诊断应符合以上 6 条标准；PACNS 可能诊断应符合以上第 2 ～ 第 6 条标准。PACNS 病理分为 3 型：①肉芽肿性血管炎：以血管为中心的单核细胞浸润，多核巨细胞形成的肉芽肿，半数病例有 Aβ 沉积。②淋巴细胞性血管炎：以淋巴细胞浸润为主，可伴浆细胞浸润、血管壁坏死等。③坏死性血管炎：血管壁纤维素性坏死。

PACNS 常见的临床表现为头痛、认知功能改变、偏瘫、癫痫、共济失调、短暂性脑缺血发作等，约 5% 的患者脊髓受累。约占 4% 的 PACNS 出现肿瘤样病灶，其中约 29% 的患者可见脑淀粉样血管病，手术切除、积极的免疫抑制治疗效果较好。其他尚可见 PACNS 颅内出血和复发型 PACNS。

头部 MRI 对 PACNS 诊断敏感性高，但特异性差。一般表现为多灶的、白质或灰质均可累及的、大小不等的片样边界模糊的病灶，可累及单侧或双侧。肿瘤样 PACNS 影像学表现为占位病变，周围组织水肿，注药后强化，常易误诊为肿瘤。脑血管造影表现为颅内中、小动脉节段性狭窄，小动脉闭塞或微小动脉瘤，有代偿性局部扩张，典型表现可呈"串珠样"，阳性率为 40% ～ 68%。

治疗原则：早期应用足量、足疗程激素；激素联合环磷酰胺 [CTX 0.75 g/(m^2 · 月)，6 个月]。如无效，可应用叠氮胸苷、氨甲蝶呤、麦考酚酯等治疗。

病例点评

　　本例临床表现为单一占位性病灶，周围水肿明显，强化呈"流线征"，实验室检查未见免疫炎性改变证据，易误诊为脑肿瘤，但是头颅MRI强化后局部脑膜强化增厚提示炎性改变可能，经活检证实。激素冲击治疗后头痛症状消失，颅内病灶缩小，患者长期中药治疗。对临床诊断不清、影像学酷似肿瘤样病变但又有广泛强化的病例，应考虑到PACNS的可能性，及时活检明确诊断。

参考文献

1. Alrawi A, Trobe J D, Blaivas M, et al. Brain biopsy in primary angiitis of the central nervous system. Neurology, 1999, 53 (4)：858 – 860.

2. Calabrese L H, Furlan A J, Gragg L A, et al. Primary angiitis of the central nervous system：diagnostic criteria and clinical approach. Cleve Clin J Med, 1992, 59 (3)：293 – 306.

3. Powers W J. Primary angiitis of the central nervous system：diagnostic criteria. Neurol Clin, 2015, 33 (2)：515 – 526.

4. Hajj – Ali R A, Calabrese L H. Diagnosis and classification of central nervous system vasculitis. J Autoimmun, 2014, 48 – 49：149 – 152.

（郭燕军　王淑辉　赵伟秦　陈旭）

笔记

015
经病理确诊的肥厚性硬脑膜炎 1 例

病例介绍

患者，男性，74 岁。因间断性头痛 2 年，加重 20 天入院。出现间断头痛 2 年，以双颞部和顶部为主，呈搏动性，无恶心、呕吐，无肢体活动障碍，未经诊治。近 20 天头痛加重，伴耳鸣，止痛药无效，就诊于当地医院行头颅 MRI 显示脑膜、小脑幕、大脑镰广泛均匀增厚及异常强化（图 15-1）。1 年前因双侧耳聋就医，诊断为混合性耳聋；双眼白内障人工晶体植入术后 5 年，双眼青光眼病史 4 年，双目失明 5 个月；既往有原发性高血压病史 2 年。起病以来食欲差，近 20 天体重下降 4 kg。

入院查体：意识清楚，语言流利，血压 140/80 mmHg，体温正常。心、双肺、腹查体未见异常。双侧瞳孔等大、等圆，对光反射消失，双眼无光感，双侧眼球运动充分，未见眼震，角膜反射存在，面纹对称，伸舌居中，双耳听力下降，气导＞骨导，时间均缩短。四肢肌力、肌张力、腱反射正常，感觉、共济检查正常，双侧病理征阴性，颈软，无抵抗，Kernig 征（－）。

实验室检查：CRP 18.5 mg/L，h－CRP 15.65 mg/L，IgG 2350 mg/dl，IgM 57.5 mg/dl，IgA 404 mg/dl，RF 20.7 IU/mL，ANA 1∶320。腰穿检查：脑脊液无色清亮，压力 290 mmH$_2$O，潘氏试验弱阳性，WBC 0，RBC 10 个/mm^3，UCFP 74.4 mg/dl，GLU 3.39 mmol/L，Cl$^-$ 121 mmol/L，脑脊液中未发现细菌（包括隐球菌、结核杆菌）及肿瘤细胞。行硬脑膜活检结果显示：硬脑膜纤维组织增生增厚伴变性，散在及灶状淋巴样细胞浸润（图 15－2）。诊断为肥厚性硬脑膜炎（hypertrophic cranial pachymeningitis，HCP）。给予甲强龙 120 mg 静脉注射治疗，5 天后头痛症状明显缓解，7 天后减量为 60 mg 口服。复查头部 MRI 检查示脑膜强化较前明显减轻。出院时头痛基本好转，但遗留视力、听力障碍，甲强龙以每周 5 mg 的剂量逐渐减量。1 个月后门诊随访，头痛无复发。

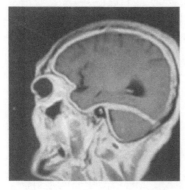

图 15－1　头颅 MRI 显示脑膜、小脑幕、大脑镰广泛均匀增厚及异常强化

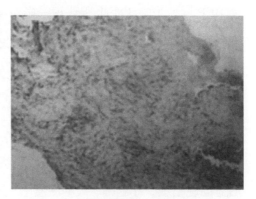

图 15－2　硬脑膜活检结果显示硬脑膜纤维组织增生增厚伴变性，散在及灶状淋巴样细胞浸润

病例分析

HCP 按病因可以分为继发性和原发性两种，前者常继发于某感染性疾病如中耳炎、乳突炎、鼻窦炎等；后者为临床中未发现病因的 HCP。有报道指出原发性 HCP 患者多伴有免疫学指标异常，因此认为原发性 HCP 与免疫疾病存在共同的自身免疫发病机制。此患者未发现感染性疾病，故首先考虑原发性 HCP。该患者 CRP、h‐CRP、血免疫球蛋白、类风湿因子、抗核抗体均异常，提示存在免疫机制异常。随着对病因的认识，近期也提出 HCP 可能是系统性疾病，也被称为 IgG 4 相关性神经系统损害。有研究结果显示，HCP 临床表现为头痛、脑神经麻痹和共济失调，分别占 88%、62% 和 32%。此例患者慢性头痛病史 2 年，双耳听力下降 1 年，均与 HCP 有关；患者出现视力损害，可能与白内障、青光眼病史相关，但也不能除外视神经受损所致。

影像学检查：随着影像学技术的发展，特别是 MRI 的普遍使用，使 HCP 逐渐为临床医生所认识。影像学特点：①局限性或多部位的硬脑膜受累，T_2WI 表现较明显，均可见 T_2WI 上呈条形和斑片状增厚的硬脑膜，而 T_1WI 则呈等信号或稍低信号。②病变局限者部位多位于幕上，弥漫性受累者颅底部位亦可见。③邻近脑沟、脑池无明显受累，这点可与软脑膜的炎性反应相鉴别。另外，邻近脑实质内未见明确病灶，这也与脑膜脑炎有所不同。本例患者入院时 MRI 检查发现明显的硬脑膜、小脑幕、大脑镰强化，经糖皮质激素治疗后明显好转。

病理特征：硬膜活检可见纤维组织明显增生，其中胶原成分居多，增生的纤维组织呈同心圆排列，有时可见玻璃样变，多伴炎性细胞浸润。部分表现为慢性非特异性肉芽肿样增厚、淋巴滤泡形成

笔记

等。本例患者活检结果显示硬脑膜纤维组织增生增厚伴变性，散在及灶状淋巴样细胞浸润。这与文献报道相符合。

继发性HCP应积极治疗原发病，结合病原学检查及药敏结果选择用药。原发性HCP与自身免疫有关，可用糖皮质激素及免疫抑制剂治疗。如硬脑膜局部或弥漫性肥厚明显，且已出现脑实质或脑神经受压症状，可行手术治疗，术后多辅以糖皮质激素或免疫抑制剂治疗。

经上述治疗，多数患者临床及影像学表现明显缓解，且可以保持长时间病情稳定，但临床症状完全恢复较困难，遗留神经障碍的程度与治疗前的病程呈正相关。本例患者年龄较大，且合并高血压等疾病，给予糖皮质激素的治疗量为120 mg，头痛症状和影像学表现有明显缓解，但视力、听力障碍无恢复，可能与病程较长有关。

📋 病例点评

对于头痛伴颅神经损害且影像学提示脑膜增厚强化的患者，需要考虑HCP。加强对免疫指标的筛查，提高对IgG 4相关神经系统损害的认识，病理诊断是金标准。

参考文献

1. 解龙昌，黄如训．肥厚性硬脑膜炎．中国神经精神病杂志，2003，29（2）：155 – 157.

2. Im S H, Cho K T, Seo H S, et al. Idiopathic hypertrophic cranial pachymeningitis presenting with headache. Headache，2008，48（8）：1232 – 1235.

3. 戴鲁平，王成林，冯飞，等．肥厚性硬脑膜炎的临床磁共振诊断．罕少疾病杂志，2007，14（5）：2 – 3.

（韩燕飞　谢琰臣　王会刚　张拥波）

016
抗 N-甲基-D-天冬氨酸
受体脑炎 1 例

病例介绍

患者，女性，17 岁。主因"记忆减退 4 天，精神行为异常伴抽搐 3 天"于 2010 年 3 月 27 日住院。患者于入院前 4 天出现记忆力下降，记不住老师讲课内容，叫不出熟悉的同学姓名，很常用的单词如"name""him"不能明白是什么意思。入院前 3 天出现怪异行为，自觉客厅内堆放的电线"声音太吵"，并于凌晨将其搬至阳台上。早上在与家人交谈时突然出现口吃，继而从床上摔下，四肢伸直、抽搐，双眼上翻露白，口角向左侧歪斜，口吐白沫，口唇颜面青紫，舌尖咬伤，伴意识丧失，无大、小便失禁，持续约 1 分钟后抽搐缓解。之后间断出现肢体抽搐，表现同上。发病当天就诊于我院急诊，当时测体温 37.4 ℃，血常规：WBC 15.66×10^9/L，中性

笔记

分叶为 86.2%，心电图、血糖检查无异常，头部 CT 未见异常。腰穿检查 CSF 压力 220 mmH$_2$O，细胞数和蛋白水平正常，血和脑脊液（CSF）标本病毒学检查（包括单纯疱疹病毒I型、巨细胞病毒、EB病毒、柯萨奇病毒 B 组I～VI型 IgM 抗体）阴性。在急诊留观期间，一度出现精神症状，不配合治疗，拔输液管，叫周围的人听她讲课。给予"安定、苯巴比妥钠、甘露醇、克林霉素磷酸酯"等药物治疗。为进一步诊治于 2010 年 3 月 27 日以"脑炎"由急诊收入院。

既往史：体健。否认高热惊厥史，否认生食水产品史，无肝炎、结核等传染病病史，无食物药物过敏史，无手术外伤及输血史。个人史：生于湖南，久居北京。否认疫水疫区接触史。无不良烟酒嗜好。月经史及婚育史：13 岁初潮，（3～4）/30 天，经期规律，月经量中等，无痛经。未婚。家族史：母亲年轻时曾有"发作性抽搐"，未明确诊断。父亲体健。否认家族遗传疾病史。

查体：T 37.6 ℃，P 76 次/分，R 18 次/分，BP 120/80 mmHg。发育正常，营养良好，自主体位。神经系统检查：神志恍惚，言语流利，理解力正常，时间、地点、人物定向力差，记忆力差，计算缓慢，尚准确。双侧瞳孔等大，光反射灵敏。面纹对称，悬雍垂居中，双侧软腭抬举有力。伸舌居中。四肢肌力、肌张力正常，共济运动正常，腱反射对称引出，双侧 Barbinski 征阴性，双侧 Pussep 征阴性。痛温觉及深感觉检查无异常。颈软，无抵抗，Kernig 征阴性。

诊断：中枢神经系统感染，病毒性脑炎的可能性大，症状性癫痫。

住院经过：入院后患者出现幻觉，在病房里找来找去，说别人拿了她的东西。逐渐出现神志不清，谵妄状态，问话不答，言语不清，只能说出"嘟、嘟"等单个字，此外的神经系统检查无局灶性体征。

入院第 3 天，给予"阿昔洛韦"（1500 mg/d）治疗及对症支持治疗。治疗后仍有发热（体温波动于 36.5～38.8 ℃），神志不清，常高声喊叫，间断抽搐，多为四肢强直阵挛性发作，有时表现为口周抽动，出现口唇部及舌部的咀嚼样不自主运动，且日渐明显。

住院期间因抽搐发作，给予德巴金持续静脉泵入，奥卡西平（450 mg/d）入鼻饲控制抽搐，并给予甘露醇脱水治疗。于入院第16 天，患者烦躁明显，抽搐频繁，出现左侧瞳孔散大（左：右 = 5 mm：2 mm），光反射迟钝。经加强脱水等治疗 3 天后，瞳孔恢复正常。因患者痰多，脉氧持续下降（84% ~ 93%），血气分析提示 CO_2 潴留，于入院后第 19 天行气管插管，呼吸机辅助呼吸。

入院第 7 天给予丙种球蛋白 [0.4 g/（kg · d），共 5 天]、入院第 12 天激素冲击治疗（500 mg/d，共 3 天）。经治疗后，入院第 21 天起患者的意识状况较前稍有恢复，对部分命令如握拳、闭眼能执行。癫痫发作较前有所减少。

入院第 7 天行妇科 B 超检查发现左侧附件区囊实性肿物，大小约 10.5 cm × 6.0 cm × 6.2 cm，囊性区内见多个分隔及团片状回声，未见明显血流信号。盆腔增强 CT 检查示附件区可见一大小约 9.8 cm × 6.5 cm 囊实性占位，可见清晰包膜，其内可见不规则钙化及脂肪密度，考虑左侧卵巢畸胎瘤可能性大（图 16 - 1）。入院第 26 天患者

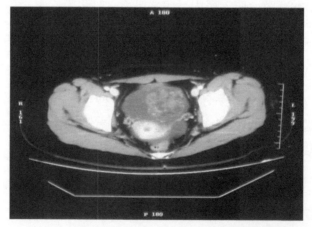

图 16 - 1　盆腔增强 CT 扫描可见附件区囊实性占位病变

全麻下行畸胎瘤切除手术。

实验室检查：血常规、尿常规、血肝肾功能、血糖、血脂及电解质等生化检查正常，血 ANA、ENA 等免疫学检查正常。肿瘤标志物（CEA、AFP）正常，血人绒毛膜促性腺激素（ß – HCG）：0.56 mIU/ml。腹部 B 超及胸片正常。血甲状腺球蛋白抗体定量 TG 138 U/ml、甲状腺过氧化物酶抗体定量（TM）＞1300 U/ml，明显升高；血 T_3、T_4、TSH 及甲状腺 B 超正常。入院第 6 天复查腰穿脑脊液压力 210 mmH_2O，蛋白 58 mg/dl，稍高；WBC 65×10^6/L。脑脊液标本的 TG、TM 抗体均阴性。

辅助检查：脑电图检查示各导可见弥漫性高幅 δ 波，定位不显。入院后第 3 天行头部 MRI 检查未见明显异常。

手术情况及病理学资料：术中见左侧卵巢被一个 12 cm × 8 cm × 7 cm 肿物取代，剖开肿物见油脂、少许毛发、骨组织及脑组织。腹腔灌洗液未找到肿瘤细胞。术后病理学诊断为卵巢未成熟型畸胎瘤 Ⅰ A 级（图 16 – 2、图 16 – 3）。

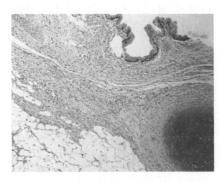

图 16 – 2　畸胎瘤石蜡切片：可见脂肪组织、上皮和软骨

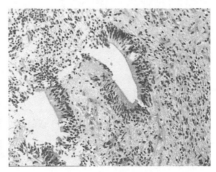

图 16 – 3　畸胎瘤石蜡切片：可见未成熟神经上皮组织灶

术后状态及转归：术后生命体征平稳，再无抽搐发作。术后第 1 天，呼吸状况明显改善，即停用呼吸机并拔除气管插管。术后第 5 天患者能完成指令，偶尔仍可见口部的咀嚼样动作。认识父母及

亲人，能喊出"妈妈""奶奶"。术后第 7 天，意识完全转清，言语流利，口部的咀嚼样动作消失，检查计算力、定向力及短时记忆力均正常，神经系统检查正常。术后第 10 天起，可以自己进食。复查头部 MRI 仍无明显异常，复查 EEG 为正常范围脑电图。术后第 15 天，搀扶下能下床行走。复查血 TG（3.62×10^5 U/L）、TM（$> 1.3 \times 10^6$ U/L）仍高。术后 35 天患者痊愈出院。

病例分析

抗 N - 甲基 - D - 天冬氨酸（NMDA）受体脑炎（anti - NMDAR encephalitis）是一种与 NMDA 受体相关且对治疗有良好反应的脑炎，属于副肿瘤性边缘叶脑炎中的一种，常常发生在伴有畸胎瘤的年轻女性患者，由 Josep Dalmau 教授（Ann Neurol，2007）于 2007 年提出该疾病诊断。其临床特点为显著的精神症状，抽搐发作，记忆受损，意识水平降低，伴发热，并且常出现低通气，需气管插管呼吸机辅助呼吸。血及脑脊液中可以检测到抗 NMDA 受体的抗体。

发病机制：NMDA 受体由三种亚单位构成，即 NR_1、NR_2 和 NR_3。在哺乳动物的神经组织内，功能性 NMDA 受体至少含有一个 NR_1 和一个 NR_2 亚单位。NMDA 受体的重要作用包括调节突触传递、触发突触重塑及参与学习记忆等，其功能障碍与脑发育、精神行为异常、药物成瘾、神经退行性病变等有关。NMDA 受体在兴奋性毒性过程中也具有重要作用，由于谷氨酸过量释放引起 NMDA 受体的过度激活，细胞内钙离子超载，最终导致神经元死亡。应用 NMDA 受体拮抗剂（如 MK801、氯胺酮、苯环利定）产生与抗 NMDA 受体脑炎相似的症状，包括精神行为异常、运动障碍及自主神经功能失调等。NMDA 受体拮抗剂对心理的影响归因于阻滞了丘脑和额叶皮质中间神经元突触前膜 γ - 氨基丁酸（GABA）能的 NMDA 受体功能，导致 GABA 释放减少，使突触后谷氨酸能传递去抑制，从而使额叶前皮质谷氨酸盐释放过多，导致谷氨酸盐和多巴胺失调。几乎所有患者均存在运动障碍，其发病机制目前仍不清楚，可能与谷氨酸盐和多巴胺失调有关。有研究显示，脑电监测未见阵发性放电提示这种运动障碍不是癫痫。尽管有学者认为这可能是抗精神异常药物的不良反应，但是多数抗 NMDA 受体脑炎，甚至没有应用此类药物的患者也出现运动障碍症状，提示其可能是自身免疫疾病表现的一部分。中枢性通气不足是抗 NMDA 受体脑炎一个重要的临床特征。动物实验显示 NR_1 敲除鼠可因通气不足导致死亡。由于患者 NMDA 受体活性依赖于 NR_1 亚单位的存在，推测通气不足为自身抗体封闭了 NR_1 亚单位所致。Josep Dalmau 等研究发现脑脊液抗 NMDA 受体抗体滴度较血清中的滴度高，提示抗体在鞘内合成。患者自身抗体的主要靶点是 NR_1/NR_2B 异构体。患者的卵巢畸胎瘤包含有由 NMDA 受体亚单位组成的神经组织，可能作为抗原物质产生抗体并循环于血清和脑脊液中，与海马和前额神经元细胞膜表面的 NMDA 受体结合。推测 NMDA 受体亚单位的异位表达破坏了机体的免疫耐受导致发病。

临床特点：本病多见于年轻女性，平均年龄中位数为 23 岁（最小 4 岁，最大 76 岁）。半数以上伴有畸胎瘤，大部分位于卵巢，偶尔也可发生于纵隔、睾丸，多数在神经症状出现 3 周至 4 个月期间发现肿瘤，也有部分患者虽然抗 NMDA 受体抗体阳性，但未发现肿瘤。本例患者在入院第 7 天即发现卵巢畸胎瘤，因此早期且及时确立了诊断。

主要临床表现：①前驱症状：发热、头痛、咳嗽、乏力等类似病毒感染症状。②精神、行为异常及意识障碍：病程初期多表现为明显的精神异常，包括怪异行为、妄想或偏执、幻视或幻听等。患者很快出现意识障碍，常处于无应答状态。③癫痫发作：76% 患者在发病 3 周内出现痫性发作，可表现为任何类型，以全身强直阵挛性发作最常见，其次为复杂部分性发作。④运动障碍：最常见为口面部不自主运动，做怪相，下颌强制性张开闭合，还可出现手足徐动、肌阵挛和肌颤、失张力等。⑤低通气：患者常存在通气不足，多数病例均需要机械通气呼吸机辅助呼吸。⑥自主神经功能紊乱：包括心律失常、瞳孔散大、呼吸急促、出汗、血压升高或降低等。

本例患者病初即表现为记忆减退，怪异行为且出现幻觉，癫痫发作，很快出现意识障碍，由谵妄发展为无应答状态。患者有突出的口周及舌部的咀嚼样不自主运动，同时出现用肺部感染无法解释的通气不足，此两种现象不常见于一般的脑炎及代谢性脑病。

辅助检查：常规的血清学检查通常无特异性，肿瘤标志物亦无明显异常，极少数 CEA、CA125 和 AFP 升高。脑脊液一般常规生化无特异性，可有炎性改变，多为淋巴细胞增多，部分蛋白增高，糖及氯化物正常，偶可见寡克隆区带。血清和脑脊液相关病原学、风湿免疫性疾病、甲状腺自身抗体及副肿瘤综合征的相关检查均阴性。

头部 MRI 所见无特异性，但 55% 以上的患者可有 Flair 或 T_2 信号异常，部分患者可出现大脑皮质、脑膜表面或基底核轻度或暂时性强化。脑电图可见额颞慢波或 δ 波，但无特异性。胸腹部、盆腔 CT 和超声用于查找肿瘤，女性患者卵巢畸胎瘤最常见。

特异性检查为血清和脑脊液抗 NMDA 受体抗体检测。伴有肿瘤的患者其抗体滴度较没有肿瘤者为高，且与症状严重程度相关，症状改善后抗体滴度平行降低，而未改善者抗体滴度持续增高。

本例患者脑脊液中白细胞和蛋白轻度升高，病毒学检查阴性。头部 MRI 检查正常，病初脑电图有弥漫性高幅 θ 波，随病情的好转而恢复正常。脑脊液中抗 NMDA 受体抗体阳性，支持抗 NMDA 受体脑炎的诊断。超声和盆腔 CT 检查在病初即发现了卵巢畸胎瘤，故能早期明确诊断。

　　诊断及鉴别诊断：Gultekin 于 2000 年提出边缘叶脑炎的诊断标准，但抗 NMDA 受体脑炎目前无统一的诊断标准。对于年轻女性患者，具有特征性的临床表现，特别是伴有卵巢畸胎瘤，脑脊液和（或）血清抗 NMDA 受体抗体阳性可明确诊断。抗 NMDA 受体脑炎需与中枢神经系统感染性疾病，尤其是要与单纯疱疹病毒（HSV）性脑炎鉴别，另外还需要与代谢性脑病或原发性精神障碍，桥本氏脑病（Hashimoto 脑病）相鉴别，而脑脊液和（或）血清抗 NMDA 受体抗体阳性是最主要鉴别点，及时行抗体的检测是早期明确诊断的关键。

　　治疗及预后：对于抗 NMDA 受体脑炎患者，在发现肿瘤后尽早切除肿瘤，同时联合免疫治疗，对患者症状改善和获得最终康复是非常重要的。免疫治疗包括皮质类固醇、血浆置换、免疫球蛋白（IVIG）等。尽管该病的症状很严重，但较其他类型副肿瘤性脑炎预后好。本例患者在确立诊断后，早期即给予免疫治疗，对改善意识状况和稳定病情起到了一定的作用。但切除畸胎瘤后患者临床症状出现了戏剧性的改变，意识状况、低通气情况很快明显改善，再无癫痫发作，运动障碍很快消失，最终神经功能完全恢复。

　　Dalmau 等研究表明 75% 患者完全康复或仅遗留轻微残障，少数严重致残或死亡。伴有肿瘤并且在神经疾病出现的最初 4 个月内切除肿瘤的患者预后较好，能完全康复或仅遗留轻微残障。轻微残障或最终基本康复的患者，85% 存在额叶功能失调的表现，包括注

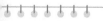
意力涣散、计划性降低、冲动和行为失控；27%有明显的睡眠障碍，包括睡眠过度和睡眠颠倒。15%的患者发生 1 ~ 3 次脑炎复发。早期肿瘤切除患者的复发率比晚些切除或无肿瘤者少见。

病例点评

对临床新发精神症状伴痫性发作、记忆减退、意识水平降低及出现通气障碍的年轻女性患者，应想到这种副肿瘤性疾病的可能，并尽快查找肿瘤及检测抗 NMDA 受体抗体。抗 NMDA 受体脑炎是一种自身免疫性的、能用血清学方法诊断的疾病，对治疗有良好反应。特别应该强调的是一旦发现肿瘤，即使良性也应尽早切除，早期切除肿瘤与临床症状的改善、是否留有后遗症是明显相关的。

参考文献

1. Dalmau J, Gleichman A J, Hughes E G, et al. Anti – NMDA – receptor encephalitis：case series and analysis of the effects of antibodies. Lancet Neurol, 2008, 7（12）：1091 – 1098.

2. Dalmau J, Tüzün E, Wu H Y, et al. Paraneoplastic anti – N – methyl – D – aspartate receptor encephalitis associated with ovarian teratoma. Ann Neurol, 2007, 61（1）：25 – 36.

3. 许春伶，赵伟秦，李继梅，等. 抗 N – 甲基 – D – 天冬氨酸受体脑炎一例. 中华神经科杂志, 2010, 43（11）：781 – 783.

4. Ances B M, Vitaliani R, Taylor R A, et al. Treatment – responsive limbic encephalitis identified by neuropil antibodies：MRI and PET correlates. Brain, 2005, 128（Pt 8）：1764 – 1777.

5. Iizuka T, Sakai F, Ide T, et al. Anti – NMDA receptor encephalitis in Japan：long – term outcome without tumor removal. Neurology, 2008, 70（7）：504 – 511.

6. Ishiura H, Matsuda S, Higashihara M, et al. Response of anti – NMDA receptor

encephalitis without tumor to immunotherapy including rituximab. Neurology, 2008, 71 (23): 1921 – 1923.

7. Vincent A, Buckley C, Schott J M, et al. Potassium channel antibody – associated encephalopathy: a potentially immunotherapy – responsive form of limbic encephalitis. Brain, 2004, 127 (Pt 3): 701 – 712.

8. Gultekin S H, Rosenfeld M R, Voltz R, et al. Paraneoplastic limbic encephalitis: neurological symptoms, immunological findings and tumour association in 50 patients. Brain, 2000, 123 (Pt 7): 1481 – 1494.

9. Seki M, Suzuki S, Iizuka T, et al. Neurological response to early removal of ovarian teratoma in anti – NMDAR encephalitis. J Neurol Neurosurg Psychiatry, 2008, 79 (3): 324 – 326.

（许春伶）

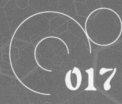

017
以快速进展的弥漫性脑萎缩为表现的抗 LGI1 抗体脑炎 1 例

📋 病例介绍

患者，男性，74 岁。主因"突发记忆力下降 2 周，加重伴定向力障碍 1 周"入院。患者入院前 2 周无明显诱因出现记忆力下降，以近记忆力下降为著，远期记忆尚可。入院前 1 周开始出现不知自己身在何处、编造没有发生过的事情的情况。无发热、头痛、肢体抽搐等。既往高血压病史和缺血性脑血管病病史。

入院查体：神清语利，记忆减退，近记忆减退明显，时间、地点定向力均差，计算力正常，理解力基本正常。脑神经检查正常，四肢肌力、肌张力正常，共济运动稳准，左侧偏身针刺觉减退，双侧腱反射对称适中，双侧巴氏征（＋）。MMSE 19 分。

辅助检查：头 MRI（2013 年 12 月 15 日）显示双侧海马 T_1 序

笔记

列低信号、T_2 序列高信号、Flair 序列高信号，海马肿胀。右基底核腔隙性脑梗死（图 17 - 1A）。脑电图示全导低至中幅慢波，未见癫痫波（图 17 - 1E）。腰椎穿刺检查示脑脊液压力 50 mmH$_2$O，WBC 0，RBC 0，蛋白 52 mg/dl，Cl$^-$ 108 mmol/L，GLU 3.37 mmol/L。脑脊液和血单纯疱疹病毒 I 型、II 型、带状疱疹病毒、巨细胞病毒 IgM 抗体为阴性，脑脊液和血抗 Hu、Yo、Ri、NMDAR、CASPR2 等抗体为阴性，血和脑脊液抗 LGI1 IgM 抗体为阳性（免疫荧光法）。

血 HIV 抗体，梅毒抗体（PRP），系统性血管炎相关抗体（ANA、ENA、ANCA、ASO 等），甲状腺相关抗体（TRAB、ATG、ATPO），肿瘤标志物检测均阴性。血 Na$^+$ 130 mmol/L。胸腹部 CT 平扫正常。胸腹部 SPECT 检查示胃部葡萄糖代谢异常，胃镜下胃黏膜活检示重度活动性慢性炎症。

诊断：综合患者认知功能障碍的临床症状、双侧颞叶病变的影像学表现、血和脑脊液中抗 LGI1 抗体为阳性，且排除病毒感染及其他抗体导致的边缘叶脑炎，本例患者抗 LGI1 抗体脑炎诊断明确。

治疗经过：于发病第 23 天给予患者静脉丙种球蛋白（IVIG）[0.4 mg/(kg·d)×5 天] 治疗，患者家属拒绝应用皮质类固醇激素、血浆置换及免疫抑制剂治疗。患者认知功能障碍较前无明显变化。2014 年 1 月 10 日治疗后复查头 MRI 示双侧海马在 Flair 序列和 T_2 序列仍为高信号，左侧为著（图 17 - 1B）。患者于发病第 33 天出现癫痫发作，表现为突发意识丧失、肢体抽搐、双眼上翻、口唇紫绀，无舌咬伤及二便失禁，持续 1 分钟左右症状自行缓解。复查脑电图未见癫痫波。给予丙戊酸钠（500 mg bid）抗癫痫治疗无效，加予苯巴比妥（0.2 g tid）治疗后患者癫痫发作仍无改善。此后患者认知功能障碍逐渐加重，发病 2 个半月后患者无法与人交流，无法配合认知量表测评，生活无法自理。复查脑脊液抗 LGI1 抗体仍为阳性。于发病第 94 天、第 122 天分别再次应用 IVIG 治疗 [0.4 mg/(kg·d)×5 d]，但患者的认知功能障碍及癫痫发作均无改善。复查头 MRI 示双侧海马异常高信号部分缓解，颞叶内侧脑萎缩明显，环池、侧脑室颞角扩大（图 17-1C、图 17-1D）。复查脑电图示生理波频率较前减慢（图 17-1F）。随访半年时间，患者预后差，仍有认知障碍和癫痫发作，生活不能自理，改良 Rankin 评分（modified Rankin Scale，mRS）5 分。

本例患者在发病后 4 个月内，头 MRI 可见快速进展的广泛脑萎缩，累及额叶、颞叶、顶叶、脑干、小脑，以颞叶内侧萎缩为著，枕叶未见萎缩。表现为脑沟增宽，脑回变窄。同时伴双侧侧脑室、第三脑室、第四脑室、环池、外侧裂扩大（图 17-2）。

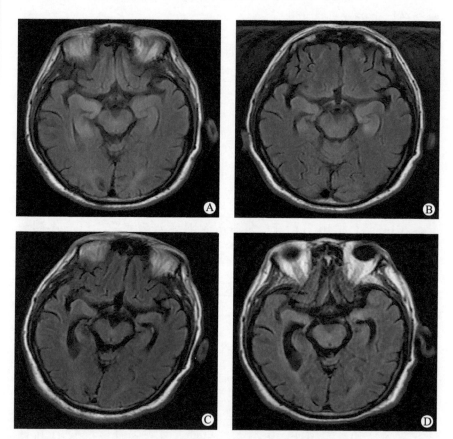

 笔记

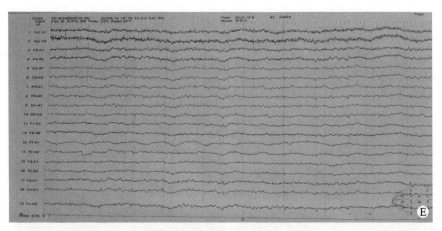

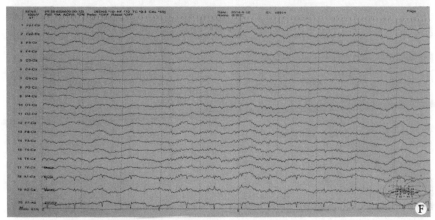

注：A 为 2013 年 12 月 15 日拍摄头 MRI：双侧海马 Flair 相高信号，海马肿胀；B 为 2014 年 1 月 10 日拍摄头 MRI：双侧海马 Flair 相高信号，左侧为著；C 为 2014 年 3 月 21 日拍摄头 MRI：双侧海马 Flair 相高信号较前减轻部分缓解；D 为 2014 年 4 月 15 日拍摄头 MRI：颞叶内侧脑萎缩明显，环池、侧脑室颞角扩大；E 为 2013 年 12 月 9 日拍摄脑电图，全导低至中幅慢波；F 为 2014 年 4 月 10 日拍摄脑电图，生理波频率较前减慢

图 17 - 1　患者不同影像学检查结果

病例分析

抗电压门控钾离子通道（voltage - gated potassium channel，VGKC）复合抗体脑炎是以癫痫发作、行为异常、记忆障碍为特征的边缘叶脑炎。目前把富亮氨酸胶质瘤失活蛋白 1（leucine - rich

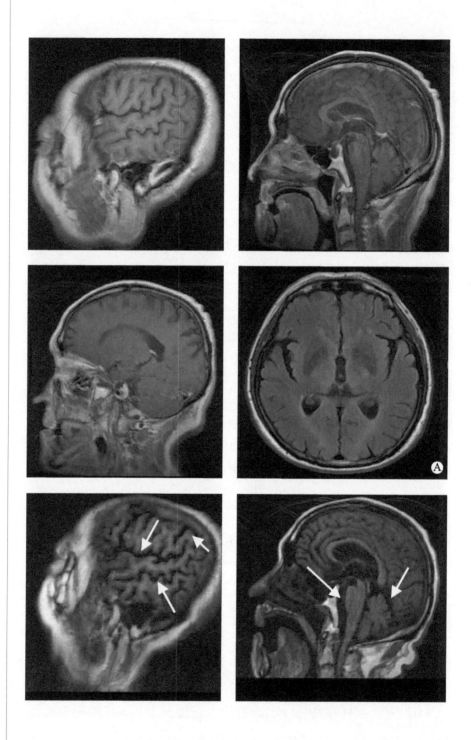

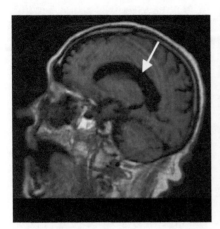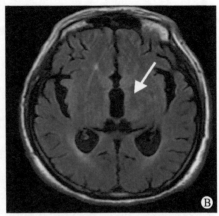

图 17 −2　A 为 2013 年 12 月 15 日拍摄头 MRI 的 Flair 序列；
B 为 2014 年 4 月 15 日拍摄头 MRI 的 Flair 序列。箭头所指为
额叶、颞叶、顶叶、脑干、小脑脑萎缩及侧脑室、
第三脑室、外侧裂扩大

glioma – inactivated protein 1，LGI1）、接触蛋白相关蛋白 2
（contactin associated protein – like 2，CASPR2）和少数接触蛋白 – 2
（contactin – 2）归为抗 VGKC 复合抗体的特异性靶抗原。其中 LGI1
和 CASPR2 是抗 VGKC 复合抗体最相关的抗原，而绝大多数边缘叶
脑炎和颞叶癫痫患者的抗体是抗 LGI1 抗体。LGI1 抗体脑炎与其他
边缘叶脑炎的显著不同之处在于面臂肌张力障碍发作（faciobrachial
dystonic seizures，FBDS），低钠血症，与肿瘤相关性小，对免疫治
疗反应良好。LGI1 抗体脑炎病灶通常局限于颞叶内侧区域，导致
记忆障碍和癫痫发作。典型的脑 MRI 改变显示颞叶内侧 Flair 序列
和 T_2 序列的异常高信号，经免疫治疗后异常高信号部分或可完全
缓解，伴海马不同程度的萎缩。抗 LGI1 抗体脑炎患者继发弥漫性
脑萎缩的报道少见。

　　本患发病初期头 MRI 示双侧海马 T_1 序列低信号、T_2 序列高信
号、Flair 序列高信号，海马肿胀，与典型的抗 LGI1 抗体脑炎的影
像学特征相符。发病 4 个月后头 MRI 显示双侧海马异常高信号部分

缓解，伴海马明显萎缩。同时出现快速进展的额叶、颞叶、顶叶、脑干、小脑弥漫性萎缩，伴双侧侧脑室、第三脑室、第四脑室、环池、外侧裂扩大。与以往报道不同之处是，本患发病后的脑萎缩累及范围广泛，除颞叶内侧外，还累及大脑皮层、脑干、小脑，且进展迅速。本例患者发生的弥漫性脑萎缩快速进展，单纯用生理性衰老不能解释，结合患者发病后未合并脑血管病、脑肿瘤、脑积水等可能导致脑萎缩的疾病，考虑弥漫性脑萎缩继发于抗 LGI1 抗体脑炎可能性大。根据其认知功能障碍、癫痫发作等临床表现进行性加重，脑电图及影像学异常无改善，脑脊液抗 LGI1 抗体持续阳性，提示致病性抗体介导的异常免疫反应对患者的脑部损害持续存在，推测可能是其脑萎缩快速进展的病因之一。

📋 病例点评

　　LGI1 抗体脑炎患者的一线免疫治疗包括高剂量的皮质类固醇、IVIG 和血浆置换，对病情复发的患者可增加利妥昔单抗和环磷酰胺。治疗 LGI1 相关脑炎患者可参考两种途径：应用一种一线免疫治疗，当患者复发或治疗效果不满意时增加另一种治疗；初始应用联合治疗。皮质类固醇单一治疗通常显示良好的反应，没有或遗留轻微后遗症。LGI1 抗体脑炎的癫痫发作对抗癫痫药物反应有限，单独应用抗癫痫药物不能完全控制癫痫发作，但对免疫治疗，如皮质类固醇、血浆置换和 IVIG 的反应良好，提示免疫介导癫痫。本患认知障碍、癫痫发作等临床症状进行性加重，对 IVIG 反应差，如家属同意积极应用免疫抑制治疗，如皮质类固醇，可能会改善患者的预后和阻止弥漫性脑萎缩的快速进展。

参考文献

1. Shin Y W, Lee S T, Shin JW, et al. VGKC – complex/LGI1 – antibody encephalitis：clinical manifestations and response to immunotherapy. J Neuroimmunol, 2013, 265（1 – 2）：75 – 81.

2. Irani S R, Alexander S, Waters P, et al. Antibodies to Kv1 potassium channel – complex proteins leucine – rich, glioma inactivated 1 protein and contactin – associated protein – 2 in limbic encephalitis, Morvan's syndrome and acquired neuromyotonia. Brain, 2010, 133（9）：2734 – 2748.

3. Chan D, Henley S M, Rossor M N, et al. Extensive and temporally ungraded retrograde amnesia in encephalitis associated with antibodies to voltage – gated potassium channels. Arch Neurol, 2007, 64（3）：404 – 410.

4. Lancaster E, Martinez – Hernandez E, Dalmau J. Encephalitis and antibodies to synaptic and neuronal cell surface proteins. Neurology, 2011, 77（2）：179 – 189.

5. Irani S R, Buckley C, Vincent A, et al. Immunotherapy – responsive seizure – like episodes with potassium channel antibodies. Neurology, 2008, 71（20）：1647 – 1648.

（郭芳）

病例介绍

患者，男性，80 岁。主因"间断四肢抽搐伴意识丧失 2 月余"入院。

患者 2 月余前无明显诱因于夜间如厕时突发四肢抽搐、意识丧失、呼之不应，伴牙关紧闭及大小便失禁，持续约 5 分钟后自行缓解，类似症状频繁发作 14 次，外院头颅核磁示脑白质脱髓鞘改变，脑萎缩，未给予特殊治疗。病程中无头痛、发热、精神行为异常等，再次发作后以"癫痫原因待查"收入我院进一步诊治。患者既往慢性阻塞性肺疾病病史。否认高血压、糖尿病、外伤史。个人史、婚育史、家族史无特殊。

体格检查：双侧血压 130/90 mmHg，嗜睡，呼之可应，可简单回答姓名、住址等。面纹对称，口角无歪斜，伸舌居中。四肢肌力Ⅴ级，肌张力正常，双侧指鼻试验、跟膝胫试验稳准。面部及肢体针刺觉正常，双侧腱反射对称存在，Babinski 征、Pussep 征阴性。心律齐，各瓣膜听诊区未闻及病理性杂音，双肺呼吸音粗，未闻及干湿啰音。腹软，双下肢不肿。

辅助检查：血常规、尿常规、便常规、血生化及凝血化验未见异常。风湿免疫系列、甲状腺系列未见异常，肿瘤标志物（癌抗原199、癌抗原125、甲胎蛋白、癌胚抗原、总前列腺特异性抗原、游离前列腺特异性抗原）均在正常范围内。脑电图为发作脑电图，背景明显节律失调，右半球可见中幅棘慢波及尖波。全身 PET - CT 显示左侧颞叶皮层放射性摄取轻度减低（14%）；右侧肺脏中、下叶多发片状高密度影，葡萄糖代谢轻度增高，考虑良性病变可能性大，右侧肺门及纵隔内肿大淋巴结，右侧胸腔积液；肝脏右叶钙化灶。头颅核磁可见右侧海马 T_2 Flair 呈高信号，病灶未见明确强化（图 18 - 1）。腰椎穿刺检查：无色透明脑脊液，压力 70 mmH$_2$O，脑脊液常规未见明确异常，脑脊液生化：Na$^+$ 133.8 mmol/L，Cl$^-$ 104 mmool/L，余正常范围，涂片找各种细菌、真菌无阳性发现。血清及脑脊液 GABAB 受体均呈阳性。

诊断：自身免疫性脑炎，抗 GABAB 受体脑炎，继发性癫痫。治疗上给予静脉滴注免疫球蛋白，口服左乙拉西坦，静脉滴注甘露醇等对症支持治疗后出院。随访 1 年，未再发作癫痫。

病例分析

抗 γ-氨基丁酸 B（Gamma - aminobutyric acid B，GABAB）受体脑炎，作为神经元表面抗体相关自身免疫性脑炎的一种，2010 年

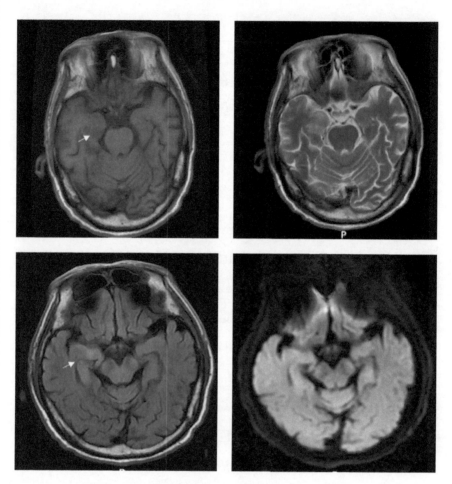

图 18 –1　头颅核磁可见右侧海马 T_2 Flair 呈高信号

被首次报道。该病发病无性别差异，多好发于成人。典型的临床表现为：癫痫发作、认知功能减退、精神行为异常等，约50%的患者伴有恶性肿瘤，以小细胞肺癌最多见。约66%的患者头颅核磁 Flair 序列可检测到颞叶异常高信号，且随着病情的好转，异常信号可消失。诊断依靠典型的临床表现、抗 GABAB 受体的发现。血清中抗 GABAB 受体水平较低，推荐血及脑脊液同时检测。随着病情的好转，血及脑脊液的抗 GABAB 受体可以转为阴性。

本患者为老年男性，亚急性起病，主要表现为反复癫痫、全面强直阵挛发作，头颅核磁示右侧海马异常信号，脑脊液及血清抗

笔记

GABAB 受体 IgG 抗体阳性，符合该病诊断，本患者未发现肺部恶性肿瘤。给予免疫治疗后，癫痫发作基本缓解。对于拟诊该病的患者需定期随访、检测肿瘤标志物、胸部 CT、PET 等检查。一旦患者血液或脑脊液检测到 GABAB 受体抗体后即进行免疫治疗，对于癫痫及精神症状的改善均有良好效果。

病例点评

GABAB 受体是一种神经元表面表达的抑制性受体，是中枢神经系统主要的抑制性递质，在控制神经元兴奋性方面发挥重要作用。GABAB 受体主要在海马、颞叶等部位表达，与抗体结合损伤相应部位功能，与癫痫、记忆障碍等发生密切相关。抗 GABAB 受体脑炎的临床表现类似于其他边缘叶脑炎的癫痫发作、精神症状、记忆力减退等，影像学也无特异表现。但抗 GABAB 受体脑炎也有自己的特点，如不同于抗 NMDA 脑炎的女性患者多见，刻板动作、精神症状突出及中枢性低通气综合征的发生率较高；也不同于抗 LGI1 相关脑炎，以快速进展的痴呆，幻听、幻视等精神症状及顽固的低钠血症为特异性表现。抗 GABAB 受体脑炎以成年人起病，平均年龄为 50～60 岁，临床特点为以抽搐起病，表现为强直阵挛发作，且多表现为顽固性癫痫持续状态，应用常规抗癫痫药物效果欠佳，而对于免疫治疗效果明显，抗 GABAB 受体脑炎与恶性肿瘤，尤其是小细胞肺癌密切相关。临床诊断该病的患者即使没有发现肿瘤，也应定期随访。

对于新发癫痫、精神行为异常的患者，尤其是老年患者需考虑到该病的可能，抗 GABAB 受体脑炎与恶性肿瘤密切相关，需完善全身检查，早期免疫治疗效果好。

111

参考文献

Lancaster E，Lai M，Peng X，et al. Antibodies to the GABA（B）receptor in limbic encephalitis with seizures：case series and characterisation of the antigen. Lancet Neurol，2010，9（1）：67 – 76.

（孙金梅）

019

抗 Amphiphysin 抗体阳性副肿瘤性小脑变性 1 例

病例介绍

　　患者，男性，55 岁。主因"行走不稳 10 天，头晕 5 天"于 2011 年 7 月 24 日入院。患者入院前 10 天无明显诱因出现走路不稳及写字时执笔不稳，入院前 6 天突发头晕、恶心、呕吐、视物旋转及视物成双，持续约 10 分钟。此后在卧位坐起时出现头晕，行走不稳亦有逐渐加重。头颅 MRI 未见明显异常，对症治疗未见明显好转。既往 6 个月前曾行食管癌切除术，病理诊断为食管中段原位癌。

　　查体：血压 180/100 mmHg（卧位），160/80 mmHg（立位）；心率 68 次/分（卧位），79 次/分（立位）；双眼左视时见不持续水平及顺时针旋转性眼震；双侧指鼻及跟膝胫试验欠稳准，右侧明

113

显，宽基底步态；Romberg 征睁、闭眼均不稳，无其他阳性体征。

实验室检查：NSE 56 ng/ml，CA199、CA125、PSA、CEA 及 AFP 均为阴性。ANA 1∶160（升高），ESR、免疫球蛋白 + 补体、ANCA、ENA 抗体谱均为阴性。腰穿压力 125 mmH$_2$O，脑脊液 WBC 0，蛋白 0.55 g/L，血及脑脊液抗 CV$_2$、PNMA$_2$、Hu、Yo、Ri 抗体均阴性。血清抗 Amphiphysin 抗体阳性，脑脊液抗 Amphiphysin 抗体弱阳性。

胸部 CT：食管癌术后状态，左侧胸腔胃。右肺上叶支气管内结节，纵隔及两肺门增大淋巴结，转移可能。

支气管镜检查（图 19 - 1）：右上叶支气管开口见一结节样新生物。支气管镜刷片及活检组织病理结果（图 19 - 2）均回报：小细胞肺癌（small - cell lung cancer，SCLC）。

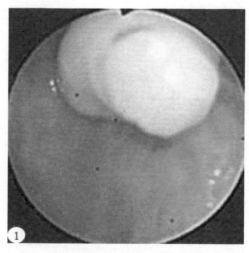

图 19 - 1 患者支气管镜结果：右上叶支气管开口结节样新生物

诊断：副肿瘤性小脑变性；小细胞肺癌；食管癌术后。

患者转当地医院肿瘤科接受 EP 方案化疗治疗。1 个月后随访，患者头晕症状完全消失，仅遗留轻度行走不稳。

笔记

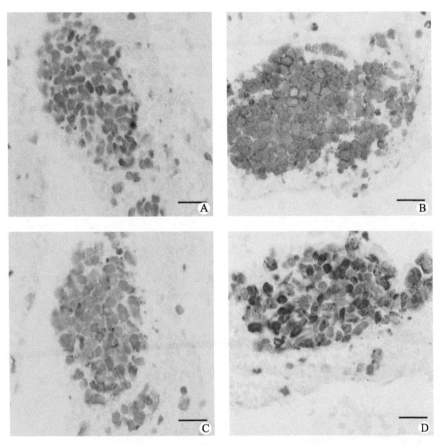

注：A 为 CgA 弱阳性（×1000）；B 为 Sny 阳性（×1000）；C 为 TTF1 阳性（×1000）；D 为 Ki-67 标记指数＞20%（×1000）

图 19-2 支气管镜活检免疫组化染色

病例分析

　　副肿瘤综合征（paraneoplastic neurological syndromes，PNS）是肿瘤抗原和神经系统表达的蛋白发生交叉免疫反应所致，主要见于 SCLC、乳腺癌、卵巢癌等恶性肿瘤。因神经系统症状多出现在肿瘤发现之前，所以对于 PNS 的早期诊断较为困难。近年来，检测针对肿瘤细胞与宿主神经元共同交叉抗原的特异性神经元抗体，为有效地诊断 PNS 提供了依据，对临床查找原发肿瘤也有一定的指导意义。1993 年，Folli 首次报道在 3 例乳腺癌伴僵人综合征（stiff person syndrome，SPS）患者血清及脑脊液中发现抗 Amphiphysin 抗体。目前关于抗 Amphiphysin 抗体的报道较少，现有的研究显示抗 Amphiphysin 抗体主要见于乳腺癌、SCLC、卵巢癌及霍奇金淋巴瘤。临床症状多表现为僵人综合征，也可表现为脑脊髓炎、Lambert - Eaton 综合征及亚急性感觉神经病等。本患临床表现为典型的小脑性共济失调，影像学未有阳性发现，可除外脑梗死、占位等病因。进一步检查发现血清抗 Amphiphysin 抗体为阳性，脑脊液抗 Amphiphysin 抗体为弱阳性，提示副肿瘤性小脑变性。但患者食管原位癌已手术切除，未见复发，小脑性共济失调在术后半年出现，难以解释。对患者进行肿瘤筛查，胸部 CT 提示支气管结节，经进一步支气管镜病理检查，最后确诊为 SCLC。

病例点评

本病例抗 Amphiphysin 抗体阳性为诊断副肿瘤性小脑变性和发现 SCLC 起到了重要的作用，也提示对于可疑 PNS 的患者应该完善该项抗体检测。有研究显示，抗 Amphiphysin 抗体阳性的 PNS 并无特异的的临床类型，本例表现为副肿瘤性小脑变性的 SCLC，国内尚未见报道，故提供以增加对该病的认识。

参考文献

1. Fukuda T G, do Rosário M S, Branco R C C, et al. Multiple paraneoplastic antibodies（anti - SOX1, anti - Hu, and anti - Amphiphysin）detected in a patient with limbic encephalitis and small cell lung cancer. Neurol India, 2017, 65（5）: 1127 - 1128.

笔记

2. Sarva H，Deik A，Ullah A，et al. Clinical Spectrum of Stiff Person Syndrome：A Review of Recent Reports. Tremor Other Hyperkinet Mov（N Y），2016，6：340.

3. Werner C，Pauli M，Doose S，et al. Human autoantibodies to amphiphysin induce defective presynaptic vesicle dynamics and composition. Brain，2016，139（Pt 2）：365－379.

（韩春玉　谢琰臣　张春玲　李继梅　赵伟秦　王佳伟）

020

抗 Amphiphysin 抗体相关
副肿瘤神经综合征 1 例

📋 病例介绍

　　患者，男性，40 岁。主因"头晕伴视物成双 9 个月"入院。患者 9 个月前无明显诱因出现头晕、视物成双，自诉睁眼时即感头晕，不伴视物旋转，无恶心、呕吐及耳鸣，闭眼时头晕可缓解。同事及家属发现患者较前反应迟钝、记忆力差、易怒，同时伴言语缓慢，偶有词不达意、饮水呛咳。8 个月前曾有一过性"感冒"发热。自诉近半年性功能减退，大便控制较前差，偶有失禁。无肢体活动障碍，小便正常。半年前就诊于当地医院，查头颅核磁示脑室略扩大，颈椎核磁示颈 3 ~ 颈 7 椎间盘突出，未予以治疗。3 个月前患者头晕视物成双症状较前进一步加重，遂就诊于另一家医院，行脑干薄层 MRI 平扫未见明显异常，未予以特殊治疗。现为进一步明确

笔记

诊治收入我科。既往高血压病史半年，血压最高200/120 mmHg，服用非洛地平缓释片降压治疗，自诉血压控制尚可；近期发现血糖偏高，具体不详；否认疫区疫水接触史，否认放射性物质及毒物接触史。吸烟20余年，平均每日10支，饮酒20余年，平均每日3两白酒。否认家族遗传病史及肿瘤病史。

入院查体： BP 128/75 mmHg，神清，言语缓慢，发音含混，近记忆力轻度减退，定向力、计算力、理解力大致可，双瞳孔等大、等圆，直径2.5 mm，直、间接对光反应存在，双眼外展不充分，右眼上视及双眼下视不充分，左右视均可见粗大水平眼震，侧视时出现复视。双额纹、鼻唇沟对称，示齿不偏，伸舌居中，双耳听力粗测正常，双软腭抬举可，悬雍垂居中，咽反射存在。四肢肌力Ⅴ级，肌张力正常，双侧腱反射对称存在。双侧指鼻试验、跟膝胫试验尚稳准，双手精细动作略笨拙，左足踏步试验笨拙，双侧病理征阴性。面部及肢体针刺觉正常。脑膜刺激征（-）。洼田试验1级。双侧颈动脉未闻及血管杂音。MMSE 29分，MoCA 24分（文化程度：大专）。

辅助检查： 血常规、尿常规、便常规正常。血生化:LA 3.28 mmol/L，UA 565.3 μmol/L，CHOL 5.43 mmol/L，TG 2.58 mmol/L，HDL - C 0.88 mmol/L，LDL - C 3.22 mmol/L。TnT + BNP正常。DIC：Fbg 0.97 g/L。血清同型半胱氨酸，甲状腺系列 + TG + TM，贫血系列（血清铁蛋白、叶酸、维生素 B_{12}），肿瘤标志物，糖化血红蛋白，艾梅乙丙感染项目，ANA，ENA，抗链"O"，CRP，类风湿因子，免疫球蛋白和补体等均未见异常。血风疹病毒IgG抗体、单纯疱疹病毒1型IgG抗体（+）。血副肿瘤相关抗体示抗Amphiphysin抗体阳性（++）。腰椎穿刺：脑脊液压力为110 mmH₂O，脑脊液常规正常，脑脊液生化示脑脊液UCFP 57.46 mg/dl，脑脊液病原学及病毒抗体检查均为阴性，脑脊液细胞学查见少量淋巴细胞，未见肿瘤细胞。脑脊液副肿瘤相关抗体阴性。寄生虫相关抗体检查均阴性。头颅核磁平扫＋增强：头颅 MR 平扫及增强扫描未见明显异常。颈椎核磁平扫＋增强：颈椎 3 ~ 颈 4，颈 4 ~ 颈 5，颈 5 ~ 颈 6，颈 6 ~ 颈 7 椎间盘突出；颈椎反弓；颈椎退行性改变。颈部血管超声示右侧锁骨下动脉起始处斑块形成，双侧颈动脉内中膜增厚伴左侧斑块形成。TCD 示颈内动脉系统、椎 – 基底动脉系统血流大致正常，颈部动脉血流大致正常。头颅 CTA 示右侧锁骨下动脉起始处混合斑块，局部管腔轻微狭窄，其远端管腔局部增宽；双侧颈内动脉虹吸部多发钙化斑块，局部管腔轻微狭窄；右侧大脑后动脉 P2 段局部管腔轻微狭窄。脑电图正常范围。胸部 CT 示右肺多发结节；右肺下叶索条，考虑慢性炎症可能。腹部 B 超示脂肪肝，左肾囊肿。PET – CT 示右肺多发小结节影，未见 FDG 代谢异常增高。四肢神经传导速度正常。脑干听觉诱发电位（brainstem auditory evoked potential, BAEP）示右侧波 I 图形分化不清，双侧波 III 潜伏期延长。体感诱发电位 SEPl、SEPa 均属正常范围。视觉诱发电位 VEP 示双眼 P100 潜伏期轻度延长，P100 振幅轻度下降，双眼视通路传导轻度障碍。

临床诊断：副肿瘤神经综合征。

治疗经过：给予丙种球蛋白冲击治疗，0.4 g/（kg·d），连续 5 天，患者症状明显好转出院。嘱定期复查肿瘤标志物、胸部 CT 等检查，密切随访肿瘤情况。

病例分析

患者为中年男性，慢性病程，神经系统检查提示包括脑干、边缘系统、锥体外系统和自主神经系统等多个部位和系统受累，血抗

Amphiphysin 抗体阳性，无其他理化检查特殊发现；经相关检查未发现明确肿瘤病灶，符合 Graus 等提出的 PNS 确诊诊断标准之一：有典型或非典型 PNS 临床症状并可检测到特征性抗体，但未发现肿瘤。诊断抗 Amphiphysin 抗体相关副肿瘤神经综合征诊断成立。

1993 年，De Camilli 等首次报道了 3 例血清抗 Amphiphysin 抗体阳性的乳腺癌伴副肿瘤僵人综合征；1996 年 Dropcho 报道了 3 例抗 amphiphysin 抗体阳性的 SCLC 伴副肿瘤脑脊髓炎的病例；2016 年，国内乔雷等对抗 Amphiphysin 抗体相关副肿瘤神经综合征患者进行了深入研究报道。

抗 Amphiphysin 抗体与抗 Hu、Yo、Ri、Ma2、CV2/CRMP5 抗体均为特征性的副肿瘤神经抗体。Amphiphysin 是一种细胞内突触抗原，定位于突触前膜末端，参与囊泡经过胞外分泌神经递质后的内吞过程。在与突触囊泡融合和再摄取过程中，Amphiphysin 抗原表位可以暴露于抗体，抗体的破坏作用使得突触囊泡内吞作用减弱使可循环的泡池减少，因此减弱突触前 GABA 能神经元的抑制作用。Amphiphysin 突触囊泡蛋白和 GABA 能神经元的广泛分布导致多种神经系统症状，抗 Amphiphysin 抗体的被动转移可以导致动物僵硬、肌肉痉挛和行为改变，提示抗体的致病性。尸检病理研究显示：抗 Amphiphysin 抗体阳性患者在脑干、脊髓和背根神经节可见 CD8$^+$T 淋巴细胞浸润，提示可能存在体液免疫与细胞免疫机制的共同作用。

临床上 PNS 累及部位广泛，可影响神经系统任何部位，包括大脑皮层、边缘系统、脑干、小脑、颅神经、视网膜、脊髓、周围神经、神经肌肉接头、肌肉、锥体外系、自主神经。一般认为，僵人综合征是抗 Amphiphysin 抗体相关神经综合征特异性表现，非常罕见且多见于女性，常伴发乳腺癌；其他抗 Amphiphysin 抗体相关神经综合征主要为边缘系统脑炎、周围神经病、亚急性小脑变性、脑干脑炎、斜视性眼阵挛、自主神经障碍、肌阵挛。本患者临床表现主要为边缘系统脑炎症状和体征，但同时存在脑神经受累（复视、眼球运动不充分，BAEPⅢ波异常）等脑干脑炎的表现及斜视性眼阵挛。

2004 年 Graus 等提出 PNS 的新诊断标准：

（1）确诊诊断标准：①出现典型 PNS 临床症状，并且在症状出现 5 年内发现肿瘤。②在出现神经系统症状后 5 年内发现肿瘤，并伴有不典型 PNS 临床症状，同时检测到神经元抗体（特征性或非特征性）。③在进行抗肿瘤治疗后，不典型的 PNS 症状可以明显缓解或消失，但首先要排除症状自发缓解的情况。④有典型或非典型 PNS 临床症状并可检测到特征性抗体，但未发现肿瘤。

（2）疑似诊断标准：①有典型 PNS 临床症状，未发现抗神经元抗体及肿瘤，但高度怀疑伴有肿瘤。②有典型或非典型 PNS 临床症状，并可检测到部分特征性抗体，但未发现肿瘤。③有非典型 PNS 临床症状，并在 2 年内发现肿瘤，但未检测到抗神经元抗体。

本患者符合确诊标准的第 4 条：有典型或非典型 PNS 临床症状并可检测到特征性抗体，但未发现肿瘤。因此，确诊为抗 Amphiphysin 抗体相关副肿瘤神经综合征。

对于抗 Amphiphysin 抗体阳性患者，应该进行全面的肿瘤筛查，如果肿瘤为阴性，也应进行长期随访；部分抗 Amphiphysin 抗体阳性的病例经长期随访仍未见肿瘤，因此也存在非副肿瘤性的抗 Amphiphysin 抗体相关神经综合征；无论神经系统症状出现的时间长短，都建议进行肿瘤治疗的同时给予免疫治疗，免疫球蛋白和激素是副肿瘤神经综合征最广泛使用的一线免疫治疗药物。本例患者经免疫球蛋白治疗后症状好转，应继续随访观察症状是否反复，并密切关注肿瘤情况。但后续在发现肿瘤之前是否需要使用免疫抑制剂，目前无统一标准。

病例点评

　　本例患者为中年男性，慢性病程，逐渐进展，主要临床表现为脑干、边缘系统、锥体外系、自主神经系统等多部位和系统受累，头颅核磁等检查未见明显异常，诊断一度陷入困境，血副肿瘤相关抗体提示抗 Amphiphysin 抗体阳性使我们豁然开朗，将诊断聚焦于PNS；中年以上起病，亚急性进展病程，部分为急性、慢性进展或复发缓解病程，神经系统多部位受损，症状体征难以用单一疾病解释，应考虑 PNS；其症状体征可发生在肿瘤发生之前、同时或之后。本患者经 PET－CT 等检查未发现明确肿瘤病灶，给予免疫球蛋白冲击治疗后临床症状有所好转，应长期密切随访监测肿瘤情况。

参考文献

1. 乔雷，关鸿志，任海涛，等．抗 amphiphysin 抗体相关副肿瘤神经综合征临床研究．中华神经科志，2016，49（10）：769－774．

2. 姜海伟，胡晴，鄢艳红，等．神经系统副肿瘤综合征诊断及免疫治疗研究进展．神经损伤与功能重建，2017，12（3）：240－242．

3. Paul N L, Kleinig T J. Therapy of paraneoplastic disorders of the CNS. Expert Rev Neurother, 2015, 15 (2)：187－193.

4. Moon J, Lee S T, Shin J W, et al. Non－stiff anti－amphiphysin syndrome：clinical manifestations and outcome after immunotherapy. J Neuroimmunol, 2014, 274（1－2）：209－214.

（杨伊姝　张拥波　绳芝）

021
以不安腿综合征为主要
表现的脑桥梗死 1 例

🩺 病例介绍

　　患者，女性，59 岁。主因"右侧腿部酸痛伴右侧肢体无力 3 天"入院。患者入院前 3 天突发右腿酸痛，活动后可缓解，主要在夜间发作，影响睡眠，每次发作持续约 3 小时，伴右侧肢体轻度力弱。查体：神清，语利。右侧鼻唇沟浅，伸舌右偏。右侧肢体肌力 Ⅴ⁻级，右侧 Babinski(+)，余神经系统查体未见明显异常。心律齐，未闻及病理性杂音，双肺呼吸音清，未闻及干湿性啰音，腹软，无压痛、反跳痛，双下肢无水肿或皮疹。患者既往高血压病史，否认糖尿病，否认腰椎间盘突出病史等；个人史及家族史无特殊，否认运动障碍或周期性肢动家族史。

　　辅助检查：脑电图、周围神经传导速度、体感诱发电位均正常，甲状腺系列、甲状旁腺激素水平、血糖、尿素氮、肌酐等均正常，血红蛋白、血清铁蛋白、血维生素 B_{12} 和叶酸等水平均正常，双下肢动静脉超声显示血流通畅。头 MRI 结果显示：脑白质脱髓鞘改变，脑桥偏左侧腔隙性脑梗死（亚急性期)(图 21 – 1)。

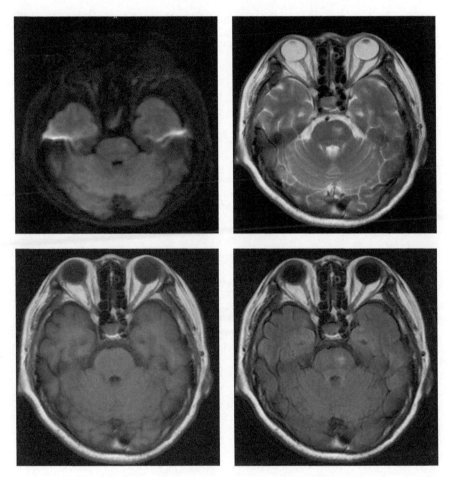

图 21 – 1　头 MRI 示脑桥偏左侧腔隙性脑梗死
（亚急性期），脑白质脱髓鞘改变

初步诊断：左侧脑桥梗死。

治疗：口服拜阿司匹林 100 mg qd、阿托伐他汀钙 20 mg qd、丁苯酞软胶囊 0.2 粒 tid 等治疗后，右侧肢体力弱症状基本痊愈，但夜间腿部不适感觉持续存在，严重影响睡眠，需要经常走动以缓

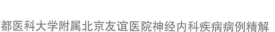
解。根据不安腿综合征（restless legs syndrome，RLS）2014 诊断标准，符合 RLS 的 4 项主要特征。患者发作时无肌肉痉挛，不影响走动和活动，故不存在诊断标准第 5 条中列出的排除疾病，如痛性肌肉痉挛、坐骨神经痛、糖尿病性周围神经痛、下肢静脉血栓或动脉狭窄、静坐不能、关节炎等。综合考虑，患者存在脑桥梗死后继发 RLS。给予口服吡贝地尔 50 mg QN 治疗，症状明显缓解。2 个月后，症状消失，停药。随访 2 年，未再发作。

病例分析

RLS 又称 Willis - Ekbom 综合征，是一种感觉运动障碍性疾病，其主要临床表现为夜间睡眠时，双下肢出现极度的不适感，可表现为酸、麻、胀痛、瘙痒、蚁走感等，但经常是难以描述的不适感，迫使患者不停地按摩、活动下肢或走动，以部分或完全缓解症状，严重影响睡眠。本病最早由英国医生 Wills 提出（1685 年），其后（1945 年）由 Ekbom 医生做了系统总结，第一次全面描述，故又称为 Willis - Ekbom 综合征或 Ekbom 综合征。国外的流行病学资料表明，原发性 RLS 患病率为总人口的 4% ~ 29%，我国的患病率为 0.7% ~ 7.0%。50% 以上的原发性 RLS 有家族史。该病见于各年龄段，但中老年人患病率明显更高，男∶女比例为 1∶2。

RLS 的诊断主要依靠临床表现，2014 年由国际 RLS 协作组发布的诊断标准为：①活动双下肢的强烈愿望，常伴随着双下肢不适感，或不适感导致了活动欲望。②强烈的活动欲望，以及任何伴随的不适感，休息或不活动（如患者处于卧位或坐位）时出现或加重。③活动（如走动或伸展腿）过程中，强烈的活动欲望和伴随的不适感可得到部分或完全缓解。④强烈的活动欲望和伴随的不适感于傍晚或夜间加重，或仅出现在傍晚或夜间。⑤以上这些临床表现不能单纯由另一个疾病或现象解释，如肌肉疼痛、静脉瘀滞、下肢水肿、关节炎、下肢痉挛、体位不适、习惯性足部拍打。

继发性 RLS 与多种疾病相关，研究显示，可导致继发性 RLS 的疾病很多，最多见的包括缺铁性贫血、尿毒症、妊娠、帕金森病、脑血管病、多发性硬化、周围神经病等。其中，脑血管病继发 RLS 越来越受到关注。文献报道，卒中继发 RLS 的患病率为 5% ~ 12%，病灶所处位置与 RLS 的患病率相关，RLS 相关的好发部位包括放射冠和半卵圆中心在内的皮质下白质部分、脑桥、基底核区等。该患者临床表现符合前 4 条诊断标准，不存在第 5 条中所列疾病表现，故 RLS 诊断明确。患者既往无间断发作 RLS 既往史，家族中亦无类似患者，不考虑原发性 RLS；而且，其 RLS 症状突然出现，头部 MRI 显示脑桥左侧亚急性新发梗死灶，给予相应治疗后症状很快消失，故考虑为脑桥梗死继发 RLS。

RLS 的治疗方式有：

（1）非药物治疗：①去除各种继发性 RLS 的病因。②停用可诱发 RLS 的药物或食物如多巴胺能阻滞剂、止吐药等。③培养健康的睡眠作息。④睡前洗热水澡、肢体按摩。⑤适度活动。

（2）药物治疗：多巴胺能受体激动剂包括盐酸普拉克索、盐酸罗匹尼罗等为不安腿综合征一线治疗药物，应滴定给药。其他可选用的治疗药物还包括复方左旋多巴制剂、卡马西平、普瑞巴林、阿片类药物等。

病例点评

RLS 是一种常见的神经系统感觉运动障碍性疾病，该病可严重影响患者的睡眠、显著降低其生活质量。虽然大多数 RLS 为原发性，但也有不少患者为继发性 RLS，应结合患者年龄等情况考虑诊断 RLS，明确排查能引起 RLS 的相关疾病，如脑血管病、缺铁性贫血等。研究证实某些特定部位的脑梗死会有 RLS 的临床表现，其中 30.3% 合并 RLS 患者的缺血部位位于基底节和放射冠区，20% 位于脑干，12.5% 位于内囊，14.3% 位于丘脑。RLS 的治疗药物首选多巴受体激动剂普拉克索或罗匹尼罗，吡贝地尔用于治疗 RLS 的临床研究证据不多，临床中我们给予患者吡贝地尔治疗亦取得了较好的疗效，用量为每日 25～150 mg。临床中，如出现脑梗死后肢体不适或抽动，影响睡眠者，应注意鉴别脑梗死后继发 RLS。

参考文献

1. 中华医学会神经病学分会帕金森病及运动障碍学组．不宁腿综合征的诊断标准和治疗指南．中华神经科杂志，2009，42（10）：709－711．

2. Tuo H，Tian Z，Ma X，et al. Clinical and radiological characteristics of restless legs syndrome following acute lacunar infarction. Sleep Med，2019，53：81－87.

（脱厚珍　高婷）

022

Percheron 动脉闭塞致双侧丘脑腹内侧综合征 1 例

病例介绍

患者，男性，44 岁。主因"突发意识障碍 2 天"收入院。2 天前早晨 6 时 30 分，家属发现患者无法被唤醒，由"120"送来我院急诊（8 点 30 分）。急诊查体：血压 130/80 mmHg，浅昏迷，压眶有躲避，双瞳孔等大、等圆，直径 3 mm，光反应存在。血常规、血糖、电解质、血气分析均正常，头颅 CT 未见明显异常。给予阿司匹林、改善循环等治疗。2 小时后患者可被唤醒，诉头晕。否认高血压、糖尿病和冠心病病史。否认烟酒嗜好。

查体：BP 145/85 mmHg，P 86 次/分，R 24 次/分。嗜睡，构音障碍。双侧瞳孔等大、等圆，直径 3 mm，光反射存在，双侧眼球上视位，不能下视，可向左右注视，无眼震及复视。右侧鼻唇沟浅。双上肢肌力Ⅴ级，双下肢肌力Ⅴ⁻级，四肢肌张力对称降低，四肢腱反射对称减弱。左侧指鼻试验、跟膝胫试验欠稳准，右侧稳准。双侧病理征未引出。可疑左侧针刺痛觉减退。颈软，Kernig 征（−）。洼田试验 1 级。NIHSS 评分 8 分。

入院后发现血压偏高，诊断高血压病 1 级，眼底检查可见双高血压视网膜病变Ⅱ级。根据血生化诊断血脂代谢异常，糖化血红蛋白和糖耐量试验诊断"糖尿病"。乙肝、丙肝、艾滋、梅毒抗体均为阴性。风湿免疫系列、甲状腺系列正常。脑电图：轻度异常，右侧生理波减少，各导可见低幅慢波。患者昏迷待查，为明确诊断，送血样和尿样查毒检，结果均为阴性；抗心磷脂抗体、蛋白 C、蛋白 S 均正常；行腰椎穿刺：脑脊液初压 185 mmH$_2$O，末压 150 mmH$_2$O。脑脊液常规、生化、免疫球蛋白均正常，脑脊液找细菌、隐球菌、结核杆菌、脑膜炎双球菌均未见，涂片未见肿瘤细胞，脑脊液病毒九项为阴性。完善头颅 MRI 可见双侧丘脑旁正中区长 T$_1$ 长 T$_2$ 异常信号，DWI 为高信号，确诊为双侧丘脑旁正中区梗死（图 22 − 1、图 22 − 2）。TCD 示双眼动脉显著低流速，伴高阻改变（左侧为著）；椎−基底动脉显著低流速，伴声频信号低钝、弱；双半球虹吸部−右半球血管血流速偏低。颈动脉彩超未见明显异常。头颈 CTA＋CTP 示颅内外大动脉未见异常，右侧大脑中动脉分布区及丘脑区 BF 及 BV 降低，MTT 延长，符合脑缺血改变。头颅 CTA 三维重建图像提示 Percheron 动脉远端闭塞（图 22 −3、图 22 −4）。

入院第 4 天开始，交谈中发现其言语不符合逻辑，问答混乱，近记忆力明显减退，MMSE 测评为 16 分，主要为定向力、记忆力和计算力障碍，并间断有精神症状，烦躁。给予抗血小板聚集、改善循环、清除自由基等治疗，并给予维生素 B$_1$ 及维生素 B$_{12}$ 营养神经、他汀类药物降脂及维思通改善精神症状。治疗 1 周后患者精神症状、认知障碍、眼动均有所恢复，记忆力仍较差，病情稳定出院。

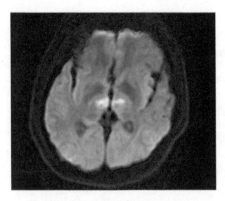

图 22 –1　头颅 MRI DWI 显示
双侧丘脑旁正中区高信号

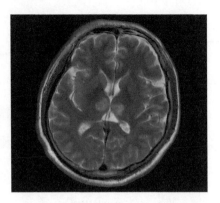

图 22 –2　头颅 MRI T$_2$ 显示双侧
丘脑旁正中区长 T$_2$ 信号

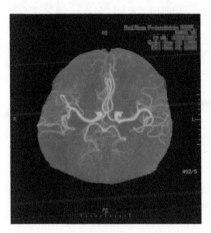

图 22 –3　头颅 CTA 提示颅内
大动脉未见明显异常

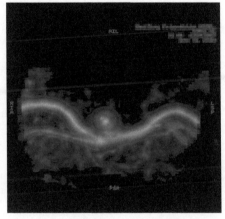

图 22 –4　头颅 CTA 三维重建图像
提示 Percheron 动脉闭塞

临床诊断：双侧丘脑腹内侧综合征（bilateral ventromedial thalamic syndrome，BVTS），Percheron 动脉闭塞，高血压病 1 级，血脂代谢异常，2 型糖尿病。

🔬 病例分析

BVTS 是一种以不同程度的意识障碍、睡眠节律改变、淡漠及双眼垂直注视障碍，尤其是下视困难；以及 Korsakoff 遗忘综合征为主要表现的丘脑循环障碍综合征。有学者认为其属于基底动脉尖综合征的一个特殊类型，占所有脑梗死的0.6%。本例患者临床出现嗜睡，考虑为上行网状激活系统的丘脑结构板内核受损所致；向下注视麻痹定位于双侧丘脑中脑结合处；记忆力损害是由于丘脑背核功能受损；定向力障碍，可能因丘脑前核、背内侧核投射到眶额皮质、扣带回的纤维中断有关；精神症状与累及丘脑有关的边缘叶纤维束有关。而本患者影像学证实了相应区域受累。本例患者有短暂性昏迷、嗜睡、记忆力损害及双眼球垂直凝视麻痹，符合BVTS的基本表现。BVTS需要与中毒性脑病、颅内感染、代谢性疾病、Wernicke脑病等进行鉴别，故进一步查了毒物筛检、腰椎穿刺、风湿免疫及甲状腺系列、维生素 B_1 水平等检查，排除了上述可能。有研究发现，丘脑穿通动脉主要供应中脑上部和丘脑旁中央部分，一般情况下穿通动脉从大脑后动脉P1段或基底动脉顶端各发出1支，若2支丘脑穿通动脉先汇集成1条血管，并从基底动脉顶端发出，此血管被称为 Percheron 动脉。Percheron 动脉一旦出现狭窄或闭塞，就会导致双侧丘脑梗死，亦可累及中脑，可能是临床BVTS的主要原因。对患者进一步行头颅 CTA 检查，发现其 Percheron 动脉闭塞，为该病的临床诊断提供了解剖学依据。

BVTS 发病常由动脉栓塞和血栓形成引起，以栓塞所占比例最大，本病的病因主要为心源性的栓子（47%），动脉内其他来源的栓子（16%）及小血管性疾病（13%）等，也有人认为本病的病因主要为小血管性疾病，其次为心源性的栓子。其他发病原因还可见于维生素 B_1 缺乏、狼疮性脑病、弓形体病、脑囊虫病、神经梅毒、肿瘤或霉菌感染等。本患者未发现心源性栓子或大动脉粥样硬化证据，考虑为穿支动脉病变所致。

Percheron 动脉闭塞所致 BVTS 可分为 4 型：1 型为双侧丘脑旁

正中区合并中脑梗死（43%）；2 型为双侧丘脑旁正中区梗死，无中脑受累（38%）；3 型为双侧丘脑旁正中区合并丘脑前部和中脑梗死（14%）；4 型为双侧丘脑旁正中区合并丘脑前部梗死，无中脑受累（5%）。结合本患者头颅 MRI 结果，考虑其属于 2 型。

通过治疗，本例患者除记忆力外均有所恢复。有文献报道该病预后差，可遗留有长期记忆、智能及语言功能障碍，而肢体活动受影响不大。成人患病后 1 年，睡眠、认知、注意力等均显著改善，但无法恢复到正常状态。眼动障碍可明显改善，但可遗留下视障碍。在丘脑的各种梗死中，双侧与左侧梗死比右侧梗死的预后差；在认知功能方面，左侧与双侧梗死均比右侧差；而双侧梗死患者的注意力缺陷最为明显。

病例点评

1. BVTS 是临床上少见的脑血管病类型，其主要特点为卒中样发病，伴昏迷、嗜睡、反应迟钝、定向力障碍、记忆力受损，同时伴有注视麻痹。有学者认为其属于基底动脉尖综合征的一个特殊类型。

2. BVTS 发病早期诊断较困难，本例患者为中年男性，入院时否认慢性病病史及烟酒史，无脑血管病危险因素，故需要与其他可引起昏迷的疾病相鉴别，本例患者早期因鉴别诊断进行了腰椎穿刺检查。头颅 MRI 影像检查有助于 BVTS 早期诊断，特别是头颅 CTA 及 DSA 检查对病因诊断有重要价值。

参考文献

1. Garcia - Grimshaw M A, Peschard - Franco M, Gutierrez - Manjarrez F A. Bilateral Thalamic Ischemic Stroke Secondary to Occlusion of the Artery of Percheron. Cureus,

2018, 10 (5): 2676.

2. Xu Z, Sun L, Duan Y, et al. Assessment of Percheron infarction in images and clinical findings. J Neurol Sci, 2017, 383: 87 – 92.

3. Caruso P, Manganotti P, Moretti R. Complex neurological symptoms in bilateral thalamic stroke due to Percheron artery occlusion. Vasc Health Risk Manag, 2016, 13: 11 – 14.

4. Lazzaro N A, Wright B, Castillo M, et al. Artery of percheron infarction: imaging patterns and clinical spectrum. AJNR Am J Neuroradiol, 2010, 31 (7): 1283 – 1289.

5. Teoh H L, Ahmad A, Yeo L L, et al. Bilateral thalamic infarctions due to occlusion of artery of Percheron. J Neurol Sci, 2010, 293 (1 – 2): 110 – 111.

（乔杉杉　谢琰臣　齐冬　陈葵　李继梅）

023

表现为异己手综合征的
胼胝体梗死 1 例

📋 病例介绍

患者，男性，57 岁。以"左侧上肢不受控制 3 天"收入院。患者入院前 3 天午睡后出现左侧上肢体"不听指挥"，表现为想用右手拿水杯时，左手会不自主抢先去拿，似左上肢不属于自己，必须刻意下命令"放下水杯"左手才能执行，并感觉自己拥有三只手。同时伴言语含混，但能理解别人说话，无肢体无力、麻木，无饮水呛咳、吞咽困难，无视物成双、视物不清、意识障碍等。1 天前自觉上述症状加重，遂于我院急诊行头颅 MRI 平扫显示：胼胝体、右侧额叶及顶叶多发亚急性期梗死灶，为进一步诊治收入院。

既往史：否认高血压、糖尿病、冠心病、脑血管病史。吸烟

40 年，30 支/天；饮酒 30 年，2 瓶啤酒/天。

体格检查：血压 140/80 mmHg。神清，构音障碍，计算力、定向力、理解力、记忆力粗测正常。双眼裂正常，双瞳孔等大、等圆，直接、间接对光反射灵敏，眼球运动充分，未见眼震，无复视，辐辏反射、调节反射正常；双侧面纹对称，伸舌居中。右利手，四肢肌力 V 级，肌张力正常，腱反射对称适中。双侧指鼻试验、跟膝胫试验稳准。双侧病理征（－）。颈软，脑膜刺激征（－）。各动脉听诊区未闻及明显杂音。心、肺、腹查体未见明显异常。

实验室及影像学检查

血常规、尿常规、便常规正常。血生化：LDL－C 3.18 mmol/L，CHOL 4.96 mmol/L，TG 1.18 mmol/L，HDL－C 1.08 mmol/L。凝血功能、糖化血红蛋白、血清同型半胱氨酸、艾梅乙丙项目、肿瘤标志物无明显异常。

头颅 MRI 平扫：胼胝体、右侧额叶及顶叶多发亚急性期梗死灶；多发脑白质病变（图 23－1）。

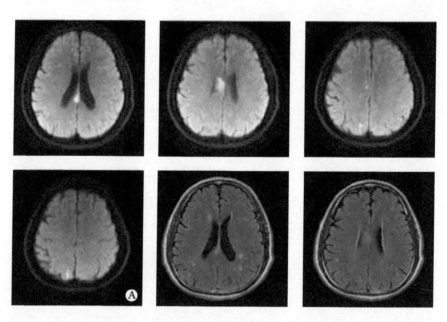

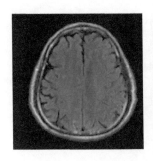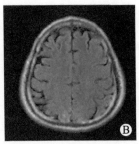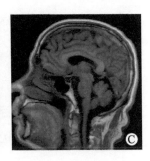

图 23-1　头颅 MRI 平扫（A 为 DWI；B 为 Flair；C 为 T$_1$ 矢状位）
示胼胝体、右侧额叶及顶叶多发亚急性期梗死灶；多发脑白质病变

头颈 CTA：脑内大动脉硬化；左侧椎动脉较右侧纤细（图 23-2）。

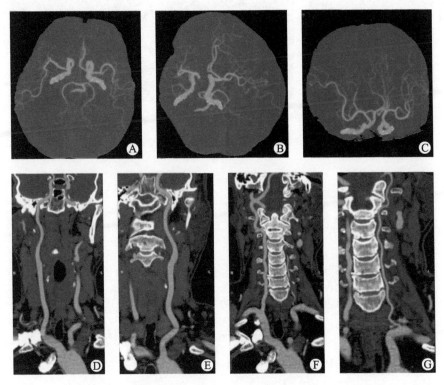

图 23-2　头颈 CTA（A、B、C 为颅内血管；D 为右侧颈动脉；
E 为左侧颈动脉；F 为右侧椎动脉；G 为左侧椎动脉）示
脑内大动脉硬化表现；左侧椎动脉较右侧纤细

诊断：急性脑梗死（胼胝体、右侧额叶、顶叶），异己手综合征。

治疗方案：给予拜阿司匹林肠溶片抗血小板聚集、降脂稳定斑块、改善循环等治疗。

预后：患者住院治疗半个月，左上肢执行功能较前明显好转出院，并继续给予脑血管病二级预防治疗，随访 10 个月，患者偶有异己手表现，每月出现 8 ~ 10 次，复查头颅 MRI：胼胝体软化灶；缺血性脑白质病变（图 23 -3）。

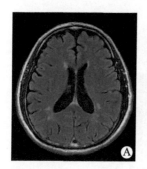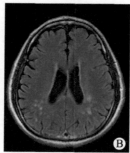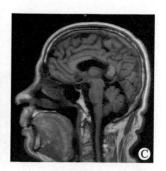

图 23 -3　头颅 MRI 平扫（A、B 为 Flair；C 为 T_1 矢状位）示
胼胝体软化灶；缺血性脑白质病变

病例分析

异己手综合征（alien hand syndrome，AHS）亦称奇爱博士综合征，是一种临床较为罕见的神经功能障碍疾病，表现为患肢不受意念控制，出现不自主、无目的性运动的一种临床疾病综合征。Goldstein 首次在 1908 年描述 1 例患者，其表现为左手强掐自己的喉咙致窒息。经病理诊断为右侧大脑前动脉供血区梗死。之后则相继有个案报道，但其发病的具体病理生理机制尚不清楚。

根据临床表现，将 AHS 分为 5 种亚型：①对抗失用或手间冲突：常累及非优势手，表现为健侧手执行某一项动作时，患侧手则对健侧手进行对抗和干扰。②异己手：主要累及非优势手，表现为患者感觉患侧手不是自己的，伴患侧手不自主运动。③反常手：主要累及病灶对侧手，表现为患侧手出现不受自己控制的行为。④多余手：表现为患者有额外肢体的感觉。⑤竞争性失用：表现为当要求患者用某只手完成指定动作时，患侧手抢先完成。本例患者为右利手，主要症状包括左侧上肢体"不听指挥"，患者想用右手拿水杯时，左手会不自主抢先去拿，属于竞争性失用，患者亦似左上肢不属于自己，属于异己手表现，且感觉自己拥有三只手，属于多余手。本患者同时表现出竞争性失用、异己手和多余手3种亚型。

根据病变部位，AHS分为前部型或额叶型、胼胝体型、后部型或感觉型。

（1）额叶型也称前部型，是AHS最常见的类型，常累及的部位包括胼胝体膝部、辅助运动区、扣带回前部、内侧额叶皮质。常见原因为梗死、外伤等。一般表现为反常手，并伴有额叶释放症状，若累及下肢则会出现持续运动现象。发病机制被认为是补充运动区的病变导致运动释放现象。

（2）胼胝体型的病变部位为胼胝体或双侧额叶。常见原因包括梗死、胼胝体切除或血肿等。胼胝体病变可引起一侧大脑半球对另一侧的抑制作用消失，使同侧大脑半球驱使非意念手完成任务，表现为手间冲突。胼胝体病变亦可引起意念手同侧大脑半球的异常兴奋，使非意念手异常活跃，表现为竞争性失用。发病机制可能为胼胝体或双侧额叶病变，致使两侧大脑半球之间的联系中断，从而出现典型的半球之间失联络现象。

（3）后部型或感觉型的主要病变位于丘脑、内囊和顶枕叶。常见原因包括梗死或出血。主要症状为异己手，并可伴有感觉障碍、体像障碍等。发病机制可能为两侧大脑半球之间的失联系。本患者主要表现为竞争性失用、异己手和多余手，且头颅 MRI 示胼胝体、右侧额叶及顶叶多发亚急性期梗死灶。按病变部位分类，属于胼胝体型。

AHS 病因方面，根据既往报道，常见病因包括缺血性脑血管病、基底核变性。也有阿尔茨海默病患者出现 AHS 的报道。此外，克雅氏病、丘脑病变、多发性硬化等均可出现 AHS。结合患者症状及影像学检查，本例患者病因是脑梗死。胼胝体供血丰富，主要由大脑前动脉的胼周动脉、前交通动脉、大脑后动脉、后脉络膜动脉供血，代偿能力较强。因此，胼胝体梗死，常提示较广泛的动脉硬化和多支血管病变，多合并其他部位的梗死。而本患者头颅 MRI 也提示胼胝体、右侧额叶及顶叶多个部位梗死，同时头颅 CTA 显示脑内广泛大动脉硬化。造成该患者脑内大动脉硬化的主要原因可能是该患者有长期吸烟、饮酒史等。

对于 AHS 的诊断，因其临床表现形式多，易被其他表现混淆，而导致漏诊等出现。因此，在临床工作中，认真仔细地查体及询问病史是非常重要的。常根据患者的临床症状，如手间冲突、异己手等，进行诊断。同时，可结合影像学检查，帮助我们明确病变部位及性质。根据本患者表现为竞争性失用、异己手和多余手的症状，结合影像学提示胼胝体梗死，诊断为 AHS 明确。

目前针对 AHS 尚无有效的治疗方法，主要是病因治疗，本患者为胼胝体梗死，给予抗血小板聚集、降脂稳定斑块、改善循环等治疗后，左上肢执行功能较前明显好转。针对 AHS，也可结合康复训练，改善患者症状，如有通过行为训练的方法，减弱异己手对于运动的干扰程度。同时，也有研究报道通过给患肢注射肉毒素，可以减弱症状。

病例点评

　　本例患者为右利手，主要表现为竞争性失用、异己手和多余手。该患者属于 AHS 的胼胝体型。因胼胝体血供丰富，代偿能力较强。胼胝体梗死，常提示较广泛的动脉硬化和多支血管病变，常合并其他部位的梗死。且本患者头颅 MRI 示胼胝体、右侧额叶及顶叶多发梗死灶。头颅 CTA 显示脑内大动脉硬化。AHS 的诊断主要依据患者的症状和体征。鉴别诊断包括手足徐动症、动作性肌张力障碍、共济失调等。主要的鉴别要点是这些疾病中患者无异己手感觉。本例患者为胼胝体梗死，治疗主要针对病因，给予抗血小板聚集、改善循环、降脂稳定斑块等治疗后，患者症状得以改善。

参考文献

1. Debray S B E, Demeestere J. Alien hand syndrome. Neurology, 2018, 91 (11)：527.

2. Aboitiz F, Carrasco X, Schröter C, et al. The alien hand syndrome：classification of forms reported and discussion of a new condition. Neurol Sci, 2003, 24 (4)：252－257.

3. Hassan A, Josephs K A. Alien Hand Syndrome. Curr Neurol Neurosci Rep, 2016, 16 (8)：73.

4. Graff－Radford J, Rubin M N, Jones D T, et al. The alien limb phenomenon. J Neurol, 2013, 260 (7)：1880－1888.

5. Haq I U, Malaty I A, Okun M S, et al. Clonazepam and botulinum toxin for the treatment of alien limb phenomenon. Neurologist, 2010, 16 (2)：106－108.

（张成杰）

024 脑干梗死致"八个半综合征"合并双侧共济失调1例

病例介绍

患者，男性，52岁。因"眩晕、走路不稳、双眼视物成双4.5小时"入院。既往高血压病、吸烟饮酒史。

查体： BP 143/94 mmHg，颈部未闻及血管杂音，双肺呼吸音清，未闻及啰音。窦性心律75次/分，心律齐，各瓣膜区未闻及病理性杂音，腹软，肝、脾未触及肿大，全腹无压痛，双下肢无水肿。

神经系统查体： 神清，语利，双瞳孔等大、等圆，光反应灵敏，右眼睑下垂，右眼内收受限，左眼内收及外展受限，双眼垂直运动充分，双眼右视时可见水平眼震，左侧额纹及鼻纹变浅，咽反射灵敏，伸舌居中，四肢肌力、肌张力正常，腱反射对称，双侧共济运动欠稳准，双侧 Babinski 征阴性，右 Chaddock 征阳性。深浅感觉正常。

血生化：胆固醇 6.22 mmol/L，同型半胱氨酸 24.34 μmol/L。

头颅 MRI＋DWI（图 24－1）：①脑桥背侧急性脑梗死（DWI 相白色箭头）。②脑干多发腔隙性梗死（陈旧病灶，T_1/T_2/Flair 红色箭头）。

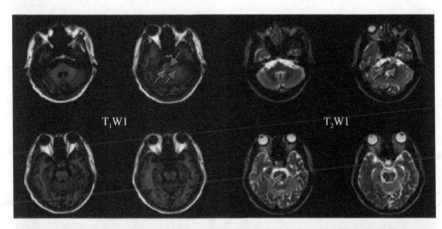

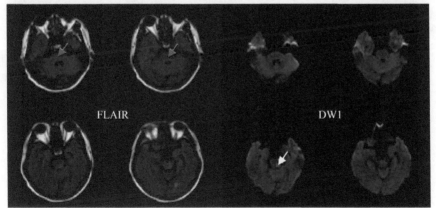

图 24－1　头颅 MRI＋DWI 检查结果

头颈部 CTA（图 24－2、图 24－3）：①左颈总动脉中段血管壁偏心软斑块。②双侧颈总动脉分叉部及颈内动脉起始段血管壁软斑块及钙化斑块。③颈内动脉虹吸段血管壁见多发钙化斑块。以上斑块相应部位管腔轻度狭窄。④左侧大脑后动脉纤细。

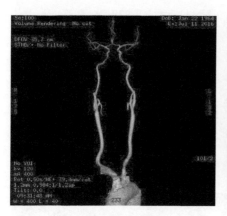

图 24 -2　头颈部 CTA
（颈内动脉系统）

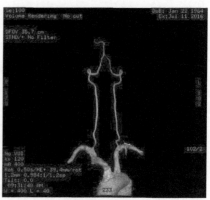

图 24 -3　头颈部 CTA
（椎基底动脉系统）

心脏彩超未见异常。

颈部血管彩超：颈动脉粥样硬化。

TCD：脑动脉硬化频谱改变。

诊断：急性脑梗死（脑干）。

患者入院后，给予抗血小板聚集、降压调脂、降同型半胱氨酸及活血改善循环治疗，2 周后患者上述临床症状好转。

病例分析

一个半综合征是由 Fisher 报道并命名的，属于核间性眼肌麻痹的一种类型，主要为脑桥被盖部病变侵犯脑桥旁正中网状结构及内侧纵束所致，表现为同侧眼球不能外展和内收，对侧眼球不能内收，但可外展，外展时伴有眼震。本例患者符合上述特征。

本例脑桥旁正中结构及双侧桥臂梗死灶可解释一个半综合征及双侧共济失调的体征。患者双侧共济失调不除外为双侧桥臂陈旧性梗死遗留体征，但患者无既往相关病史及检查结果证实。内侧纵束与外展神经、前庭神经核均有联系，可解释患者眩晕、恶心、呕

笔记

吐、复视等症状。患者左侧周围性面瘫考虑为面神经核及其联系纤维受损所致。

　　本例患者表现为"一个半综合征"合并同侧周围性面神经麻痹，符合"八个半综合征"，主要因为同时累及了展神经旁核、单侧内侧纵束及相邻的面神经核及其纤维束。除了"八个半综合征"外，有报道一例移植后淋巴组织增生性疾病致"八个半综合征"＋同侧三叉神经麻痹患者，称之为"十三个半综合征"。另外还有提出"九个综合征"的概念，表现为"八个半综合征"＋偏侧共济失调，但本文患者除了"八个半综合征"之外，尚合并双侧共济失调，这在国内外相关病例报道中少见，考虑与可能对侧桥臂陈旧梗死有关。

病例点评

　　脑干梗死为临床上常见的缺血性脑血管病，主要表现为包括颅神经受损在内的多种临床综合征，其中眼肌麻痹的定位诊断应按照核下性、核性、核间性、核上性眼肌麻痹的思路进行定位，核间性眼肌麻痹为内侧纵束损伤所致；内侧纵束损伤除脑卒中外，还可见于多发性硬化、外伤、自身免疫性疾病（系统性红斑狼疮）、延髓空洞症、氨基己糖苷酶A缺乏症和药物中毒（苯妥英钠）等，罕见报道也有静脉性梗死导致的核间性眼肌麻痹。"八个半综合征"临床少见，其治疗首先要明确病因，在影像学上应在脑桥背侧寻找病变，必要时可进行头颅MRI脑干薄层扫描以发现责任病灶。

参考文献

1. Allbon D S, La Hood B. Thirteen－And－A－Half Syndrome. J Neuroophthalmol, 2016, 36（2）：191－192.

2. 石庆丽，高玉苹，谭秀革. 脑干梗死致"八个半综合征"合并双侧共济失调1例报告. 临床神经病学杂志，2017，30（3）：238.

3. Mesina B V Q, Sosuan G M N, Reyes K B. Eight – and – a – half syndrome：a rare potentially life – threatening disease. GMS Ophthalmol Cases，2018，8：Doc04.

（石庆丽　高玉苹　谭秀革）

025

持续按摩致颈动脉夹层形成1例

病例介绍

患者，女性，29岁。主因"突发右侧偏身麻木，伴头晕、恶心5天"由门诊收住院。既往有过敏性鼻炎史。

查体：血压123/80 mmHg。神清，右侧颞部可疑视野缺损，余颅神经查体未见异常，左侧指鼻试验及跟膝胫试验欠稳准，躯干及四肢针刺痛觉对称。血 WBC 8.6×10^9/L、HGB 126 g/L、PLT 256×10^9/L；血生化 D – Dimer 0.4 mg/L、CHOL 4.05 mmol/L、TG 1.22 mmol/L、HDL – C 0.83 mmol/L、LDL – C 2.42 mmol/L；患者血常规、生化、DIC 均未见明显异常。风湿免疫相关结果回报：抗核抗体（ANA）、免疫印迹法（ENA）、抗中性粒细胞胞浆抗体、蛋白 C 活性测定、蛋白 S 活性测定均呈阴性；抗心磷脂抗体阳性。发病后 3 天头部 MRI

显示左侧丘脑、枕叶、海马急性脑梗死（图25-1A）。发病后5天头颈CTA显示左侧大脑后动脉远段未见明确显示（图25-1B）；左侧椎动脉V2粗细不均，局部重度狭窄，低密度斑块形成不除外（图25-2A）；右侧椎动脉V2段多发局限性狭窄（图25-2B）；高分辨核磁显示：左侧椎动脉V2段重度狭窄，腔内信号异常，考虑血栓形成可能（图25-2C）。根据患者病史、临床症状及辅助检查诊断为双侧椎动脉夹层及血栓形成，左侧丘脑、枕叶、海马急性脑梗死。给予阿司匹林和波立维双重抗血小板治疗，并给予马来酸桂哌齐特和必存等改善脑循环和抗氧化保护脑细胞治疗14天后，患者偏身麻木较前明显好转，偶有口角及右侧指端麻木，后服用拜阿司匹林、波立维及立普妥，3个月后复查头颈CTA显示双侧椎动脉通畅（图25-3）。

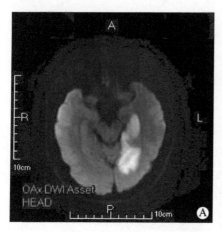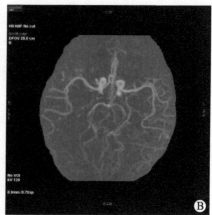

图25-1　A为头部MRI示左侧丘脑、枕叶、海马急性脑梗死；
B为头颅CTA示左侧大脑后动脉远段闭塞

病例分析

颈部动脉夹层（cervical artery dissection，CAD）是指颈部动脉内膜撕裂导致血液流入其管壁内形成壁内血肿，继而引起动脉狭

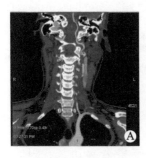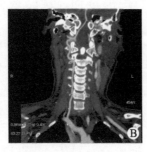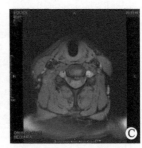

图 25 -2　A 为头颈 CTA 示左侧椎动脉 V2 段局部闭塞；B 为头颈
CTA 示右椎动脉 V2 段局限性狭窄；C 为高分辨核磁
显示左侧椎动脉可疑动脉夹层形成

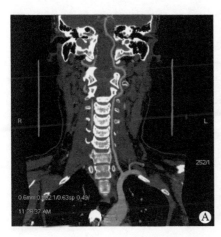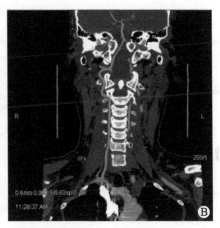

图 25 -3　A 为头颈 CTA 显示左椎动脉 V2 段血流通畅；
B 为右椎动脉 V2 段狭窄较前明显改善

窄、闭塞或动脉瘤样改变，主要为颈内动脉夹层（internal carotid artery dissection，ICAD）和椎动脉夹层（vertebral artery dissection，VAD）。CAD 发生率为（2.6~3.0）/10 万人年，其中 ICAD 发生率为（2.5~3.0）/10 万人年，自发性双侧 ICAD 占 5%~28%；VAD 发生率为（1.0~1.5）/10 万人年，13%~16% 的患者存在多条动脉夹层。CAD 是中青年脑卒中患者重要的病因，虽然只占全部缺血性脑卒中患者的 2%，但在小于 45 岁的患者中占 8%~25%。CAD 可为自发性或创伤性，而创伤的程度可重，如高冲量的车祸伤；亦可轻，如颈部过伸，旋转或侧倾，多种体育活动（举重物、练习高尔夫、网球或瑜伽）、甩鞭样损伤，牵伸和颈部突发性移动，剧烈呕吐或咳嗽等小型创伤也可引起 CAD。颈部手法治疗（cervical manipulative therapy，CMT）、颈部手法或电动按摩亦常与 CAD 的发生有关。有研究报道，与对照组比较，1 周内 CMT 致 VAD 的危险增加 5 倍。对于 45 岁以下患者来讲，1 周内 CMT 致 VAD 或闭塞发病率为 1.3/100 000 人。本例患者入院前 5 天在电动按摩颈部时入睡至醒后期间持续按摩时间长达 7 ~ 8 小时，随后出现右侧偏身麻木，伴头晕、恶心。头部 MRI 和头颈 CTA 符合脑梗死及双侧 VAD 诊断，给予阿司匹林和波立维双重抗血小板治疗后，患者临床症状完全缓解，6 个月后复查头颈 CTA 示双侧椎动脉通畅。另一病例，患者也为女性，51 岁，表现为头晕及左侧肢体无力。头 MRI 示双侧基底核区、放射冠区及半卵圆中心区多发腔隙性梗死（图 25 - 4）。头颈 CTA 和 DSA 考虑双侧 ICAD（图 25 - 5A、B）。给予双重抗血小板聚集、降脂、改善血液循环等治疗。3 个月后复查头颈部 CTA，双侧颈内动脉狭窄明显好转（图 25 - 6）。

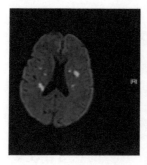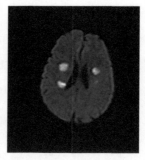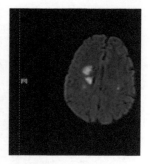

图 25 - 4 头 MRI 示双侧基底核区、放射冠区及
半卵圆中心区多发腔隙性梗死

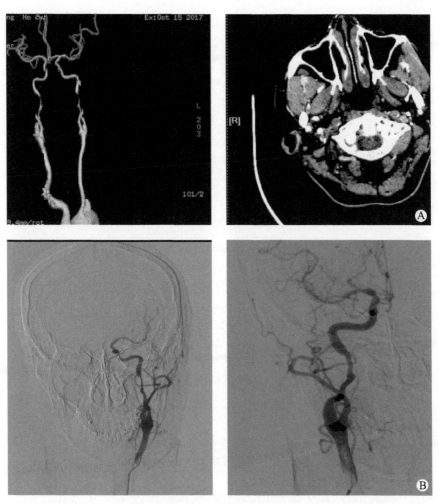

图 25-5　A 为头颈部 CTA 示双侧颈内动脉颅外段局部管腔
重度狭窄，考虑双侧 ICAD；B 为 DSA 示左右双侧颈内
动脉颅外段局部管腔重度狭窄，考虑双侧 ICAD

病例点评

　　该病例特点为青年女性，急性起病。患者既往无心脑血管病危险因素。病前曾长时间电动按摩颈部，随后出现头晕、右侧偏身麻木、无视物模糊、无头痛及颈痛。排除青年卒中常见的其他原因。按照《中国颈部动脉夹层诊治指南 2015》推荐意见：建议对年轻，

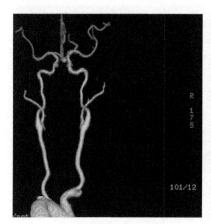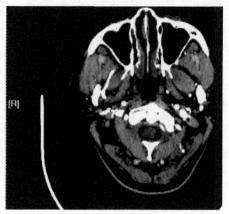

图 25 -6 头颈部 CTA 复查示双侧颈内动脉颅外段狭窄消失

尤其是无常见脑血管病危险因素的缺血性卒中患者进行 CAD 筛查（Ⅰ级推荐，C 级证据）。该患者颈部 CTA 和 MRA 提示 VAD。

目前尚无评估 CAD 的金标准，推荐颈部血管超声、CTA、MRA、HR – MRI 和 DSA 多项检查结合，对颈部动脉管壁及管腔进行综合评估明确诊断。典型表现为动脉狭窄、动脉瘤形成、内膜瓣及双腔征。

推荐在 CAD 形成的急性期，使用抗血小板或抗凝治疗（Ⅰ级推荐，B 级证据）。血小板或抗凝治疗均可预防症状性 CAD 患者卒中或死亡风险（Ⅰ级推荐，B 级证据）。给予该患者口服阿司匹林 100 mg qd 和波立维 75 mg qd 双重抗血小板治疗 6 个月。时间窗内进行静脉溶栓治疗被证实是安全的。必要时可考虑血管内治疗或外科手术治疗。

CAD 引起的 70% ~ 92% 脑卒中患者预后良好，其死亡率≤5%。

颈部推拿按摩，包括电动按摩，具有潜在导致 CAD 的风险。如果颈部推拿或外伤后出现头晕或眩晕、复视、眼球运动受限、恶心呕吐、颈部或头部疼痛、言语含糊、行走不稳等神经系统症状则应迅速就诊，排除 CAD 的可能。

ICAD 的病因可能是在遗传易感的基础上由环境因素所触发。

与 ICAD 发生相关的遗传性疾病有血管性 Ehlers - Danlos 综合征、Marfan 综合征、成骨不全、遗传性血色病、α - 1 抗胰蛋白酶缺乏症及常染色体显性遗传性多囊肾病等。可触发 ICAD 的环境因素包括剧烈咳嗽、颈部按摩、过度转头等微小创伤。

主动脉夹层亦可导致脑卒中、脊髓卒中、缺氧性脑病和晕厥等疾病及相关症状。主动脉夹层常合并脉搏不对称、低血压、心动过缓、D - 二聚体升高等。D - 二聚体升高（≥500 ng/ml）诊断主动脉夹层的敏感性为 96.7%，特异性为 64%，故 D - 二聚体可作为主动脉夹层筛查的重要指标。对于怀疑主动脉夹层的患者，可行主动脉 CTA 或经食管超声检查明确。

参考文献

1. Biller J, Sacco R L, Albuquerque F C, et al. Cervical arterial dissections and association with cervical manipulative therapy: a statement for healthcare professionals from the american heart association/american stroke association. Stroke, 2014, 45 (10): 3155 - 3174.

2. Kaur J, Singla M, Singh G, et al. Frequent neck massage leading to bilateral anterior cerebral artery infarction. BMJ Case Rep, 2017, 2017.

3. Dutta G, Jagetia A, Srivastava A K, et al. "Crick" in Neck Followed by Massage Led to Stroke: Uncommon Case of Vertebral Artery Dissection. World Neurosurg, 2018, 115: 41 - 43.

4. 中华医学会神经病学分会，中华医学会神经病学分会脑血管病学组. 中国颈部动脉夹层诊治指南 2015. 中华神经科杂志，2015，48 (8): 644 - 651.

5. Nazerian P, Mueller C, Soeiro A M, et al. Diagnostic Accuracy of the Aortic Dissection Detection Risk Score Plus D - Dimer for Acute Aortic Syndromes: The ADvISED Prospective Multicenter Study. Circulation, 2018, 137 (3): 250 - 258.

（王莉莉　王慎安　张春鹏　张拥波）

026
双侧自发性颈内动脉海绵窦瘘 1 例

病例介绍

患者，女性，63 岁。主因"持续性左额部及左眼疼痛，伴视物模糊 5 个月"入院。

患者于入院前 5 个月开始无明显诱因出现头痛，左侧额部为主，持续性胀痛，伴左侧眼球胀痛，睁眼时疼痛加重，伴左眼视物模糊，经常流涕，后出现鼻部胀痛，先后就诊于眼科、神经内科，给予抗血小板聚集及改善微循环等治疗，效果欠佳；3 个月前自觉鼻部发酸，并出现左耳鸣，如"脉搏"搏动样，就诊于耳鼻喉科，给予维生素 B_{12} 等治疗，耳鸣症状有所缓解；2 个月前又出现左眼发红，检查可见左侧结膜充血；20 天前到眼科门诊复诊，发现左眼外展受限，复视相检查示左视时复视相大，左侧眼压升高。转神经科就诊，收入院。患者发病前无明显外伤史，无感冒、发热、腹泻及面部皮肤感染病史。患者既往有"高血压病""糖尿病""血脂代谢异常""骨关节病"病史。个人史无特殊，已绝经多年，未应用过雌激素等药物。

查体： 神清、语利，双眼视力下降。左眼球明显突出，左眼球结膜充血，右眼睑下垂，双侧睑裂不等（左：右＝12 mm：5 mm），双侧瞳孔不等大（左：右＝2 mm：4 mm），右眼对光反射迟钝，左眼外展不能，右眼外展不充分，露白约4 mm，右眼内收及上、下视不充分，未及眼震及复视，调节及辐辏反射差。双额部及鼻梁处针刺痛觉减退。左眼眶上方、左耳前方听诊可闻及与脉搏一致的连续性吹风样杂音。压迫左侧颈总动脉时，患者眼部疼痛不适及杂音可消失。余神经系统及心、肺、腹查体未见明显异常。

入院后，动态视野监测示：左侧下方视野缺损。眼底检查示：视盘红，界清，视网膜静脉迂曲扩张，动静脉比为1：2，眼底未见出血渗出。眼压：左侧24 mmHg，右侧17 mmHg。眼震电图示：①坐位：复视，虚像在实像下方，左侧严重；②向右向左：复视，并且瞳孔不能转向；③向上向下：复视，虚像在实像上方。CT及MRI显示左侧眼球较对侧突出，双侧海绵窦区域扩大（图26-1A、图26-2～图26-3），并可见上下海绵间窦开放（图26-3A、图26-3B），双侧眼上静脉迂曲扩张、增粗（图26-1A、图26-2A、图26-2B），左侧内直肌较右侧增粗（图26-1B）。初步诊断为：自发性颈内动脉海绵窦瘘（双侧可能性大）。行脑血管DSA证实为双侧颈内动脉海绵窦瘘。瘘口位于C4段，但瘘口具体位置、大小及数目显示不清。双侧大脑中动脉及大脑前动脉仍有显影，呈不完全偷流现象，海绵间窦开放，双侧眼上静脉增粗、逆流，但增粗不明显；压迫同侧颈总动脉，行对侧颈内动脉造影，见前交通动脉开放不良，行椎动脉造影，见后交通动脉亦开放不良。后患者转入外院行伽马刀治疗。

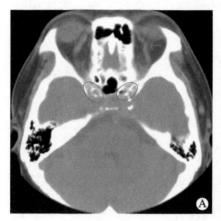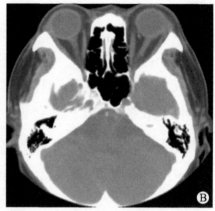

图26-1　眶部CT示双侧眼上静脉迂曲扩张、增粗（A箭头所示），
双侧海绵窦区域扩大（A椭圆所示）；左侧内直肌较
右侧增粗（B箭头所示）

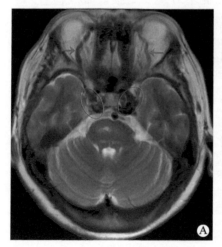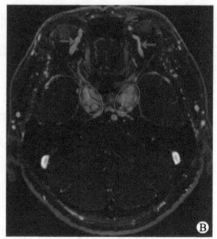

图26-2　头颅MRI（T$_2$WI）及头颅MRV（原始图像）示
双侧眼上静脉迂曲扩张、增粗（箭头所示），
双侧海绵窦区域扩大（椭圆所示）

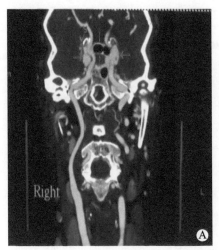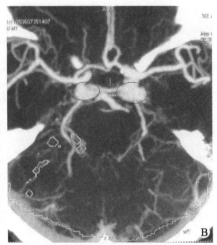

图 26 -3 头颅 CTA 示双侧海绵窦区域扩大（A 水平方向粗箭头及 B 椭圆所示），上下海绵间窦开放（B 垂直方向细箭头所示）

病例分析

颈内动脉海绵窦瘘（carotid cavernous fistula，CCF）是颈内动脉海绵窦段及其分支破裂，与海绵窦之间形成异常的动静脉交通。基于海绵窦的解剖结构特点，当海绵窦段颈内动脉或其分支破裂时，可出现以下临床表现：①异常动静脉分流表现：动脉血直接流入静脉窦内，使得窦内压力升高，眼静脉回流受阻，表现出突眼、眼肌麻痹、球结膜充血水肿、眼内压增高、眶部和额颞部疼痛、视力下降等症状；动脉血逆流入眼上静脉，典型病例可出现搏动性突眼，借助听诊器，在眼眶前侧、颞部及耳前后处可闻及血管杂音，有时患者出现耳鸣症状，均与这种异常的动静脉分流相关。压迫患侧颈总动脉时，可使头痛、搏动及杂音等症状消失。②相应颅神经受压表现：窦内压力增高，可压迫海绵窦内第Ⅲ、第Ⅳ、第Ⅵ对脑神经及第Ⅴ对脑神经的眼支，可出现眼肌麻痹和相应区域的感觉障碍。③脑供血不足表现：由于颈内动脉血液漏入海绵窦内，可引起颈内动脉远端供血区缺血甚至梗死；另外，海绵窦内压力增高，也可压迫颈内动脉，导致远端供血减少。

根据脑血管造影中所见到的颈内动脉与海绵窦之间相交通的情况及治疗方法，Barrow 等将 CCF 分为 4 型：A 型为直接瘘，即颈内动脉主干海绵窦瘘，多有一个高血流瘘口，常见于外伤；B 型为颈内动脉脑膜支海绵窦瘘，多有数个血流瘘口；C 型为颈外动脉脑膜支海绵窦瘘；D 型为颈内外动脉脑膜支海绵窦瘘，有多个低血流瘘口。盗血量大者称为高流量 CCF，症状严重，发展迅速，多见于外伤者，几乎都是 A 型。盗血量小者称为低流量 CCF，症状较轻，多见于自发性者，多数是 B 型、C 型或 D 型，由于起病隐袭，病程进展缓慢，症状体征不典型，极易漏诊或误诊。

影像学检查对于 CCF 具有重要的诊断价值。头颅或眶部 CT 平扫可显示眼上静脉扩张，海绵窦区域扩大、密度增高，眼外肌和视神经充血水肿、增粗，以及颅底骨折等。MRI 可明确区分眶内及海绵窦区的血管性和非血管性病变，显示患侧海绵窦区血管改变及典型的属支静脉扩张。CTA 对于诊断 CCF 具有较高的诊断价值，可显示颈内动脉海绵窦段血管影增粗、边界不清或成团状。DSA 仍为目前 CCF 诊断的金标准，可以明确：①瘘口的部位和大小；②静脉引流方向；③脑循环代偿情况；④"盗血"程度；⑤颅外动脉供血情况。

颈内动脉海绵窦瘘按病因分为外伤性颈内动脉海绵窦瘘（traumatic carotid – cavernous fistulae，TCCF）和自发性颈内动脉海绵窦瘘（spontaneous carotid – cavernous fistulae，SCCF）。以 TCCF 多见，SCCF 较为少见。该患者为老年女性，无外伤史，DSA 显示瘘口小且较多，考虑 SCCF 的可能性大。

SCCF 的发病机制目前尚不完全清楚，已知原因考虑与雌激素水平、先天性血管发育异常和遗传性胶原纤维缺乏症及有高血压、糖尿病、血脂代谢异常等动脉粥样硬化的危险因素有关。血管壁脆性增加，血管弹性减弱，在血压升高或伴有动脉瘤致管壁变薄时，血管破裂，发生海绵窦瘘。

颈内动脉海绵窦瘘的治疗目的是解除神经压迫、保护视力、消除杂音、使突眼回缩及防止脑缺血或出血发生。目前的主要治疗方法有外科手术、血管内栓塞治疗和放射治疗等。需要综合各方面因素，选择相应的方法或联合使用多种方法。CCF，尤其是SCCF，也有自愈倾向，有文献报道25%～30%可因自行血栓形成而消失，但当出现颅神经受压等表现时，应尽早进行治疗。

病例点评

结合患者的临床表现及相关辅助检查，诊断分析如下：根据患者右眼睑下垂，右眼内收、上下视不能，右侧瞳孔增大，右侧瞳孔对光反射迟钝，定位于右侧动眼神经；左眼外展不能，定位于左侧外展神经；右眼外展不充分，定位于右侧外展神经；双侧额部及鼻梁部针刺痛觉减退，定位于双侧三叉神经眼支。患者病变累及第Ⅲ、第Ⅳ对脑神经及第Ⅴ脑神经眼支，且为双侧受累，综合定位考虑双侧海绵窦病变。结合患者眼部疼痛，伴有左眼球明显突出，左眼球结膜充血；左眼眶上方、左耳前方听诊可闻及与脉搏一致的连续性吹风样杂音；压迫左侧颈总动脉，患者眼部疼痛不适及杂音可消失；眼压升高，考虑颈内动脉海绵窦瘘的可能性较大。患者无外伤史，考虑自发性颈内动脉海绵窦瘘。头颅CT及MRI检查进一步支持该诊断。DSA予以最终证实，且确定为双侧颈内动脉海绵窦瘘，其特点亦符合自发性颈内动脉海绵窦瘘的特点。

　　本例先后出现结膜充血、眼部疼痛、复视、鼻部不适、耳鸣等症状，先后多次就诊于眼科、耳鼻喉科，历时近 5 个月转诊至神经科明确诊断。因此，临床医生特别是眼科和耳鼻喉科医生应提高对该病的警惕性，减少误诊率和漏诊率。

　　颈内动脉海绵窦瘘临床相对少见，临床上遇到不明原因搏动性突眼、结膜充血水肿、眼肌麻痹、视力下降等表现的患者时，应仔细询问病史，考虑到该病的可能。当出现双侧眼部症状时，特别是不伴感染的海绵窦病变时应高度怀疑该病，可通过特殊部位血管听诊、压迫患侧颈总动脉观察症状、体征变化等发现，同时应尽早行 CTA、MRA 和 DSA 等相关影像学检查，使患者早日确诊。

参考文献

1. Ringer A J, Salud L, Tomsick T A. Carotid cavernous fistulas：anatomy, classification，and treatment. Neurosurg Clin N Am, 2005, 16（2）：279 – 295, viii.

2. Ruff I M, Strozyk D, Rahman C, et al. Clinical reasoning：a 21 – year – old woman with right eye swelling and bruising. Neurology, 2010, 75（22）：2039 – 2044.

3. Korn B S, Zhang K. Images in clinical medicine. Carotid – cavernous sinus fistula. N Engl J Med, 2011, 364（8）：15.

4. Barrow D L, Spector R H, Braun I F, et al. Classification and treatment of spontaneous carotid – cavernous sinus fistulas. J Neurosurg, 1985, 62（2）：248 – 256.

5. Barry R C, Wilkinson M, Ahmed R M, et al. Interventional treatment of carotid cavernous fistula. J Clin Neurosci, 2011, 18（8）：1072 – 1079.

（郭燕军　陈旭　车晶晶）

027
伴皮质下梗死和白质脑病的常染色体显性遗传性脑动脉病（CADASIL）1例

病例介绍

患者，女性，29岁。主因"反复发作肢体麻木、无力，伴言语不利2月余"收入院。

入院前2月余，患者打电话时无明显诱因出现视物遥远感，随后出现左侧肢体麻木、无力，尚能站立，但行走不稳，同时伴有左侧面部、口周及舌部麻木，言语不流利，症状持续10分钟后自行缓解。1个半月前上述症状多次反复发作，性质同前，每次持续10余分钟后自行缓解。当地医院诊断短暂性脑缺血发作可能性大。1个月前无明显诱因出现右侧肢体及面部、舌部麻木，右侧肢体无力，伴有找词困难和用错词，症状持续约10分钟后缓解，此后症状反复发作，多单侧发病，左右侧均可受累，症状大致相同，劳累

161

可诱发症状出现。患者首次发病时孕 38 周，发病后 19 天行剖宫产，产出 1 个健康男婴，发病前无上呼吸道感染及腹泻病史。既往史无特殊。家族史（图 27 - 1）：患者母亲有可疑偏头痛病史，36 岁发生脑血管病，40 岁后死于脑梗死，外祖母及舅舅均有脑血管病病史。

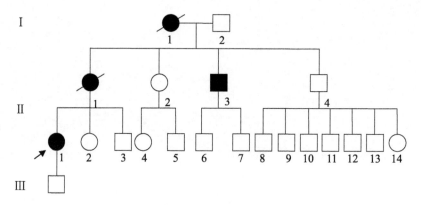

注：□正常男性，■男性患者，↗先证者，○正常女性，●女性患者，╱已死亡

图 27 - 1　患者家系

神经系统查体阳性体征：四肢腱反射（+++），双侧 Rossolimo 征（+），左侧 Pussep 征（±）。MMSE = 30 分。

辅助检查：腰穿脑脊液检查正常。头颈部 CTA 检查正常。

头颅 MRI（图 27 - 2）：脑白质内多发灶性异常信号，双侧基底节区点状异常信号。

皮肤活检：光镜下可见皮下微小动脉的平滑肌细胞明显萎缩，可以看到成串排列的致密颗粒出现在平滑肌细胞膜附近。电镜下（图 27 - 3）：在一个微小动脉的数个平滑肌细胞表面出现大量颗粒样嗜锇物质（the granular osmophilic material，GOM），压迫细胞膜出现局部凹陷，部分沉积物呈现彗星样结构，垂直于平滑肌细胞，其致密部靠近平滑肌细胞。此外，可见毛细血管的基底膜出现多层样改变。符合伴皮质下梗死和白质脑病的常染色体显性遗传性脑动脉病（cerebral autosomal dominant arteriopathy with subcortical infarcts and leukoencephalopathy，CADASIL）的典型病理改变。

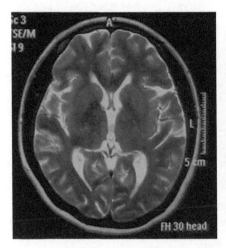
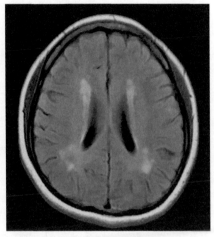

图 27 -2   双侧基底节区点状异常信号（T_2WI），双侧侧脑室
旁白质内斑片状异常信号（T_2WI Flair）

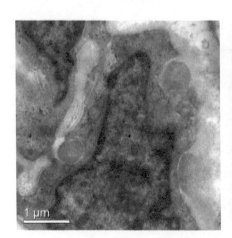
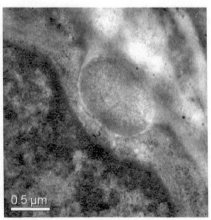

图 27 -3   平滑肌细胞表面出现大量颗粒样嗜锇物质

病例分析

本例患者为青年女性，29 岁，并非常见的动脉粥样硬化性脑血管病的好发年龄，属于青年卒中。青年卒中最常见的病因主要包括：早发性动脉粥样硬化、心源性脑栓塞、血液成分异常、脑血管痉挛、炎症性动脉病变、夹层动脉瘤、烟雾病和遗传性脑血管病等。本例患者家族史阳性，无动脉粥样硬化的危险因素，无心脏和血液系统疾病，无其他炎症性疾病，临床上首先考虑遗传性脑血管病。结合头颅 MRI 皮质下多发白质病变，疑诊为 CADASIL，最终依靠活检确诊。CADASIL 是一种显性遗传，非动脉硬化性、非淀粉样变的全身性动脉病，国外报道其临床表现主要为中年起病，反复发作的缺血性脑卒中，逐渐进展的痴呆和假性延髓麻痹，部分患者可伴有癫痫、情感障碍，20%～40% 的患者有偏头痛发作史。本例患者有明确的家族史，无高血压、糖尿病、脂代谢异常等常见脑血管病危险因素，表现为反复的肢体麻木、无力，左右侧肢体均有累及，症状很快恢复，呈短暂性脑缺血发作，无头晕，与典型的CADASIL 临床表现吻合。但患者 29 岁发病，相对较早，发病时处于妊娠晚期，妊娠期高凝状态是否参与了发病尚不能肯定。国外有文献报道，妊娠期的 CADASIL 患者出现神经系统症状的机率明显高于普通妊娠妇女；目前尚未发现本患者存在智能减退的症状，可能与发病年龄尚轻、病程较短有关。

头颅 MRI 检查对本病的诊断有特殊的意义，主要出现两种改变：皮层下和中央灰质的多发腔隙性梗死和脑室周围白质出现长 T_2 信号，病变不累及弓状纤维。早期可呈散在斑片状、大小不一，以后逐渐融合成大片状，左右半球大多对称，可一侧较重。其中对称出现在外囊和颞叶前区白质的长 T_2 信号病灶被认为是此病的 MRI 特点，可作为此病诊断的一个重要指标，但多在疾病相对晚期出现。

CADASIL 是系统性小血管病，外周活检特别是皮肤活检和腓肠神经活检结果对 CADASIL 的诊断较有价值，主要病理表现为内膜下纤维增生和透明样变性，超微结构显示小动脉内膜、基底层正常，中层明显增厚，有胶原碎片沉积，平滑肌细胞萎缩，细胞膜外 GOM 沉积。电镜检查可以发现血管平滑肌细胞萎缩变性及在其表面出现 GOM，小动脉和毛细血管壁出现 Notch3 蛋白沉积。GOM 阳性是诊断本病最直接的证据。本例患者的皮肤活检电镜下微小动脉的平滑肌细胞和毛细血管的周细胞表面出现大量的 GOM，符合 CADASIL 的典型病理改变，可以确诊为 CADASIL。*Notch3* 基因检查阳性也可确诊 CADASIL。

病例点评

CADASIL 的诊断仍不容易，尤其是本病与其他脑血管病有相似的临床表现。影像学上的白质病变也不是本病绝对特异的改变。应注意的鉴别诊断包括：其他和卒中相似的家族性疾病、脑淀粉样血管病、线粒体肌病脑病伴乳酸中毒及卒中样发作，以及多发性硬化等。当临床遇到缺乏脑血管病发病的危险因素、发病年龄较早，且反复发病的缺血性脑血管病患者，应注意追问其家族史。妊娠可能会对本病的发生有一定影响；其次应重视对本病家族成员的检测，特别是头颅 MRI 筛查，皮肤或腓肠神经活检与 *Notch3* 基因检查对本病有确诊意义。

参考文献

1. 王婉，任志霞，时英英，等. 伴有皮质下梗死和白质脑病的常染色体显性遗传性脑动脉病的临床和影像学特征分析. 卒中与神经疾病，2018，25（2）：168－172，188.

2. 牛媛，王健林. 常染色体显性遗传病伴皮质下梗死和白质脑病的临床研究进展. 国际遗传学杂志，2017，40（3）：177－182.

3. Di Donato I, Bianchi S, De Stefano N, et al. Cerebral autosomal dominant arteriopathy with subcortical infarcts and leukoencephalopathy（CADASIL）as a model of small vessel disease：update on clinical, diagnostic, and management aspects. BMC Med, 2017, 15（1）：41.

4. Brookes R L, Hollocks M J, Tan R Y, et al. Brief screening of vascular cognitive impairment in patients with cerebral autosomal－dominant arteriopathy with subcortical infarcts and leukoencephalopathy without dementia. Stroke, 2016, 47（10）：2482－2487.

5. Chabriat H, Hervé D, Duering M, et al. Predictors of clinical worsening in cerebral autosomal dominant arteriopathy with subcortical infarcts and leukoencephalopathy：Prospective cohort study. Stroke, 2016, 47（1）：4－11.

（蔡桂兰）

028
遗传性 AT 缺陷所致静脉窦血栓形成 1 例

病例介绍

患者，女性，40 岁。主因"左小腿前侧皮肤溃疡不愈 4 个月，间断头痛 2 个月，加重 8 天"入院。

入院前 4 个月，患者左小腿胫骨前皮肤因外伤出现溃疡，反复出血、结痂，至今未愈。2 个月前出现头痛，主要为双颞部钝痛，间断发作，每次持续约 15 分钟，不伴恶心、呕吐和发热，头痛与体位无关，发作时伴明显的烦躁。8 天前患者头痛症状明显加重，伴有恶心、呕吐，呕吐物为胃内容物，喷射性，偶有尿湿裤子自己却不知道，并出现坐立不安和精神错乱，如不认识家人和不知道在什么地方，讲话内容前后不连贯等。既往史：患者在产后 2 年曾患左下肢深静脉血栓，并行手术切除。家族史：其父患下肢深静脉血栓，可疑死于肺栓塞。内科检查正常，左下肢胫骨前溃疡大小为 5 cm×3 cm，表面同时有出血、渗出和结痂。神经系统检查：谵妄状态，不能配合。眼底无视乳头水肿，视野无缺损。四肢肌力 V 级，双侧病理反射阳性。颈抵抗。

头部 CT 示矢状窦高密度信号，明显的脑水肿。MRV 扫描发现上矢状窦、窦汇、直窦、左侧横窦多发充盈缺损（图 28 - 1）。入院后两次腰穿检查，压力分别为 0.64 kPa（65 mmH$_2$O）和 0.49 kPa（50 mmH$_2$O）。脑脊液总蛋白为 115 mg/dl，其他常规及生化指标均正常。血中凝血辅助因子抗凝血酶Ⅲ（AT - Ⅲ）活性多次检查均明显降低（表 28 - 1）。抗磷脂抗体、狼疮抗凝物、蛋白 C、蛋白 S 的活性均正常。血常规、生化、心电图、胸部 X 线、腹部 B 超检查正常。神经外科会诊无手术指征。

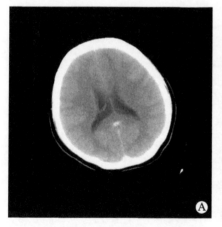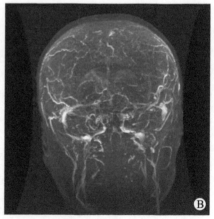

注：A 治疗前头部 CT：明显脑水肿及静脉窦高密度信号；B 治疗前头部 MRV：患者矢状窦和横窦、直窦存在明显的充盈缺损

图 28 - 1　治疗前患者头部 CT 和 MRV 影像

初步诊断为颅内静脉窦血栓形成（cerebral venous sinus thrombosis，CVST），给予低分子肝素抗凝和甘露醇脱水降颅压治疗。患者呕吐和谵妄状态逐渐好转，可以配合查体和问诊，但仍有明显头

痛。因考虑腰穿压力较低，停用甘露醇脱水治疗，患者再次出现呕吐和谵妄症状。经血液科会诊，考虑患者可能为遗传性 AT-Ⅲ 功能缺陷，并检测患者家属 AT-Ⅲ 的含量和活性（表 28-1），提示患者及其女儿、哥哥、侄女的 AT-Ⅲ 活性均明显低于正常，其母亲和丈夫的 AT-Ⅲ 活性正常，因此遗传缺陷应该来自其父亲。

表 28-1　先症者及家系成员临床表现和 AT-Ⅲ 功能与活性

家系成员	年龄（岁）	AT-Ⅲ		血栓性疾病
		浓度（mg/L）	活性（%）	
先症者	40	326.955	40.20	静脉窦血栓
女儿	11	174.361	48.80	无
哥哥	43	131.776	51.10	无
侄女	12	124.679	50.10	无
母亲	65	158.392	104.00	无
丈夫	40	142.422	94.20	无
AT-Ⅲ正常值		210~360	80~120	

由此，迅速调整治疗方案，恢复甘露醇治疗的同时将低分子肝素改为华法林口服。患者症状逐渐缓解，痊愈出院。出院前复查头部 MRV 显示静脉窦充盈缺损明显改善（图 28-2）。

我们进一步对上述家系成员的 AT-Ⅲ 基因进行 DNA 测序，发现只有外显子 3b 片段与正常对照不同，6431 位 *AT* 基因中一个等位基因的 C 到 T 置换，发生一个无义突变，导致精氨酸（CGA）变成终止密码子（TGA）。所检测家族成员中，除患者母亲和丈夫该基因正常外，其他家系成员均存在相同的突变。结果与前面 AT-Ⅲ 酶活性研究结果一致（图 28-3）。

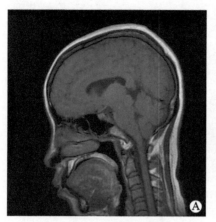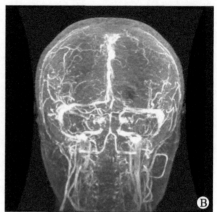

注：A 患者头部 MRI 显示脑水肿明显减轻，脑沟回显示清晰，未见病灶；B 治疗后患者头部 MRV 显示出矢状窦、横窦、窦汇

图 28 -2　患者治疗后头部 MRI 和 MRV 影像

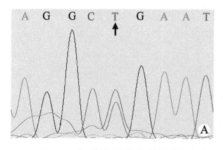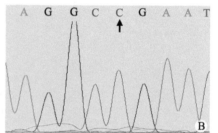

注：A 患者抗凝血酶基因外显子 3b 的 DNA 测序结果；B 正常人对照抗凝血酶基因外显子 3b 的 DNA 测序结果

图 28 -3　患者和正常人对照的 DNA 测序结果

患者家族 AT3b 外显子 PCR 扩增产物的单链构象多态性分析表明，除了患者母亲和丈夫，先症者和其他家族成员均发生了相同点突变，在正常的外显子 3b 片段中有三个 HaeⅢ限制性位点，C - G 突变破坏了其中的一个。在 HaeⅢ消化后，正常 3b 片段被切成 66 bp、34 bp、92 bp 和 40 bp 4 个片段，而突变等位基因只能被切成 66 bp、126 bp（34 bp + 92 bp）和 40 bp 3 个片段。结果见图 28 -4 和图 28 -5。

笔记

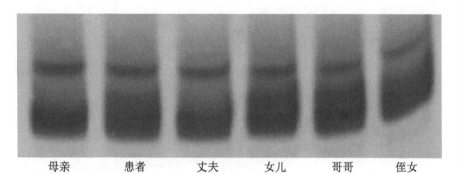

母亲   患者   丈夫   女儿   哥哥   侄女

注：样品在 80 g/L 非变性聚丙烯酰胺凝胶中运行，1×TBE 缓冲液，8～12 小时，电压 40 V

图 28 - 4　6 名家系成员 AT3b 外显子 PCR 扩增产物的单链构象多态性分析

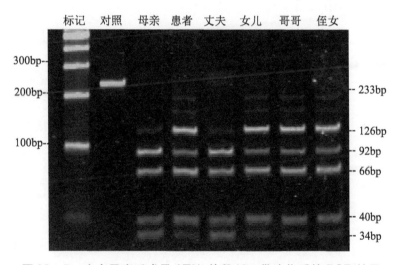

图 28 - 5　患者及家系成员 AT3b 片段 Hae Ⅲ 消化后的 PCR 结果

病例分析

这是一例少见的 AT 缺陷家系的静脉窦血栓形成病例。AT 功能缺陷是静脉血栓形成的高危因素。AT 的基因编码定位在染色体 1q23 - 1q25。人类 *AT* 基因长 13.5 kb，由 7 个外显子和 6 个内含子组成。AT 缺乏的患者易患血栓 - 栓塞性疾病，特别是下肢深静脉血栓和肺栓塞。AT 的自然突变分为 Ⅰ 型和 Ⅱ 型，主要区别点为在后一组中存在变异蛋白。遗传性 AT 缺乏症 Ⅰ 型主要是因为非均相分子缺陷，伴随少见的部分或全基因删除，大部分为小的插入等，删除和点突变发生在 AT 基因的外显子 2～6。AT 与肝素和凝血酶结合发挥抗凝作用。它具有两个功能位点：一个是丝氨酸蛋白酶反应位点定位于 Arg393－Ser394，另一个与赖氨酸残基（位于 125、107 和 136）和精氨酸残基（位于 129 和 145）相关。在 *AT* 基因突变后，肝素结合位点的氨基酸序列发生改变，导致 AT 活性明显降低，并进一步发生易栓倾向。本例患者肝素抗凝效果不佳也证明了该机制的作用缺陷。

本例患者是国内首例报道的 C6490T 点突变并导致临床症状的 AT 缺乏症家系，之前日本人和高加索人曾有相同家系报道。有报道，在核苷酸位置 5381 单纯 C 到 T 的点突变，结果导致无义突变 R129X，该突变在 8 个 AT 缺陷家系中被证实，这种突变的发生被解释为因其存在于 CpG 二核苷酸热点中。本例的 R197X 突变，在荷兰人、日本人和高加索人的症状性遗传性 AT 缺陷 Ⅰ 型家系中均有报道，同样发生于 CpG 二核苷酸热点中。因为这些家系的人种明显不同，强烈提示该突变是独立发生的，而不是继发于创始人效应。

本家系的其他成员具有相同的遗传缺陷，同样表现出 AT 活性的降低，却没有发生血栓性疾病，其原因可能是同时缺乏高凝状态的促发因素。AT 缺乏的患者尽管存在基因缺陷和蛋白功能异常，在缺乏促发因素的情况下，可以保持凝血功能的正常聚集与纤维溶解平衡。而本患者 CVST 的发生则与她持续几个月的皮肤溃疡不愈合密切相关。患者存在 AT 的基因缺陷，其血中 AT 含量虽然在正常范围内，但其数值明显高于家系中不存在血栓性疾病的其他成员，这提示患者存在代偿性 AT 合成增加（表 28 - 1），其胫骨前皮肤溃疡经久不愈，局部的反复出血、结痂诱发了血液系统的高凝状态，最终发生了 CVST。

CVST 临床症状往往缺乏特异性，但大多数患者均有明显的头痛、呕吐等高颅压症状。对于持续明显颅内压增高患者可采用减压术治疗。本患者尽管具有典型的头痛、呕吐、意识障碍等高颅压表现，甘露醇治疗也能明显缓解头痛症状，但是两次腰穿结果均表现为明显的颅内压降低，眼底也没有视乳头水肿，这在 CVST 患者中还是比较少见的。综上，本患者的 CVST 脑水肿归因于慢性静脉回流障碍，颅内压下降可能是对慢性脑水肿自身代偿的结果。这是否是 AT 缺乏性 CVST 特征性表现，还需要进一步研究。因此，对于明显脑水肿的 CVST 患者，尽管颅压较低或正常，仍应脱水治疗。此外，肝素抗凝治疗是 CVST 的重要治疗方法，但是对于肝素治疗效果不佳的 CVST 患者应该想到 AT 遗传性缺陷的可能。

🏥 病例点评

1. 这是中国首次报道的抗凝血酶 C6490T 遗传突变所致的静脉窦血栓病例，且对家系进行了较为完整的遗传学研究。该家系为国内独立发生的遗传突变，而不是继发于国外病例的创始人效应。

2. 患者为亚急性或慢性静脉窦血栓形成，虽然头痛症状明显，严重时伴有呕吐、谵妄，但患者腰椎穿刺颅内压低于正常，这在 CVST 患者中比较少见。造成低颅压的机制可能是对慢性脑水肿的自身代偿，还需进一步深入研究。

3. 该患者早期肝素抗凝治疗效果不佳，为其 AT - Ⅲ 与肝素结合位点功能障碍所致，提示对于肝素抗凝效果不好的患者应该想到遗传性 AT 缺陷所致。

参考文献

1. Li A, Liu T H, Liu Z D, et al. Antithrombin gene Arg197Stop mutation – associated venous sinus thrombosis in a Chinese family. Neural Regen Res, 2011, 6 (20)：1575 – 1579.

2. Patil V C, Choraria K, Desai N, et al. Clinical profile and outcome of cerebral venous sinus thrombosis at tertiary care center. J Neurosci Rural Pract, 2014, 5 (3)：218 – 224.

（刘占东　李继梅）

029
Trousseau 综合征 1 例

病例介绍

患者，男性，76 岁。主因"突发言语不利，伴右侧肢体力弱 1 天"入院。

患者 1 天前突发言语不利，不认识人、词不达意，右侧肢体力弱，无肢体麻木，无头晕、头痛，无恶心、呕吐，无肢体抽搐及意识障碍，入我院急诊查头平扫 CT 示大面积脑梗死。入院前 1 个月无明显诱因出现腹胀，伴食欲不振及体重下降。既往高血压、糖尿病、脑梗死病史。

查体：BP 130/70 mmHg，双肺呼吸音粗，未闻及明显干、湿性啰音。心律齐，未闻及明显病理性杂音。腹软，全腹无压痛、反跳痛及肌紧张，未及明显肿物，肠鸣音正常可及。神志清楚，混合性失语，右侧中枢性面舌瘫，右侧上肢肌力Ⅲ⁻级，右侧下肢肌力Ⅲ⁺级，余神经系统查体未见异常；头颅核磁示左侧额顶叶及颞枕叶多发 DWI 高信号（图 29-1）。

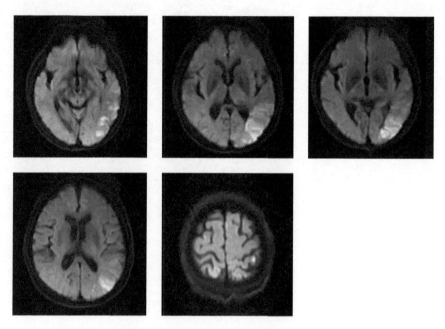

图 29-1 头颅核磁示左侧额顶叶及颞枕叶多发 DWI 高信号

入院诊断：急性多发性脑梗死。血常规、尿常规、便常规正常，凝血功能检查示 FDP 21.37 μg/ml，D - Dimer 9.6 μg/ml。肿瘤标志物：AFP 607.33 ng/ml（0~9 ng/ml），CEA 68.44 ng/ml（0~5 ng/ml），Cyfra211 29.34 ng/ml（0~3.3 ng/ml）；CA125 290.02 U/ml（0~35 U/ml）。胸部 CT：胃壁增厚。腹部超声：肝周液性暗区。根据患者临床表现，肿瘤标志物明显升高及胸部 CT 结果，考虑胃癌可能性大。进一步超声检查：双侧颈内静脉血栓形成，右侧腋静脉及肱静脉近段血栓形成，右小腿肌间静脉血栓。超声心动图未见心内血栓。TCD 示右侧颈内动脉 C1 段 - 前动脉分叉处轻度狭窄改变，左侧大脑中动脉 - 颈内动脉 C1 段高流速，双侧椎动脉、基底动脉血流速偏低，脑动脉硬化样频谱改变。

诊断： Trousseau 综合征。给予低分子肝素钙抗凝治疗，5 天后患者出现呃逆及右侧肢体力弱加重，右侧肢体肌力 0 级，2 天后为避免消化道出血，停用抗凝治疗，2 个月后突发呼吸骤停死亡，考虑死亡原因为肺栓塞。

病例分析

该患者为老年男性，急性起病，主要表现为言语不利，肢体力弱，入院前 1 个月有可疑肿瘤病史，头核磁示颅内多区域梗死，FDP 和 D – Dimer 明显升高，肿瘤标志物升高，合并静脉系统血栓，结合肿瘤病史，无肯定的栓子来源（如心脏彩超无瓣膜病变或心内血栓，无主动脉夹层），考虑为肿瘤高凝状态所致血栓栓塞事件，Trousseau 综合征诊断明确。该患者确诊后应用低分子肝素治疗，效果不佳，最终合并肺栓塞死亡。

Trousseau 综合征在 1865 年由 Armand Trousseau 首先发现并描述，其报道 1 例以迁移性血栓为首发临床表现的隐匿性胃癌病例，以后 Sack 等将恶性肿瘤患者体内常见程度不等的慢性凝血活化状态，可以仅有凝血功能检查异常无临床症状，也可以并发各种血栓栓塞事件称为 Trousseau 综合征，不仅包括静脉血栓，也包括动脉血栓，其中以脑血管最常见，尸体解剖发现大约 14.6% 肿瘤患者有卒中发作，其中 7% 为缺血性卒中。Trousseau 综合征的患者发生脑梗死的机制可能与高凝状态有关，多见于腺癌，考虑机制为：①高凝状态引起血管内微小血栓；②高凝状态可引起非细菌性感染性血栓性心内膜炎（non – bacterial thrombotic endocarditis，NBTE）。Finelli 回顾 DWI 病灶累及 3 个或 3 个以上血管分布区的脑梗死患者中大约 20% 为恶性肿瘤相关性脑梗死，考虑在找不到其他栓子来源的情况下，缺血性梗死合并恶性肿瘤相关高凝状态占75%，因此多区域脑梗死患者如果心脏彩超示无瓣膜病变或心内血栓，则应考虑 Trousseau 综合征。文献报道恶性肿瘤相关梗死的影像学特点为无强化、非环形、聚集成团或单一部位的 DWI 高信号，直径为 0.5 ~ 2.0 cm，常位于外周或大血管区域，分水岭区少见，无弥漫皮质或深部灰质核团受累。最常见受累部位为大脑皮层/皮层下，多为直径小于 10 mm 的小病灶，但需要与转移瘤、分水岭或低灌注性脑梗死和心房纤颤、心脏瓣膜病致脑栓塞相鉴别。Trousseau 综合征治疗目前首选抗凝（肝素）治疗肿瘤，当患者合并深静脉血栓时，可使用低分子肝素及维生素 K 拮抗剂。目前并不推荐口服抗凝剂治疗，肿瘤控制后 FDP 及 D - Dimer 水平下降，脑梗死复发率下降，可停用抗凝剂。

病例点评

　　该患者急性脑梗死入院，虽然合并脑血管病危险因素高血压及糖尿病，但鉴于其颅内多区域受累、FDP 和 D - Dimer 明显升高，推测肿瘤高凝状态所致 NBTE 栓塞为其主要发病机制。在临床上遇到多个动脉支配供血区出现了多发脑梗死的患者，缺乏肯定的栓子来源（如心脏彩超无瓣膜病变或心内血栓，无主动脉夹层），并伴有 FDP 及 D - 二聚体显著升高，应警惕隐匿性恶性肿瘤的存在，筛查肿瘤标志物，进行心脏及动、静脉超声检查，并完善胸部、腹部、盆腔 CT 扫描，必要时行 PET 检查。Trousseau 综合征确诊后可用肝素治疗并预防脑梗死复发，积极治疗肿瘤，改善患者预后。

参考文献

1. Ito S, Kikuchi K, Ueda A, et al. Changes in Serial D - Dimer levels predict the

prognoses of trousseau's syndrome patients. Front Neurol, 2018, 9：528.

2. Vilaseca A B, Pastoriza S, Ameida M. Non – bacterial endocarditis as an initial presentation of a Trousseau's Syndrome? A complex diagnostic challenge. Case report. Thrombosis Research, 2018, 164：208.

3. Finelli P F, Nouh A. Three – territory DWI acute infarcts：Diagnostic value in cancer – associated hypercoagulation stroke (trousseau syndrome). AJNR Am J Neuroradiol, 2016, 37 (11)：2033 – 2036.

4. Ishikawa M, Nakayama K, Ishibashi T, et al. Case series of cerebral infarction with trousseau's syndrome associated with malignant gynecological tumors. Mol Clin Oncol, 2016, 5 (1)：138 – 142.

5. Umemra T, Yamamoto J, Akiba D, et al. Bilateral cerebral embolism as a characteristic feature of patients with Trousseau syndrome. J Clin Neurosci, 2017, 42：155 – 159.

（张晓）

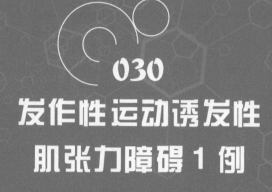

030
发作性运动诱发性
肌张力障碍 1 例

病例介绍

患者，男性，14 岁。主诉：发作性手足抽搐 6 年，加重半年。

患者 6 年前无明显诱因逐渐出现发作性手足抽搐，多于体位改变（坐卧位改站立位）、运动起始、情绪激动时发作。表现为手呈鹰爪状，足趾背曲，双下肢痉挛呈强直样改变，症状持续数秒后可自行缓解。偶有肢端麻木不适，遇冷无加重，无意识障碍及二便失禁。近半年患者上述症状发作频繁，2016 年年底就诊于我院门诊，查全段甲状旁腺激素水平稍升高；血钙、钠、磷、镁均正常。甲状旁腺 B 超示甲状腺左叶背侧经典甲状旁腺区低回声结节，考虑增大的甲状旁腺可能，为进一步诊治于 2016 年 12 月收入院。

体格检查： T 36.4 ℃，P 80 次/分，R 18 次/分，BP 105/60 mmHg，

身高 173 cm，体重 58 kg，BMI 19.38 kg/m²，神清，状可，全身浅表淋巴结未触及肿大，甲状腺未触及肿大，未见颈动脉异常搏动，未闻及颈动脉杂音，双肺呼吸音清，未闻及干、湿性啰音，心率80 次/分，律齐，未闻及异常杂音，腹软，无压痛、反跳痛，肠鸣音 4 次/分，双下肢不肿，双侧足背动脉搏动可。神经系统检查：脑神经检查未见异常，全身肌肉无萎缩或肥大，四肢肌力 V 级，肌张力正常，腱反射对称适中，双侧病理征(－)。共济运动稳准，感觉系统和植物神经系统未见异常。余神经系统检查未见异常。患者反复由坐位起立时，可诱发右侧手足痉挛样抽搐，表现为右手呈鹰爪样屈曲，右足内翻，每次发作持续 3～10 秒后自行缓解，发作期间不伴疼痛等不适，其后活动无异常。

实验室及影像学检查

全段甲状旁腺素（PTH）76.62～88.73 pg/ml（参考值11.00～62.00 pg/ml，2 次结果）；碱性磷酸酶（ALP）289 U/L（参考值 45～125 U/L），25－羟维生素 D₃[25－（OH）VitD₃] 9.09 ng/ml（参考值20.00～32.00 ng/ml），骨钙素（OSTEOC）258.40 ng/ml；血钙、钠、磷、镁均正常。ANA、ENA、抗链 O、C 反应蛋白、类风湿因子、ESR、甲状腺系列、贫血系列、生长激素、内分泌 6 项、肿瘤标志物、总钙等均未见异常。

头颅核磁：①脑实质 MRI 平扫未见明确异常；②右侧乳突炎可能；③鼻咽顶后壁软组织增厚，腺样体可能。脑电图检查大致正常。

肌电图：未见明显神经源性、肌源性损害，未见强直电位发放。

头颅 CT 平扫未见明显异常。

甲状旁腺 B 超：甲状腺左叶背侧经典甲状旁腺区低回声结节，

考虑增大甲状旁腺可能。

颈部 CT：甲状腺右侧叶外形饱满，密度不均；甲状腺右叶后方结节影，性质待定；腺样体肥大；双侧颈部多发淋巴结。

甲状腺 B 超：甲状腺腺体回声不均匀，呈网格状改变。甲状腺双叶结节，TI‒RADS 3 级。

甲状腺核素：未见冷热结节。

甲状旁腺核素检查：未见明显功能亢进的甲状旁腺组织。

长骨 X 检查：双侧股骨、胫腓骨未见确切骨质病变。

眼底：双眼屈曲不正。

给予患者 *PRRT2*、*SCN8A*、*EKD3* 等相关基因筛查，结果显示 *CCDC88C* 基因外显子 13 存在 c. 1391G＞A（p. Arg464His）杂合突变，其父该基因亦为杂合型，其母为野生型。

诊断：①发作性运动诱发性肌张力障碍；②甲状旁腺功能亢进；③甲状腺双叶结节（TI‒RADS 3 级）。

治疗：奥卡西平片 150 mg，每日 2 次，口服。

转归：患者用药后发作明显减少，但未完全消失，2 周复诊，将用量调整为早 300 mg，晚 150 mg，发作基本消失。到目前为止已用药 1 年，症状控制良好，无不适主诉，无明显药物不良反应。

病例分析

发作性运动诱发性肌张力障碍（paroxysmal kinesigenit dyskinesia，PKD）是以运动诱发的突发肢体或躯体任何部分的肌张力障碍、舞蹈和投掷、手足徐动等任何形式的组合，是突发性运动障碍中的一种。PKD 多在儿童期及青少年期发病，平均发病年龄为 8.8 岁。男性居多，男女比例为 4∶1。临床表现为突然要去做某个动作或改变方向时发作。寒冷、紧张、疲劳、气候异常等非特异因素也可诱发，常上下肢同时受累。发作频率不等，可间隔 1 个月或以上，也可每天发作上百次。初期发作次数较少，随着病程延长发作频率增加，可每天数十次，至青春期达高峰，以后有减少趋势。持续时间短暂，多为 10 ~ 30 s，很少超过 5 min。少数患者发作前有肢体不适，如发紧、发凉、麻木等。患者无意识障碍，不伴二便失禁。发作间歇期查体无异常，头颅 CT、MRI 均正常。发作期或间歇期脑电图检查均无特异性放电。阻断电压依赖性钠通道的抗癫痫药治疗有效。

本病例患者为青少年，呈发作性手足抽搐，多由体位改变、运动起始、情绪激动诱发，发作持续时间小于 1 min，发作时无意识障碍及大小便失禁，头核磁、脑电图、肌电图检查未见异常，奥卡西平治疗后发作减少，以上均符合 PKD 的诊断标准，综上考虑诊断 PKD。

该患者临床表现为运动起始时的肢体短暂性痉挛样发作，需与肌强直性肌病如先天性肌强直、先天性副肌强直、强直性肌营养不良等进行鉴别。肌强直性肌病为遗传性肌肉病，先天性肌强直由位于 7q35 的氯离子通道基因突变所致，先天性副肌强直由位于 17q23.1 − 25.3 的钠离子通道基因突变所致，强直性肌营养不良由位于 19q13.2 萎缩性肌强直蛋白激酶基因 CTG 动态突变所致。肌强直的临床表现为受累肌肉用力收缩后不能即刻松开，遇冷加重。肌电图检查可见强直电位。不同的肌强直还有其他相应的临床表现，如强直性肌营养不良，除肌强直外，还可有白内障、心律不齐或传导阻滞，以及内分泌异常等表现。该患者临床表现主要为运动起始时的肢体短暂性痉挛样发作，持续时间较短，数秒即可缓解，肌电图无异常，不符合肌强直的临床和实验室表现。该患者合并甲状旁腺功能亢进，甲状旁腺功能亢进主要临床表现为反复发作的肾结石、消化性溃疡、精神改变与广泛骨吸收等，目前尚无报道甲状旁腺功能亢进与肌张力障碍相关。

PKD 目前病因未明，国内报道通过基因检测发现在人脑高表达的富脯氨酸跨膜蛋白 2（proline – rich transmembrane protein，PRRT2）基因突变，可导致该病发生，为国际首次报道，确定 *PRRT2* 基因是 PKD 的一个致病基因。本患者检测到 *CCDC88C* 基因外显子 13 存在 c. 1391G > A（p. Arg464His）杂合突变，来自于父亲。但其父无类似症状。CliVar 数据库评估该基因变异临床表型为"Pathogenic"，Tsoi 等报道香港一个显性遗传性脊髓小脑共济失调家系中检出 *CCDC88C* 基因 c. 1391G > A（p. R464H）杂合突变。但该突变位点是否导致本患者的 PKD 临床表现，还有待进一步验证。

病例点评

PKD 是一种罕见病，目前发现大多数家族性 PKD 由 *PRRT2* 基因突变引起，其他可导致 PKD 的基因还包括 *SCN8A*、*KCNA1*、*SLC2A1*、*EKD3* 等。考虑诊断 PKD 的患者建议患者本人及其直系亲属完善基因检测。本病例患者完善基因检测未见 *PRRT2* 基因及相关基因突变，发现 *CCDC88C* 基因外显子 13 存在 c. 1391G > A（p. Arg464His）杂合突变，但该基因杂合突变与 PKD 的相关性有待进一步验证。PKD 采用抗癫痫药物治疗有效，首选苯妥英钠或卡马西平。

参考文献

1. Bruno M K, Hallett M, Gwinn – Hardy K, et al. Clinical evaluation of idiopathic paroxysmal kinesigenic dyskinesia: new diagnostic criteria. Neurology, 2004, 63

（12）：2280－2287.

2. 刘功禄，吴志英. 发作性运动诱发性运动障碍研究热点及面临的挑战. 中华神
经科杂志，2015，48（1）：3－6.

3. Tsoi H，Yu A C，Chen Z S，et al. A novel missense mutation in CCDC88C activates
the JNK pathway and causes a dominant form of spinocerebellar ataxia. J Med Genet，
2014，51（9）：590－595.

（杜艺彤　脱厚珍）

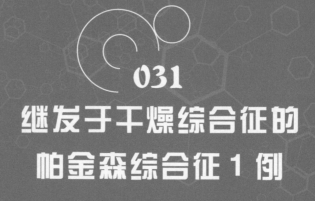

031
继发于干燥综合征的
帕金森综合征 1 例

病例介绍

患者，女性，59 岁。主因"左下肢阵发性颤抖 1 年，加重伴行动迟缓 4 个月"入院。

患者 1 年前无明显诱因出现阵发性左下肢颤抖，一般在静止和站立时出现，情绪激动和紧张时明显，症状进行性加重，逐渐累及左上肢及右下肢；近 4 个月来出现明显运动迟缓，左手活动笨拙，行走时左下肢拖地；无跌倒、不影响生活；伴有记忆下降。饮食、二便、睡眠正常。无情绪改变、睡眠中行为异常及嗅觉下降。10 天前就诊于我院门诊，考虑帕金森综合征（Parkinsonism，PDS），予以口服"司来吉兰，早、午各半片"治疗，症状改善不明显，为进一步诊治收住入我科。

笔记

既往史：有反复口腔溃疡病史 7～8 年；桥本氏甲状腺炎、甲减病史 2 年，平素口服优甲乐 50 μg qd；高脂血症史 2 年，口服辛伐他汀 1～2 片 qn；"心率快" 4 个月，口服倍他乐克 1 片 qd。

入院查体：神清语利。高级皮层功能：近期记忆力轻度下降；MMSE 27 分，MoCA 24 分；脑神经检查未见异常。左上肢肌力 V⁻级，左下肢肌力 IV⁺级，右侧肢体肌力 V 级；肌容积正常；左下肢肌张力轻度升高。指鼻试验、跟膝胫试验稳准；左侧肢体可见姿势性震颤；步态迟缓，左下肢拖拽；后拉试验（－）。左下肢针刺觉减弱；深感觉及皮层觉未见异常。四肢腱反射正常，病理征阴性，左侧足跖反射中性。UPDRS Ⅲ 评分：20 分。

辅助检查：免疫相关检查：ESR 29 mm/h↑；免疫球蛋白：IgG↑；IgG 亚类：IgG1 升高；ANA（＋）1∶160、dsDNA 209.58 IU/ml↑；抗SSA（＋）52KD；甲功 5 项均正常范围，TPO 232.9 U/ml↑、TG 467.4 U/ml↑。头颅 MRI：灶性脑白质脱髓鞘改变。四肢神经传导速度未见异常。双侧腮腺动态显像示：双侧腮腺摄取及排泄功能严重受损，左侧为著。颌下腺黏膜病理：涎腺组织部分小叶腺泡萎缩，散在大量淋巴细胞浸润，间质导管扩张。

风湿免疫科会诊：诊断原发性干燥综合征，予以羟氯喹 200 mg bid；雷公藤 2 片 tid 治疗。拟诊干燥综合征所致的帕金森综合征，停用司来吉兰等所有与帕金森综合征有关用药。

随诊：1 个月后随诊，双下肢震颤明显减轻，左上肢仍有姿势性震颤，幅度有所减小；左侧肢体运动笨拙和行走拖地明显好转；同时口眼干燥症状减轻。UPDRS Ⅲ 评分：15 分。

病例分析

干燥综合征（Sjogren's syndrome，SS）是一种主要累及外分泌

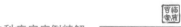

腺体的慢性炎症性自身免疫病，免疫性炎症反应主要表现在外分泌腺体的上皮细胞，分为原发性和继发性两类。我国人群的患病率为0.29%～0.77%，老年人群中患病率为3%～4%，女性多见，男女比为1：9～1：20，发病年龄多在40～50岁，也见于儿童。主要累及口腔、眼及鼻腔、消化道等表浅黏膜组织。约有2/3的患者可出现系统损害，引起皮肤、骨骼肌肉、肾、肺、血液等多个器官及系统的损害。约5%的患者会出现神经系统损害，以周围神经损害为多见，与血管炎有关，中枢神经系统锥体外系损害者较少报道。

该患者在锥体外系症状、体征出现前数年就出现了口干、反复口腔溃疡的症状，免疫系统相关检查及颌下腺病理支持原发性干燥综合征诊断，经过针对干燥综合征的治疗，其口眼干燥症状改善的同时，锥体外系症状、体征伴随改善，使用免疫治疗后的转归结果支持干燥综合继发帕金森综合征诊断。

早在19世纪90年代，帕金森病研究领域的科研工作者就发现了帕金森综合征患者合并干燥综合征的机会较高，并对其发病机制进行了探讨，提出了可能的共同发病机制包括：①干燥综合征相关抗体直接破坏基底节环路，导致帕金森综合征；②抗心磷脂抗体共同介导干燥综合征及帕金森综合征；③治疗干燥综合征应用的胆碱能激动剂可能会加重帕金森综合征患者症状。此后，全球陆续有相关的个案报道。在已报道的病例中，部分干燥综合征表现出现在帕金森综合征症状前，有一小部分出现在帕金森综合征症状之后，且使用糖皮质激素治疗后也并非所有的锥体外系症状均改善，因此干燥综合征和帕金森综合征的关系仍有待于进一步探讨。

笔记

病例点评

1. 本例患者以帕金森综合征入院，多学科协作确定其存在原发性干燥综合征，最终经过单纯的免疫学治疗后的疾病转归证实帕金森综合征系继发于干燥综合征。

2. 帕金森综合征在临床诊治过程中需要注意筛查免疫学疾病，如合并免疫学疾病，在治疗上同时需要考虑免疫调节治疗。

3. 仍需要长期随访，观察锥体外系症状、体征的长远变化情况，且需要完善帕金森相关的分子影像学检查，以了解多巴胺递质的代谢情况。

参考文献

1. 中华医学会风湿病学分会．干燥综合征诊断及治疗指南．中华风湿病学杂志，2010，14（11）：766－768.

2. Wu M C, Xu X, Chen S M, et al. Impact of Sjogren's syndrome on Parkinson's disease：A nationwide case－control study. PLoS One, 2017, 12（7）：e0175836.

3. Kchaou M, Ben Ali N, Hmida I, et al. Parkinsonism and Sjögren's syndrome：A fortuitous association or a shared immunopathogenesis? Case Rep Med, 2015, 2015：432910.

（陈征　张丽燕　脱厚珍）

032
以极后区综合征为首发症状的视神经脊髓炎谱系疾病1例

病例介绍

　　患者，女性，39岁。主因"间断呕吐4个月，头晕2月余"入院。

　　患者于入院4个月前患"感冒"，伴发热，体温最高38℃，口服中药治疗（具体成分不详），几天后体温正常，后出现恶心、呕吐，呕吐每天大于10次，每次持续几分钟到1小时，无明显腹痛及腹泻等，伴耳鸣，就诊于当地医院，给予止吐及静脉营养治疗后稍好转，但未完全缓解。2月余前再次呕吐，症状同前，次日出现头晕，伴视物旋转，改变体位时明显，耳鸣加重，伴耳闷、耳堵感，左耳显著，于当地医院住院治疗，头颅核磁未见明显异常，胃镜检查示浅表性胃炎，给予对症治疗好转，但仍有头晕，遂来我院

笔记

190

急诊就诊。神经系统查体：双眼侧视时可见粗大水平眼震，其余未见明显异常。予以营养神经、甘露醇脱水治疗，治疗后耳鸣好转，头晕无缓解，为进一步诊治收入院。

体格检查：心肺腹查体未见明显异常。神志清楚，言语流利，双侧瞳孔等大、等圆，光反应存在，双眼球各向运动充分，双眼侧视时可见粗大水平眼震，无复视，面纹对称，双侧软腭抬举好，咽反射存在，伸舌居中。四肢肌力 V 级，肌张力正常，四肢腱反射（++），双侧病理征阴性。指鼻试验、跟膝胫试验稳准，无明显感觉障碍。脑膜刺激征阴性。

实验室及影像学检查

脑脊液检查：压力 120 mmH$_2$O，红、白细胞均为 0；脑脊液生化：K 2.48 mmol/L，Na 134.4 mmol/L，Cl 1.7 mol/L，GLU 3.82 mmol/L；病原学检查阴性。血常规、生化、肿瘤标志物、凝血系统、脑血管检查、腹部超声、肺部 CT 均未见明显异常。

血及脑脊液 AQP4 抗体阳性。

头颅磁共振（2013 年 10 月 30 日）：脑干多发异常信号（图 32 - 1）。脊髓磁共振未见明显异常。

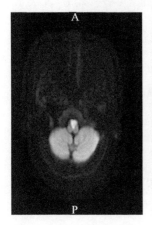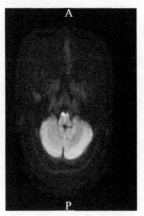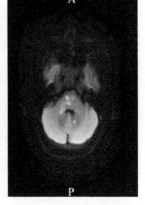

图 32 - 1　头颅磁共振

诊断：视神经脊髓炎谱系疾病（以延髓极后区综合征为首发症状）。

　　治疗方面：激素冲击治疗，后续口服激素逐渐减量，患者所有症状逐渐好转，2 年后随访，患者已无明显神经系统功能缺损症状及体征。

病例分析

　　视神经脊髓炎（neuromyelitis optica，NMO）是一种免疫介导的以视神经和脊髓受累为主的中枢神经系统炎性脱髓鞘疾病。NMO的病因主要与水通道蛋白 4 抗体（AQP4 - IgG）相关，是不同于多发性硬化的独立疾病实体。NMO 临床上多以严重的视神经炎和纵向延伸的长节段横贯性脊髓炎为特征性表现，常于青壮年起病，女性居多，复发率及致残率高。

　　临床上有一组尚不能满足 NMO 诊断标准的局限形式的脱髓鞘疾病，可伴随或不伴随 AQP4 - IgG 阳性，如单发或复发性视神经炎、单发或复发性横贯性脊髓炎、伴有风湿免疫疾病或风湿免疫相关自身免疫抗体阳性的视神经炎或横贯性脊髓炎等，它们具有与 NMO 相似的发病机制及临床特征，部分病例最终演变为 NMO。2007 年 Wingerchuk 等把上述疾病统一命名为视神经脊髓炎谱系疾病（neuromyelitis optica spectrum disorders，NMOSD）。NMOSD 为一系列 AQP4 抗体阳性但尚未完全符合视神经脊髓炎诊断标准的疾病。2015 年，NMOSD 国际诊断专家共识建议将 NMO 和 NMOSD 统称为 NMOSD，同时根据血清 AQP4 抗体的结果，分为 AQP4 阳性及阴性的 NMOSD。NMOSD 诊断标准中提出 6 个核心症状，包括视神经炎、脊髓炎、延髓极后区综合征（即其他原因不能解释的顽固性呃逆、恶心、呕吐）、急性脑干综合征、症状性发作性睡病或急性间脑临床综合征、症状性大脑综合征，MRI 有典型的 NMOSD 脑部表现。本患者有顽固性的恶心、呕吐，同时有极后区受累的 MRI 表现，血清及脑脊液 AQP4 抗体均为阳性，故诊断 NMOSD 明确。

📑 病例点评

　　NMOSD 的延髓极后区综合征患者突出临床表现为顽固性呃逆、恶心、呕吐，故临床遇到类似表现患者，需高度警惕 NMOSD 的可能，及时完善头部 MRI 影像学检查及血清和（或）脑脊液 AQP4 - IgG 抗体的检测，早期明确诊断。本患者属于典型的以延髓极后区综合征为首发表现的 NMOSD，给予激素治疗，临床症状逐渐改善。

参考文献

1. Wingerchuk D M, Banwell B, Bennett J L, et al. International consensus diagnostic criteria for neuromyelitis optica spectrum disorders. Neurology, 2015, 85 (2): 177 – 189.

2. Lennon V A, Kryzer T J, Pittock S J, et al. IgG marker of optic – spinal multiple sclerosis binds to the aquaporin – 4 water channel. J Exp Med, 2005, 202 (4): 473 – 477.

3. Wingerchuk D M, Lennon V A, Lucchinetti C F, et al. The spectrum of neuromyelitis optica. Lancet Neurol, 2007, 6 (9): 805 – 815.

（李尧）

033
阿尔茨海默病1例

病例介绍

患者，男性，60岁。因"进行性记忆减退、语言能力下降及肢体活动笨拙4年余"入院。

患者4年前出现记忆力减退，以近记忆障碍为主，如"忘记刚说过的话""忘记要买的东西"等，可经提醒或自行慢慢想起，症状间断出现，每次持续30分钟至数小时，伴言语不流畅，找词困难，取物及行走时较笨拙，生活尚可自理，无语速减慢及语调改变，无肢体无力。上述症状呈进行性加重。近1年半以来，患者言语减少、语速缓慢，远、近记忆力明显下降，不知道家庭地址，记不清年、月、日及电话号码，不能算数、穿衣、做饭、乘车外出等，可缓慢进食、洗漱，日常生活能力显著下降，每天多次自行如厕，每次大、小便量极少。自患病以来，患者性格较前急躁，偶见其于家中无目的徘徊，病程中无意识障碍、无幻觉，无肢体震颤、无力。否认高血压、糖尿病、高脂血症、脑血管病史。曾在外院行头 MRI 示脑内散在斑点状缺血性白质病变，海马萎缩。

入院查体：神清，查体欠合作，语量少，言语欠流利，记忆力、定向力、计算力、理解力均下降，书写不能、左右定向障碍、失用。脑神经（－）。四肢肌力正常，双下肢肌张力略增高（可疑违拗），无不自主运动，双上肢联带动作基本正常，快速重复对指运动速度缓慢、幅度减小，共济运动检查配合欠佳，Romberg 征（－）。感觉系统检查不配合。双侧肱二头肌腱反射（＋＋＋），双侧肱三头肌腱反射、桡骨膜反射、膝腱反射、跟腱反射（＋＋）。病理征（－）。

入院后完善相关检查：血生化、免疫、肿瘤标志物等检查正常。腰穿检查：脑脊液压力 110 mmH$_2$O，常规、生化正常，血清、脑脊液 AQP4－IgG Ab（－）、自身免疫性脑炎相关抗体、副肿瘤神经综合征相关抗体（－）。神经心理学检查：MMSE 4 分，MoCA 0 分（患者初中学历）。脑脊液生物学标志物检测：总 tau 蛋白含量 460. 15 pg/ml，总 Aβ42 蛋白含量 44. 54 pg/ml，总 tau 蛋白/总 Aβ42 蛋白＝10. 33。头 MRI 平扫＋海马像＋SWI：双侧大脑半球脑沟加深、变宽，脑回萎缩，双侧颞叶、海马萎缩，脑白质脱髓鞘改变；SWI 未见异常信号（图 33 －1 ～ 图 33 －3）。[18]F－FDG PET/CT 脑代谢显像：①双侧顶叶、颞叶脑皮质、双侧海马 FDG 代谢弥漫减低，顶叶脑沟稍增宽，左侧额叶部分脑回 FDG 代谢较对侧轻度减低；②右侧额叶、双侧侧脑室周围及左侧岛叶白质低密度影，未见明显异常 FDG 代谢，考虑脑白质缺血改变可能（图 33 －4 ～ 图 33 －6）。

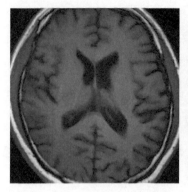

图33-1 头 MRI 的 T_1WI 大脑
半球脑沟加深、变宽，脑回萎缩

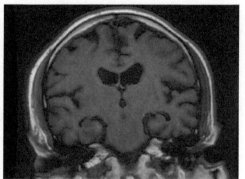

图33-2 头 MRI 的 T_1WI 海马、
颞叶萎缩，侧脑室扩大

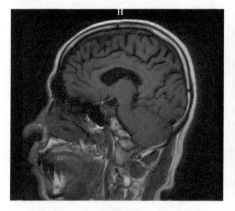

图33-3 头 MRI 的 T_1WI 大脑
半球脑沟增宽，脑回变薄

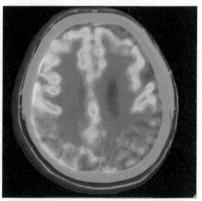

图33-4 $^{18}F-FDG$ PET/CT
脑代谢显像双侧顶叶皮质
FDG 代谢弥漫性降低

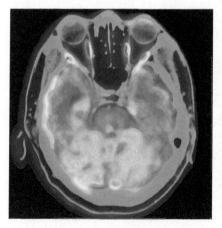

图33-5 $^{18}F-FDG$ PET/CT
脑代谢显像双侧颞叶皮质
FDG 代谢弥漫性降低

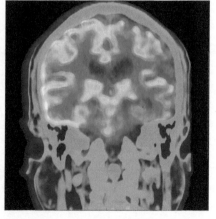

图33-6 $^{18}F-FDG$ PET/CT
脑代谢显像双侧海马
FDG 代谢降低

笔记

诊断为阿尔茨海默病，给予胆碱酯酶抑制剂治疗。

病例分析

本例患者隐匿起病，进行性发展，表现为进行性记忆减退，以近记忆力下降为主，如"忘记刚说过的话"，逐渐出现言语减少、找词困难、语速缓慢，失用、失写，时间、地点定向力下降，计算不能，视空间障碍，性格改变，日常生活能力显著下降。MMSE 4分，MoCA 0分。该患者脑脊液中总 tau 蛋白（Total tau，T－tau）含量增加，头 MRI 平扫＋海马像＋SWI：脑沟加深、变宽，脑回萎缩，双侧颞叶、海马萎缩。^{18}F－FDG PET/CT 脑代谢显像：双侧顶叶、颞叶脑皮质，左侧额叶部分脑回及双侧海马 FDG 代谢弥漫减低。临床诊断为阿尔茨海默病。需与血管性痴呆、额颞痴呆、路易体痴呆、帕金森病痴呆等相鉴别。

阿尔茨海默病（Alzheimer's disease，AD）是以进行性认知功能障碍和行为损害为特征的中枢神经系统退行性疾病，主要病理改变是淀粉样蛋白沉积、神经原纤维缠结和老年斑的形成。AD 经典诊断标准是 1984 年由美国国立神经和语言障碍及卒中研究所－阿尔茨海默病及相关疾病协会（National Institute of Neurological and Communicative Disorders and Stroke － Alzheimer Disease and Related Disorders Association，NINCDS－ADRDA）联合制订。近三十余年来 AD 诊断有了很大的进展，2014 年国际工作组（international working group，IWG）发表的修订版－IWG－2 标准，首次将 AD 生物标志物分为诊断标志物和进展标志物。脑脊液 β 淀粉样蛋白（amyloidβ，Aβ）和 tau、淀粉样蛋白正电子发射型计算机断层显像（positron emission tomography，PET）和 AD 致病基因携带为 AD 的诊断标志

笔记

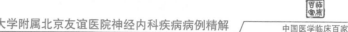

物，反映 AD 的病理生理进程，存在于疾病的所有阶段，与疾病的严重程度不一定相关。脑磁共振成像（magnetic resonance imaging，MRI）和 2 - 氟 - 2 - 脱氧 - D - 葡萄糖（2 - deoxy - 2 - [^{18}F] fluoro - d - glucose, ^{18}F - FDG）PET 为 AD 的进展标志物。MRI 显示 AD 患者脑皮质萎缩和脑室扩大，伴有脑沟、脑裂增宽，因此 MRI 成为较为常用的 AD 诊断方法，AD 患者脑损害最早局限于内嗅皮质，然后扩展至海马和新皮质，目前研究显示 AD 早期后扣带回也出现萎缩。AD 患者 ^{18}F - FDG PET 显像为皮质代谢降低，双侧楔前叶、后扣带回、顶叶较下部分、颞叶后外侧、海马和颞叶内侧葡萄糖代谢水平降低，而且降低程度和范围与临床症状和体征的严重程度呈正相关。

病例点评

AD 通常隐匿起病，表现为进行性加重的认知功能减退和非认知性神经精神症状。生物标志物脑脊液中 T - tau 含量增加，其敏感性和特异性达到 85%，其他神经退行性疾病如额颞叶痴呆，特异性大约只有 50% 左右。和 T - tau 相比，磷酸化 tau（phosphorylated forms of tau，P - tau）升高对 AD 诊断更有意义，可与其他类型痴呆进行鉴别。位于 21 号染色体的 AD 淀粉样蛋白前体蛋白基因（amyloid precursor protein，APP）突变导致产生具有神经毒性作用的 β 淀粉样蛋白 42（amyloidβ - protein，Aβ42），使部分神经细胞凋亡，促进 AD 的发生。结合头 MRI 和 ^{18}F - FDG PET，临床诊断为 AD。

参考文献

1. McKhann G, Drachman D, Folstein M, et al. Clinical diagnosis of Alzheimer's

Disease: report of the NINCDS – ADRDA Work Group under the auspices of Department of Health and Human Services Task Force on Alzheimer's Disease. Neurology, 1984, 34 (7): 939 – 944.

2. Dubois B, Feldman H H, Jacova C, et al. Advancing research diagnostic criteria for Alzheimer's disease: the IWG – 2 criteria. Lancet Neurol, 2014, 13 (6): 614 – 629.

3. Dukart J, Mueller K, Villringer A, et al. Relationship between imaging biomarkers, age, progression and symptom severity in Alzheimer's disease. Neuroimage Clin, 2013, 3: 84 – 94.

（周春来　乔杉杉　秦玮婷　张拥波）

034
皮质基底节变性1例

病例介绍

患者，女性，65岁。因"双上肢活动笨拙2年，智能减退半年，加重3个月"入院。

患者2年前出现双上肢行动迟缓、活动笨拙，以右上肢为著，表现为穿衣、解扣、做家务时动作减慢，上述症状逐渐加重。无头晕、肢体无力，无静止性震颤、行走及平衡障碍，无嗅觉减退等，未就诊。病情进行性加重，于1年前就诊于我院神经内科门诊。当时查体：神清，语利，高级皮层功能粗测正常，颅神经检查大致正常。双上肢肌张力增高，以右侧为著，双下肢肌张力正常。四肢肌力Ⅴ级。双侧腱反射对称存在。双上肢握拳、捏指动作均减慢，右上肢可及轻度姿势性震颤，后拉试验（－）。实验室检查：肝肾功能、甲状腺功能均正常。评分：MMSE评分26分（小学文化）。UPDRS评分：第三部分15分，总分22分。治疗：给予美多芭125 mg，一日三次试验性治疗。四周后门诊评估，患者双上肢肌张力增高、运动迟缓症状有所改善。评估：UPDRS评分：第三部分10分（改善率为33%），总分17分。遂诊断为"帕金森综合征，帕金森病可能性大"，予以美多芭继续治疗。

入院前半年患者双上肢动作迟缓症状有所加重，尤其是精细活动，穿衣解扣、书写困难加重，并出现健忘，丢三落四，经常找不到东西，同时伴有情绪低落，兴趣减低，什么事也不想做，不爱出家门，有独自落泪的情况，无明确的视幻觉、行为异常，生活尚能自理，部分精细活动需要帮助，行走轻度减慢，无明显拖步及跌倒，伴便秘，无尿失禁、潴留。门诊查体：神清，语利，近记忆力减退，面部表情可，眼球各向活动均正常，无上、下视受限，余颅神经检查大致正常。四肢肌力Ⅴ级。双上肢肌张力增高，以右侧为著，非齿轮样增高，双下肢肌张力轻度增高。双侧腱反射对称存在。双上肢握拳、捏指动作均减慢，右上肢可及姿势性震颤。后拉试验（－）。卧立位血压收缩压相差10～15 mmHg。评估：UPDRS评分：第三部分16分，总分31分；MMSE评分21分（小学文化）；汉密尔顿抑郁评分10分；汉密尔顿焦虑评分9分；SCL－90提示轻度焦虑、中度抑郁。调整治疗至美多芭125 mg一日三次、泰舒达50 mg一日二次、左洛复50～100 mg一日一次治疗。调整治疗后，患者行走速度有所改善，但精细运动如扣扣子、写字等仍有困难，有时需要帮助，情绪明显改善，每日可以同家人一起出门锻炼，独自落泪次数也明显减少，仍有丢三落四的情况，学习能力明显下降。

3个月前反应减慢，近记忆力、计算力明显减退，学习能力、生活能力明显下降，如不能独立正常完成做饭等工序复杂的活动，不能扣扣子、拉拉链等，行走略缓慢，步基略宽，有时有不稳感，但未出现跌倒，曾出现一次幻觉。无明显睡眠障碍、二便失禁，仍有便秘。门诊查 MMSE 为 16 分。为进一步诊治收入院。

既往史：高血压病史 10 余年，血压最高达 180/90 mmHg，目前服用替米沙坦、施慧达治疗，血压控制可。3 年前患后循环缺血，无明确后遗症。家族史：无类似疾病的家族史。

入院查体：神清，轻度淡漠，音调低，眼动充分，无上下视障碍，无眼震及复视，四肢肌力 V 级。四肢肌张力均增高，右侧高于左侧，上肢高于下肢。双上肢捏指、握拳等动作明显减慢甚至不能完成，双侧轮替完成差。左侧 Babinski 征（＋），双侧指鼻试验欠稳准，双侧跟膝胫试验不能完成。右上肢轻度姿势性震颤，右侧肢体可见不自主活动，步基略宽，后拉试验可疑（＋），行走时联带动作减少。卧立位血压收缩压相差 10～15 mmHg。令患者做扣扣子、拉拉链、写字动作，患者不知如何完成，存在肢体失用。评分：UPDRS 评分：第三部分 20 分，总分 34 分；MMSE 评分 16 分（小学文化）；MoCA 评分 13 分；汉密尔顿抑郁评分 9 分；汉密尔顿焦虑评分 9 分；SCL－90 可见轻度焦虑、轻度抑郁。

辅助检查：血常规、尿常规、便常规，肝、肾功能均正常，甲状腺功能正常，贫血系列正常。TCD：脑动脉硬化改变。脑电图：异常脑电图，背景生理波减慢，全导低至中幅慢波弥漫性改变。头颅核磁：①可见额叶、颞叶、顶叶皮层萎缩；②右侧基底节区腔梗软化灶；③脑白质脱髓鞘改变（图 34－1）。^{131}I－MIBG 显像：①心肌交感神经功能减低。②建议进一步检查除外帕金森综合征。[H/M 值：1.47（15 min），显著低于正常值（2.3）]。

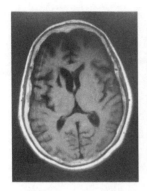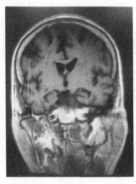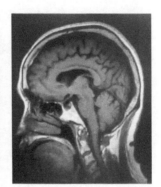

图34-1 头颅核磁

病例分析

此患者为老年女性，慢性病程，逐渐进展。2年前以行动迟缓、动作笨拙起病，伴有肌张力增高，患者初次就诊时，第一步根据当时应用的UK脑库标准，符合帕金森综合征的诊断；第二步根据排除标准，无卒中、外伤、中毒史，无小脑体征、核上性凝视麻痹、自主神经体征、认知功能减退，无排除标准中的症状、体征；第三步支持诊断标准中，仅符合"疾病逐渐进展、对左旋多巴有反应"两条，不能完全确定诊断帕金森病。因此，对此患者给予了美多芭治疗，并进行了密切的随诊。之后患者的运动迟缓症状进行性加重，以精细运动为著，双下肢也逐渐受累，并且出现了轻度认知功能减退，但当时同时合并有焦虑、抑郁的情况，因此首先需要除外假性痴呆的可能，在调整抗帕金森病药物剂量改善运动症状的同时，给予抗焦虑、抑郁药物改善情绪。但患者在情绪改善后，其运动功能，尤其是精细运动能力，如扣扣子、拉拉链、写字等动作障碍仍进行性加重，多数时间需要别人帮助完成，同时认知功能障碍仍呈进行性加重，学习能力明显下降。在详细查体后发现患者对于

笔记

捏指、握拳、轮替等动作并非是单纯的迟缓，而是不能够按照指令完成相应的动作，对于扣扣子、拉拉链、写字等动作，则是不知道该如何去完成，因此考虑存在肢体失用的情况。影像学检查可见额叶、颞叶、顶叶皮层萎缩征象。此患者的主要症状、体征为运动迟缓、肌张力增高、肢体失用、认知功能障碍、肢体不自主运动，根据2017年 MDS 的诊断标准，符合排除标准中的"明确的皮层性的感觉丧失，明确的肢体观念运动性失用或者进行性失语"，首先除外了帕金森病的诊断。其次根据患者存在典型的肢体失用、皮层萎缩，考虑皮质基底节变性（cortico basal degeneration，CBD）的可能。

根据诊断标准，CBD 分为：①很可能 CBD：隐匿起病，逐渐进展，症状持续至少 1 年，发病年龄 > 50 岁，无家族史，临床表型为很可能皮质基底节综合征（corticobasal syndrome，CBS）或额叶行为空间综合征（frontal behavioral‑spatial syndrome，FBS），或非流畅性或语法错误性原发性进行性失语（nonfluent/agrammatic primary progressive aphasia，naPPA），加上至少 1 个 CBD 特征（a 肢体僵硬或运动困难；b 肢体肌张力障碍；c 肢体肌痉挛；d 口或肢体失用；e 皮质感觉缺失；f 异己肢），tau 蛋白基因无突变。②可能 CBD：隐匿起病，逐渐进展，症状持续至少 1 年，无最小发病年龄限制，可以有家族史，临床表型为很可能 CBS 或 FBS 或 naPPA 或进行性核上性麻痹综合征（progressive supranuclear palsy syndrome，PSPS）加上至少 1 个 CBS 特点（a～f），tau 蛋白基因可能突变。本例患者未进行tau 蛋白检测，根据诊断标准，可以诊断为很可能皮质基底节变性。

病例点评

此病例诊断思路清晰，变性疾病往往病程长，需要仔细观察病情变化，随症状、体征的变化，诊断也相应有一定变化。①对于神经系统变性疾病，密切的随访、观察、评估，对患者的诊断和治疗非常重要。②要善于发现新的症状和体征，通过详细的查体后发现该患者合并有肢体的失用，这个体征的发现为诊断提供了线索。③对于神经系统变性疾病，要明确诊断思路，紧跟诊断指南，寻找排除和支持证据，从而尽早对患者做出诊断。④在此病例中，MDS诊断标准将MIBG加入到了诊断支持标准中来，新技术的应用对提高诊断的准确度有很好的支持作用。如有可能，可以对此患者进一步行tau蛋白的检测。

参考文献

1. 齐俊佳，张杰文. 皮质基底节变性的临床特点及诊断研究进展. 中国实用医刊，2015，42（6）：封3 – 封4.

2. Lamb R, Rohrer J D, Lees A J, et al. Progressive supranuclear palsy and corticobasal degeneration：Pathophysiology and treatment options. Curr Treat Options Neurol, 2016, 18（9）：42.

3. Josephs K A. Key emerging issues in progressive supranuclear palsy and corticobasal degeneration. J Neurol, 2015, 262（3）：783 – 788.

（张丽燕　脱厚珍）

035
进行性延髓麻痹 1 例

患者，女性，66 岁。主因"言语不清 6 个月"入院。

患者 6 个月前无明显诱因逐渐出现发音不清，尤其带有"L"音的字明显，鼻音重，自觉底气不足，舌头发硬，运动不灵活。无明显吞咽困难、饮水呛咳，但觉唾液增多，服用较大的药丸较前费力。无头晕、头痛，无肢体无力/麻木，无肌肉疼痛及跳动，症状无晨轻暮重，休息后不缓解。曾就诊于外院，完善头颅核磁、肌电图及副肿瘤相关抗体等检查均未见异常。症状逐渐加重，为进一步明确诊治收入我院。

患者自发病以来，饮食及二便如常，体重较前无明显变化。既往甲状腺功能减退病史 10 余年，服用优甲乐 100 μg qd 治疗；血脂代谢异常病史1年余，服用阿托伐他汀10 mg qn治疗；间断咳嗽、憋气7个月，1个月前曾于我院呼吸科住院治疗，诊断细菌性肺炎。青霉素皮试阳性，否认其他药物及食物过敏史。偶有饮酒，量少，否认吸烟史。否认家族中有类似病史及遗传病史。

入院查体：BP 120/80 mmHg，内科系统查体未见明显异常。神清，构音不清，高级皮层功能大致正常。双瞳孔等大、等圆，对光反射（＋），眼动充分，无眼震，双面纹对称，伸舌居中，双软腭抬举尚可，悬雍垂不偏，咽反射存在，舌肌无明显萎缩，可见舌肌纤颤；四肢肌力Ⅴ级，肌张力正常，双手第一骨间肌萎缩，无明显肌肉束颤。双侧指鼻及跟膝胫试验稳准；双侧面部及肢体针刺觉正常，关节位置觉、音叉震动觉正常；双侧腹壁反射消失，左下肢膝反射减弱，余肢体腱反射（＋＋）；双掌颏反射（＋）、吸吮反射（＋）、下颌反射（＋）；双Babinski征（＋），双Pussep征（＋），双Hoffmann征（＋）；颈软，Kernig征（－）。洼田饮水试验2级。

辅助检查：血常规：RBC 3.77×10^{12}/L；尿、便常规正常；血生化：CHOL 3.47 mmol/L，TG 1.74 mmol/L，HDL－C 0.81 mmol/L，LDL－C 1.86 mmol/L；甲状腺系列＋TG＋TM：TSH 0.48 μIU/ml，ATG＞2262.00 U/ml；风湿免疫系列：ANA ＋1∶160（核膜）、＋1∶80（胞浆），余均正常。DIC、TnT＋BNP正常；肿瘤标志物，艾滋病、梅毒、乙肝、丙肝感染项目，糖化血红蛋白，血清同型半胱氨酸均正常。血副肿瘤抗体均为阴性。头颅核磁：双侧基底节区多发血管周围间隙；老年性脑改变；空蝶鞍。肌电图＋神经传导速度：双侧第Ⅰ骨间肌、左侧胫前肌可见自发电位；左侧胫后神经F波潜伏期延迟。肺功能：阻塞性通气功能障碍；弥散功能正常。TCD：双侧大脑中动脉血流速度显著增快，脑动脉硬化改变；左侧锁骨下动脉血流速度增快，颈部动脉硬化改变。脑电图：正常范围。颈部血管超声：双侧颈动脉内中膜增厚伴左侧斑块形成，右侧锁骨下动脉起始段斑块形成。胸部 CT：右肺尖磨玻璃结节影；双肺散在索条影，考虑慢性炎症；脾、胃间隙软组织结节影，性质待定。腹部超声：脂肪肝。腰椎穿刺：脑脊液压力为 120 mmH$_2$O，常规、生化正常；病原学相关检查阴性；脑脊液 IgG 指数 0.90（参考值 < 0.85）；脑脊液副肿瘤抗体及重症肌无力相关抗体均为阴性。

临床诊断：运动神经元病——进行性延髓麻痹。

治疗经过：入院后给予改善循环、营养神经等对症治疗，患者自觉临床症状略有好转出院，建议口服利鲁唑治疗。

病例分析

运动神经元病（motor neuron disease，MND）选择性损害脊髓前角细胞、脑干后组运动神经元、皮质锥体细胞及锥体束，使随意运动受累，出现不同组合的肌无力、肌萎缩、延髓麻痹和锥体束征。因病理损害部位不同，临床表现包括肌萎缩侧索硬化（amyotrophic lateral sclerosis，ALS）、进行性肌萎缩（progressive muscular atrophy，PMA）、进行性延髓麻痹（progressive bulbar palsy，PBP）和原发性侧索硬化（primary lateral sclerosis，PLS）四种类型，其中 ALS 最为常见。我国通常将肌萎缩侧索硬化和运动神经元病两个概念混用。

世界神经病学联盟于 1994 年在西班牙首次提出该病的 EI Escorial 诊断标准，2000 年又发表此标准的修订版，具体如下：（1）诊断 ALS 必须符合以下 3 点：①临床、电生理或病理检查显示下运动神经元病变的证据；②临床检查显示上运动神经元病变的证据；③病史或检查显示上述症状或体征在一个部位内扩展或者从一个部位扩展到其他部位。（2）同时必须排除以下 2 点：①电生理或病理检查

笔记

提示患者有可能存在导致上下神经元病变的其他疾病；②神经影像学提示患者有可能存在导致上述临床或电生理变化的其他疾病。

（3）可以进一步根据临床证据的充足程度，对 ALS 进行分级诊断。如表 35 - 1 所示。

表 35 - 1　修订的 El Escorial 肌萎缩侧索硬化临床诊断标准

临床诊断确定性	临床特点
确诊 ALS	至少有 3 个部位的上、下运动神经元病变体征
很可能 ALS	至少有 2 个部位的上、下运动神经元病变体征，而且，某些上运动神经元体征必须位于下运动神经元体征近端（之上）
实验室支持很可能 ALS	仅 1 个部位的上、下运动神经元病变体征，或 1 个部位的上运动神经元体征，加肌电图显示的至少 2 个肢体的下运动神经元损害证据
可能 ALS	仅 1 个部位的上、下运动神经元病变体征，或有 2 处或以上的上运动神经元体征，或者下运动神经元体征位于上运动神经元体征近端（之上）

注：将 ALS 神经元变性的部位分为 4 个：延髓、颈髓、胸髓、腰骶髓。

进行性延髓麻痹为运动神经元病的少见类型。一般发病年龄较晚，多于 40 ~ 50 岁以后起病，主要选择性侵犯延髓和脑桥的脑神经运动核，临床表现为进行性发音不清、声音嘶哑、吞咽困难、饮水呛咳、咀嚼无力，可有舌肌萎缩伴束颤，唇肌、咽喉肌萎缩，咽反射消失；亦可同时损害双侧皮质脑干束，出现强哭强笑、下颌反射亢进，呈现真性和假性延髓麻痹共存。随着病情进展，可逐渐出现其他节段上、下运动神经元同时受累的表现。

进行性延髓麻痹需与其他临床常见的延髓受累疾病相鉴别：
（1）急性起病的延髓麻痹：①急性脑血管病，常伴有肢体瘫痪、言语障碍等症状，影像学检查可明确；②吉兰 - 巴雷综合征，常有前驱感染史，四肢远端对称性无力，呈弛缓性瘫痪，脑脊液蛋白细胞分离现象。（2）亚急性起病的延髓麻痹：①重症肌无力可有延髓症状，但无肌肉萎缩及束颤，受累肌群的无力常表现为晨轻暮重，病态疲劳，新斯的明试验阳性；②多发性硬化可有延髓麻痹症状，但病程具有时间及空间多发性，影像学及脑脊液检查可明确。（3）慢性起病的延髓麻痹：①延髓空洞症可表现延髓麻痹症状，但伴有感觉障碍，影像学检查可明确；②桥小脑角肿瘤、脑干肿瘤或枕骨大孔区肿瘤可有延髓麻痹症状，常有感觉障碍，影像学检查可确诊；③眼咽型肌营养不良，首发症状多为眼外肌无力，肌电图呈肌源性损害。

本例患者为老年女性，亚急性起病，进行性加重，首发症状为发音不清、吞咽费力，起病6个月后入院查体示构音不清，双软腭抬举尚可，咽反射存在，有舌肌纤颤，双掌颏反射（＋）、吸吮反射（＋）、下颌反射（＋），真、假性延髓麻痹共存，此外查体发现双手骨间肌轻度萎缩、双下肢病理征阳性，肌电图提示颈区、腰骶区运动神经元损害，符合3个区域上、下运动神经元损害特征，可考虑诊断运动神经元病——进行性延髓麻痹。

病例点评

运动神经元病是一组以上、下运动神经元损害为突出表现的慢性进行性神经系统变性疾病，临床表现为上、下运动神经元损害的不同组合，通常感觉系统及括约肌功能不受累，因病理损害部位不同，临床分为四种类型。本例患者首发症状显示延髓运动神经核及双侧皮质核束损害，上、下运动神经元同时受累，考虑诊断运动神经元病——进行性延髓麻痹。

运动神经元病目前仍缺乏有效的药物治疗，应用抗兴奋性氨基

酸毒性药物利鲁唑，可延长延髓麻痹患者生存期，但无法改善患者
肌力和生活质量。最新研究表明，自由基清除剂依达拉奉可能对运
动神经元病有效。

参考文献

1. 吴江，贾建平．神经病学．3版．北京：人民卫生出版社，2017：359－364.

2. 董高磊，赵宇．肌萎缩性侧索硬化的研究进展．医学综述，2018，24（13）：
2632－2635.

3. 蒋雨平．运动神经元病．中国临床神经科学，2014，22（6）：663－665，671.

4. Zarei S，Carr K，Reiley L，et al．A comprehensive review of amyotrophic lateral
sclerosis．Surg Neurol Int，2015，6：171.

（杨伊姝　张拥波　李尧）

笔记

036

表现为急性延髓麻痹的吉兰－巴雷综合征1例

患者，女性，56岁。主因"吞咽困难、饮水呛咳4天"于2016年11月24日入院。

入院前4天无明显诱因出现吞咽困难、饮水呛咳，不伴声音嘶哑，无视物模糊、口角歪斜，无力弱及行走不稳。发病当天就诊于当地医院，电子喉镜检查正常，神经内科检查发现双侧咽反射消失，双下肢膝反射、跟反射减低，无肢体无力。入院前3天出现右侧软腭抬举力弱，咽反射仍消失。头部MRI示脑内小灶性缺血性脱髓鞘改变。F波、瞬目反射及脑干听觉诱发电位（BAEP）检查正常，入院前2天双侧膝反射消失，耳鼻喉科检查见左侧声带固定，考虑左侧声带麻痹。当地医院诊断为"急性延髓麻痹，吉兰－巴雷综合征（Guillain – Barré syndrome，GBS）可能"。给予大剂量静脉用丙种球蛋白（IVIG）、B 族维生素、更昔洛韦等治疗，同时给予鼻饲饮食。于发病第4天转入我院。

既往史：无特殊，否认此前 1~2 周上呼吸道感染、发热、腹痛或腹泻病史。

入院查体：神清，言语流利，声音低沉，无声音嘶哑，悬雍垂右偏，双侧软腭可以上抬，右侧稍力弱，右侧咽反射存在，左侧咽反射消失。洼田试验阳性（5 级），余脑神经检查未见异常。四肢肌力、肌张力正常，右侧膝反射（ – ），左侧膝反射减低（ + ），双侧跟腱反射减低（ + ）。双侧病理征阴性。深浅感觉正常。

入院后完善相关检查：血生化、风湿免疫、肿瘤标志物等检查正常。头部 MRI 示灶性脑白质脱髓鞘改变。腰穿检查（住院第 7 天）：脑脊液（cerebral spinal fluid，CSF）压力为 145 mmH$_2$O，脑脊液：白细胞 8.0 × 10^6/L，蛋白 28.36 mg/dl，葡萄糖 3.44 mmol/L，IgG 鞘内合成率略升高，为 7.48 mg/24 h（正常 <7.0 mg/24 h）。血髓鞘碱性蛋白（MBP）升高，9.85 μg/L（正常 <2.5 μg/L）。血、CSF 水通道蛋白 4（AQP4）抗体均阴性。血、CSF 神经节苷脂谱抗体（GM1、GM2、GM3、GD1a、GD1b、GT1b、GQ1b）均阴性，血、CSF 的 Hu、Yo、Ri 抗体阴性。肌电图、神经传导及重频神经电刺激（RNS）检查正常。

诊断：GBS，急性延髓麻痹型。

诊疗经过：继续给予静脉丙种球蛋白 0.4 g/（kg·d），共 5 天，B 族维生素治疗。鼻饲饮食。治疗后患者症状明显改善，住院第 9 天可自主进食，停止鼻饲。查体：悬雍垂居中，双侧咽反射可引出。耳鼻喉科电子喉镜检查显示双侧声带对称，无声带麻痹。住院第 20 天双侧膝反射均可以引出（ + ），双侧跟腱反射正常对称引出（ ++ ）。

病例分析

　　GBS 是临床表现高度异质性的疾病，常伴有脑神经损害。临床常出现面瘫、眼肌麻痹、延髓麻痹。既往的研究及病例报道曾将临床上以急性延髓麻痹（acute bulbar palsy，ABP）为突出表现的 GBS 患者归为 Miller - Fisher 综合征或咽 - 颈 - 臂变异型（pharyngeal - cervical - brachial，PCB 变异型），2014 年 Wakerley 等在 GBS 和 MFS 新诊断分类中将临床表现为延髓麻痹的类型归为 GBS 的一个亚型 - 急性咽肌无力。2015 年韩国学者提出将急性延髓麻痹型（acute bulbar palsy，ABP）作为 GBS 的一个新的变异型，其突出的临床特点为急性延髓麻痹而不伴有肢体无力。ABP 依据临床表现分为两种：孤立的急性延髓麻痹型（ABP - isolated，ABPi）和急性延髓麻痹叠加型（ABP - plus，ABPp）。ABPp 的临床表现除了急性延髓麻痹外，同时存在任何一项以下 GBS 的特征：其他脑神经受累，共济失调，反射消失，CSF 蛋白细胞分离，血清抗 GM - Ab 阳性，或轻微的神经传导速度异常。对于 ABPp 型，GT1a - IgG 抗体阳性率最高，其次为 GQ1b - IgG 抗体。

　　本例患者表现为急性延髓麻痹，伴双下肢反射减低或消失，符合急性延髓麻痹叠加型（ABP - plus，ABPp）的诊断。临床上需要与重症肌无力、运动神经元病所致延髓麻痹、肉毒中毒、脑干梗死等相鉴别，根据该患者临床病史、临床表现、神经系统查体及电生理检查等除外了上述疾病。GBS 是免疫介导的疾病，患者病前多有呼吸道或胃肠道的感染，常见空肠弯曲菌、流感嗜血杆菌等感染，发病机制目前认为与分子模拟有关。但本患者无前驱感染的病史。GBS 的治疗主要是针对发病机制的治疗，建议急性期首选静脉丙种

笔记

球蛋白治疗或血浆置换治疗。

病例点评

　　GBS 患者临床可以表现为 ABP，多数患者 ABP 与 GBS 的其他症状重叠，而少数患者仅表现为 ABP 而不伴有肢体无力。这例患者临床起病表现为急性延髓麻痹，伴有双侧下肢腱反射消失，不伴肢体无力，没有 CSF 的蛋白细胞分离现象，神经传导速度检查及 F 波检查正常，符合 ABPp 的诊断标准。GBS 患者常伴有血神经节苷脂相关抗体升高，如 MFS 血 GQ1b－IgG 抗体常阳性，ABP 患者常有血 GT1a－IgG 抗体阳性，抗体阳性支持 GBS 及其亚型的诊断，但抗体阴性不能除外诊断。本患者早期确诊，早期给予 IVIG 治疗，症状改善明显。临床上遇到急性延髓麻痹患者时，尚需要除外引起延髓麻痹的其他疾病，如卒中、重症肌无力、肉毒中毒、运动神经元病等神经系统疾病。

参考文献

1. Hamidon B B. An acute pharyngeal－cervical－brachial（PCB）variant of Guillain－Barre syndrome presenting with isolated bulbar palsy. Med J Malaysia, 2006, 61 (2)：245－247.

2. Wakerley B R, Uncini A, Yuki N, et al. Guillain－Barré and Miller Fisher syndromes：new diagnostic classification. Nat Rev Neurol, 2014, 10 (9)：537－544.

3. Kim J K, Kim B J, Shin H Y, et al. Acute bulbar palsy as a variant of Guillain－Barré syndrome. Neurology, 2016, 86 (8)：742－747.

（许春伶　杨伊姝　李尧　孙金梅　刘占东）

037
误诊为吉兰－巴雷综合征的 POEMS 综合征 1 例

　　患者，男性，40 岁。主因"进行性四肢无力 1 年"于 2016 年 2 月 25 日入院。

　　患者 1 年前无明显诱因出现右下肢无力，表现为行走时自觉右下肢动作缓慢，进行性加重，并出现胸闷不适，就诊于当地医院。行腰椎穿刺，脑脊液检查示总蛋白升高，肌电图示四肢多发重度神经损害，考虑急性吉兰－巴雷综合征，给予免疫球蛋白、激素及营养神经药物治疗后未见好转，且症状逐渐加重，不能站立。2015 年 8 月曾就诊于我院，行腰椎穿刺检查示脑脊液白细胞 9.0×10^6/L，脑脊液蛋白 146 mg/dl；脑脊液病原学未见异常，免疫及肿瘤相关筛查无明显异常。神经活检示：重度活动性轴索性周围神经病，给予麦通纳 10 mg 静脉滴注 10 天。此次入院检查发现患者血小板增多，为 625×10^9/L。请血液科会诊，完善骨髓穿刺及活检、融合基因检查显示骨髓造血组织内未见明显异常；考虑诊断"慢性轴索性周围神经病、低蛋白血症、水肿、血小板增多、M 蛋白血症"。先后给予丙种球蛋白 5 天静脉输注治疗，甲强龙 1000 mg/日、羟基脲 500 mg/日治疗，患者症状较前有所改善。2015 年 9 月 3 日开始口服环磷酰胺 400 mg，每周 1 次，症状好转后出院。出院后规律复查血常规，2015 年 9 月 3 日至 2016 年 2 月 21 日口服环磷酰胺 400 mg，每周一次；阿司匹林 100 mg/天，醋酸泼尼松片 80 mg/天治疗。为进一步明确诊治收入我科。

既往史： 体健。

入院查体： T 37.3 ℃，P 101 次/分，皮肤色素沉着，声音嘶哑、低沉，双向水平眼震，悬雍垂居中，双软腭抬举力可，咽反射存在。双上肢近端肌力Ⅲ级，远端肌力Ⅲ⁻级，双下肢近端肌力Ⅲ级，远端肌力Ⅱ级，双侧指鼻试验欠稳准，双肘关节以下及膝关节以下肢体痛觉过敏，四肢腱反射对称减弱。双下肢病理征阴性。

实验室检查： 肌钙蛋白 T（2016 年 3 月 3 日）：0.048 ng/ml（正常值 0.010～0.017 ng/ml）。BNP（2016 年 2 月 29 日）：891 ng/L（正常值 < 450 ng/L）。血清免疫固定电泳（2016 年 3 月 2 日）：IgGλ 型 M 蛋白。骨盆正位片（2016 年 3 月 1 日）：骨盆诸骨退行性改变，右侧股骨颈低密度影，退变所致？心脏彩超（2016 年 3 月 3 日）：二尖瓣、三尖瓣轻度反流。肝、胆、胰、脾、肾彩超（2016 年 2 月 29 日）：肝内高回声结节，胰腺回声不均匀，脾大。骨髓细胞学检查（2016 年 2 月 25 日）：部分骨髓小粒中可找到小堆聚集的浆细胞，结合临床资料，不能除外 POEMS 综合征。骨髓病理检查（2016 年 3 月 8 日，本院）：镜下造血组织占 30%，脂肪组织占 70%，

三系细胞可见，粒红比例约2:1，巨核细胞0~5个/HPF，免疫组化：MPO部分细胞（+），CD235部分细胞（+），CD3散在少量细胞（+），CD61散在细胞（+），CD20个别细胞（+），TdT个别细胞（+），骨髓造血组织显著增生低下。皮肤活检（2016年3月4日）：上皮下毛细血管瘤样增生。

临床诊断：①POEMS综合征；②低白蛋白血症；③血小板增多。

治疗及转归：本例患者于2015年先后应用丙种球蛋白、甲强龙冲击、羟基脲治疗，症状较前有所改善；此次入院后完善了骨髓病理检查及皮肤活检，并给予营养神经、改善心肌供血、抗血小板等治疗。

病例分析

POEMS综合征是一种与浆细胞病有关的多系统病变，临床上以多发性周围神经病（polyneuropathy）、脏器肿大（organomegaly）、内分泌障碍（endocrinopathy）、M蛋白（monoclonal protein）血症和皮肤病变（skin changes）为特征，取各种病变术语英文字首组合命名为POEMS综合征。POEMS综合征的病因、发病机制尚不清楚，目前认为可能与血管内皮生长因子（VEGF）、前炎症性细胞因子（proin - flammatory cytokines）、基质金属蛋白酶（MMP）及HHV - 8感染有关。

本病少见，中位发病年龄51岁，男性多于女性，比例为（2~3）:1。起病隐匿，随着疾病进展，临床表现逐渐增多，可累及多个系统。①多发性周围神经病变，见于所有患者，多为首发症状，特点是慢性，对称性、进行性感觉和运动神经功能障碍，从足端开始，逐渐表现为四肢针刺样或手套、袜套样感觉异常，伴肌无力；②自主神经功能障碍，部分患者可出现自主神经功能障碍，表现为多汗、低血压、阳痿、腹泻或便秘等；③有脏器肿大，主要表现为肝、脾大及淋巴结肿大。其中肝大占24%～78%，脾大占22%～52%，淋巴结肿大占11%～24%；④内分泌改变，内分泌系统异常是POEMS综合征特征性表现，糖尿病、甲状腺功能减退、男性阳痿和女性闭经较为常见；⑤皮肤改变，50%～90%的患者有皮肤改变，其中以局灶性或全身性皮肤色素沉着最常见，其他表现有水肿、多毛（通常局限于四肢、胸部及面部）、多汗、杵状指、雷诺现象、血管瘤及白甲等。

实验室检查：①淋巴结活检：病理结果可为Castleman病（巨大淋巴结增生症）、反应性增生、慢性淋巴结炎；②周围神经活检：病理为脱髓鞘样改变；③M蛋白和骨髓异常：所有患者均存在M蛋白异常，多为IgG或IgA，λ轻链型。骨髓浆细胞可轻度增多，流式细胞可鉴定其为克隆性；④大部分患者X线显示特征性的骨质硬化伴或不伴溶骨性损害。10%～20%的患者并存Castleman病。

此外，本病尚可有下列表现：低热、消瘦、浆膜腔积液、视神经乳头水肿、肺动脉高压、血小板增多和血清VEGF（血管内皮生长因子）水平升高等。由于本病少见，目前尚无统一的诊断标准。①慢性进行性周围神经病；②M蛋白血症；③皮肤改变；④内分泌功能紊乱；⑤脏器肿大；⑥全身性水肿；⑦视盘水肿及脑脊液球蛋白增高等。具备前2项，再加上其他5项中的1项即可诊断。有研究报告提出骨硬化病变、Castleman病和视盘水肿也属于次要诊断标准。典型病例具有上述5项病变。诊断POEMS综合征必须具有2项主要诊断标准及至少1项次要标准。

本病尚无标准的治疗方法：①支持对症治疗：患者要注意休

息，糖尿病患者要注意饮食，若有水肿要低盐饮食。对那些呼吸肌无力或肺动脉高压的患者，持续给氧或持续正压通气是有必要的。若激素缺乏则进行激素替代治疗，有周围神经病变的患者可予理疗及营养神经治疗。②放射治疗：若在一个局限的区域发现单独的或多发的骨硬化病变应行放射治疗，若是全身性的骨硬化病变则需要综合治疗。③免疫抑制剂环磷酰胺：环磷酰胺单独或者联合强的松治疗可以使40%的患者获得临床缓解。对于那些病情较严重不能立即接受干细胞移植的患者，或者在等待外周血干细胞移植过程中病情迅速变化的患者可以静脉注射环磷酰胺（联合强的松或单独应用）。左旋苯丙氨酸氮芥是治疗浆细胞疾病最有效的药物之一，和糖皮质激素联合应用对40%的POEMS综合征患者有效，但在采集干细胞前要避免使用。长春新碱、硫唑嘌呤、环孢菌素和甲氨蝶呤也可以使用。④糖皮质激素：一般患者可使用泼尼松。重症患者可用甲泼尼松龙冲击疗法，好转后改用泼尼松口服。没有前瞻性的研究支持糖皮质激素对POEMS综合征有效。但有个案报告和个人经验认为糖皮质激素是有效的，至少15%的患者单独使用糖皮质激素后临床症状得到改善，另外有7%的患者疾病得到控制。因此，糖皮质激素治疗可以认为是一种姑息疗法。⑤三苯氧胺类（代表药物他莫昔芬）：有报道使用泼尼松、环磷酰胺无效的患者改用他莫昔芬后，临床症状发生戏剧性变化，肌力明显改善，生活能自理，其具体作用机制不详，目前认为可能与其抗肿瘤作用相关。⑥化疗方案：MP、CP、COP、或MOP方案可使临床症状得到不同程度缓解。⑦新药：有报道POEMS综合征患者的血浆VEGF水平（血管内皮生长因子）与正常人相比有显著升高，很可能与浆细胞瘤分泌有关，人们期望VEGF的抗体可以起到一定的作用。Badros等报道了一例采用贝伐单抗治疗的POEMS综合征患者，结果患者的神经病

笔记

变和水肿明显改善，但由于应用经验尚少，需要进一步观察。⑧大剂量化疗联合造血干细胞移植。⑨血浆置换配合免疫抑制剂治疗可不同程度缓解临床症状。⑩丙种球蛋白：POEMS综合征患者神经病变的不断恶化是常见结局和死因，而继发于疾病进展和化疗后的骨髓衰竭是多发性骨髓瘤的常见死因，患者主要死于疾病进展、肺炎、脓毒血症、卒中和多发性骨髓瘤。但是近年来随着对细胞因子及其结抗剂的生物学及应用研究的深入，同时辅助中药、中西医结合治疗，有望大大改善POEMS综合征的预后。

本例患者以多发性周围神经病变起病，同时存在脏器肿大、内分泌障碍、M蛋白血症和皮肤病变，诊断明确，激素及丙种球蛋白治疗后好转，需长期随访。

🏥 病例点评

1. 该患者因肢体无力就诊，脑脊液呈现蛋白细胞分离表现，最初考虑急性GBS，治疗效果欠佳，后发现血小板增高和M蛋白血症，考虑POEMS综合征，给予丙种球蛋白、甲强龙冲击、羟基脲治疗，取得良好疗效。

2. POEMS综合征预后取决于伴发疾病的性质和状况，自首发症状起，患者的中位生存期一般为5~7年，孤立性溶骨性骨损害者预后较好，骨髓有浆细胞病变者预后较差，早期发现及诊断是关键，神经科医生在临床工作中需引起重视。

参考文献

1. Li J, Zhou D B, Huang Z, et al. Clinical characteristics and long-term outcome of patients with POEMS syndrome in China. Ann Hematol, 2011, 90 (7): 819-826.

2. Kang W Y, Shen K N, Duan M H, et al. 14q32 translocations and 13q14 deletions

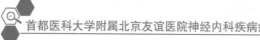
are common cytogenetic abnormalities in POEMS syndrome. Eur J Haematol, 2013, 91 (6): 490 – 496.

3. Abe D, Nakaseko C, Takeuchi M, et al. Restrictive usage of monoclonal immunoglobulin lambda light chain germline in POEMS syndrome. Blood, 2008, 112 (3): 836 – 839.

4. Garcia T, Dafer R, Hocker S, et al. Recurrent strokes in two patients with POEMS syndrome and Castleman's disease. J Stroke Cerebrovasc Dis, 2007, 16 (6): 278 – 284.

5. Yu H, Yao F, Li Y, et al. Castleman disease variant of POEMS syndrome complicated with multiple cerebral infarction: a rare case report and review of literature. Int J Clin Exp Pathol, 2015, 8 (10): 13578 – 13583.

6. Dupont S A, Dispenzieri A, Mauermann M L, et al. Cerebral infarction in POEMS syndrome: incidence, risk factors, and imaging characteristics. Neurology, 2009, 73 (16): 1308 – 1312.

（高冉）

038
Churg–Strauss 综合征合并
颅内静脉窦血栓形成 1 例

病例介绍

患者，女性，43 岁。主因"左足无力 16 天，右手麻木无力 13 天，右下肢近端麻木、疼痛 3 天"于 2011 年 3 月 28 日入院。

患者于 16 天前静脉滴注"阿奇霉素、氨溴索"治疗"支气管哮喘"过程中逐渐出现左足力弱，伴踝部麻刺样疼痛和左膝以下麻木，尚可耐受，可自行站立、行走，无视物模糊、言语不清、大小便障碍，就诊于当地县医院，行头 CT 检查未见异常，考虑为"周围神经病变"，给予维生素 B_{12} 营养神经治疗，症状无好转。13 天前出现右手麻木无力、握拳不牢，伴胀痛。3 天前出现自右腹股沟至膝关节麻木、刺痛，远端踝部出现红色皮疹，来我院急诊，查血常规示白细胞计数 $20.66 \times 10^9/L$，嗜酸性粒细胞计数 $8.92 \times 10^9/L$，嗜酸性粒细胞百分比43.2%。体温37.3℃，诊断为"周围神经病变"，给予维生素 B_1、B_{12} 营养神经及对症治疗。2天前出现右上肢自肩部至手疼痛，呈间断性、麻刺感，尚可忍受，1天前出现左足水肿、红色皮疹，无胸闷、喘憋、头晕、恶心、呕吐、肢体抽搐、肉跳、尿便失禁等症状，为进一步治疗收住我院。

既往史：支气管哮喘病史8年，发病前4天支气管哮喘发作伴肺炎，接受"阿奇霉素"抗感染及化痰治疗。胆囊炎、脂肪肝病史2年。有青霉素、氨茶碱过敏史。个人史及家族史：否认口服避孕药物，否认家族遗传病史。

入院查体：BP 120/80 mmHg，P 87次/分，R 16次/分，心律齐，心音有力，各心脏瓣膜听诊区未闻及杂音，双肺呼吸音粗，未闻及干、湿性啰音。全身未触及肿大淋巴结，左足水肿。双下肢踝以下足背处可见散在紫癜样皮疹。神经系统查体：神清，语利，双侧瞳孔等大、等圆，对光反射灵敏，双侧面纹对称，伸舌居中，余脑神经查体未见异常。四肢肌肉容积及肌张力正常。左上肢肌力Ⅴ级，右上肢近端肌力Ⅴ级，远端肌力Ⅳ级，握力弱，左下肢近端肌力Ⅴ级，足背屈肌力0级，跖屈Ⅲ级，右下肢肌力Ⅴ级。双上肢肱二头肌腱反射（++），桡骨膜反射（+），肱三头肌腱反射（+），双下肢腱反射未引出。双侧Babinski征（-）。右上肢远端尺神经分布区针刺痛觉减退，尺侧音叉振动觉减退，左下肢腓浅神经分布区皮肤针刺痛觉减退，右下肢股神经分布区皮肤针刺痛觉减退。左足位置觉减退，余大致正常。右侧指鼻试验欠稳准，左侧指鼻试验稳准，双侧跟膝胫试验稳准。颈软，无抵抗，Kernig征（-）。

实验室检查：外周血常规：白细胞计数 25.30×10^9/L，嗜酸性粒细胞百分比33.0%，血小板计数 378×10^9/L；血分片示血嗜酸性粒细胞百分比78%。骨髓细胞学检查：嗜酸性粒细胞增多；生化全套：白蛋白 28.5 g/L，超敏 C 反应蛋白 14.37 mg/L；凝血全套：国际标准化比值（international normalized ratio，INR）1.21，抗凝血酶原Ⅲ 62.7%，纤维蛋白降解产物（FDG）6.10 μg/ml，D - 二聚体 5.9 mg/L。免疫系列：C 反应蛋白：71.2 mg/L；ESR、淋巴细胞亚群、血免疫球蛋白及补体未见异常。腰穿检查：腰穿压力 280 mmH₂O；脑脊液常规：无色，清澈透明，潘氏试验阴性，白细胞 20 × 10⁶/L，单个核细胞 60%，多核细胞 40%；脑脊液生化：蛋白及葡萄糖正常，Cl 117 mmol/L。辅助检查：脑电图未见异常。肌电图：右侧正中神经、右侧尺神经、左侧腓神经、右侧腓神经、双侧胫后神经传导速度及波幅下降。双下肢静脉超声：双下肢深静脉血流通畅。胸部 X 线片：右下肺少许炎症。胸部 CT 增强：左肺上叶局限性肺大泡。右肺下叶及左舌叶炎症。两侧肺门区及纵隔内多发小淋巴结。少量心包积液。颅脑磁共振成像（magnetic resonance imaging，MRI）：右侧额叶皮层下脑白质点状脱髓鞘改变。颅脑磁共振静脉血管成像（magnetic resonance venography，MRV）：①双侧横窦血流信号变细减弱，血栓形成可能性大。②上矢状窦内信号不均，血栓形成不除外（图 38 - 1）。

入院诊断：①Churg - Strauss 综合征；②颅内静脉窦血栓形成。

诊疗经过：入院后给予甲泼尼龙静脉滴注冲击治疗，同时给予营养神经、改善循环、补液支持、镇痛等治疗。激素治疗第 6 天，患者右上肢及双下肢疼痛有所好转，1 周后再次逐渐加重，肢体无力无明显改善。给予环磷酰胺 400 mg/w 静脉滴注，共 4 次，调节免疫治疗，静脉滴注环磷酰胺第 2 次后，患者肢体感觉恢复正常，疼痛基本消失，左上肢肌力Ⅴ级，右上肢近端肌力Ⅴ级，远端肌力Ⅳ级，握力稍差，左下肢近端肌力Ⅴ级，足背屈肌力Ⅰ级，右下肢肌力Ⅴ级，明显好转。复查血常规：白细胞计数 10.20 × 10⁹/L，嗜

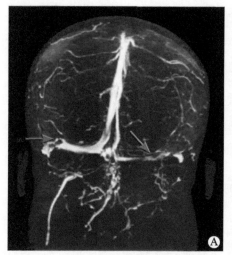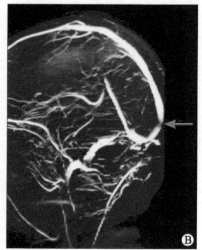

注：A 双侧横窦血流信号变细减弱，血栓形成可能性大（红箭头所示）；
B 上矢状窦内信号不均，血栓形成不除外（蓝箭头所示）

图 38 - 1　颅脑磁共振静脉血管成像

酸性粒细胞百分比 5.6%，血小板计数 $421 \times 10^9/L$。复查凝血全套 FDP 及 D - 二聚体均恢复正常。患者入院后出现头痛、呕吐，查颅脑 MRV 提示：双侧横窦、上矢状窦血栓形成可能性大。考虑诊断颅内静脉窦血栓形成，给予低分子肝素皮下注射（0.3 ml q12h），抗凝 1 周后改为口服氯吡格雷 75 mg qd 抗栓治疗（因考虑患者出院后缺乏监测凝血指标的条件故未使用华法林）、甘露醇脱水降颅压治疗（腰穿颅内压 280 mmH_2O），经治疗患者头痛、呕吐完全缓解。复查腰椎穿刺，压力 160 mmH_2O，脑脊液常规、生化均正常。

随访：患者出院后继续口服糖皮质激素（初始为 44 mg/d，每 2 周减 4 mg/d，出院后口服甲泼尼龙共 23 周后停药）及氯吡格雷 75 mg qd，随访 1 年 5 个月，患者左下肢无力及右上肢无力继续有所好转：双上肢肌力 V 级，左下肢近端肌力 V 级，足背屈肌力 IV 级，右下肢肌力 V 级。四肢针刺痛觉基本对称。哮喘无发作，肢体麻木及头痛、呕吐无发作。现已停用免疫治疗，持续口服氯吡格雷 75 mg qd。

病例分析

Churg – Strauss 综合征（Churg – Strauss syndrome，CSS），也称变应性肉芽肿性血管炎（allergic granulomatous angitis，ASA），以哮喘、坏死性肉芽肿样血管炎、血管外肉芽肿、外周血嗜酸性粒细胞增多和多器官组织嗜酸性粒细胞浸润为特征。CSS 是一种变态反应性疾病，病因尚不明确，诊断主要依靠临床表现、外周血嗜酸粒细胞增多和全身性血管炎的组织改变。CSS 临床上较少见。近来 CSS 合并动脉栓塞性疾病的报道越来越多，如冠状动脉粥样硬化性心脏病、肺栓塞等，为内科医生对该病的全面管理提供了很好的指导。但是，CSS 合并颅内静脉窦血栓的病例罕有报道。

1990 年美国风湿协会（American College of Rheumatology，ACR）制定了传统的 CSS 诊断标准：①哮喘；②不论白细胞总数多少，嗜酸性粒细胞 >10% 或绝对值 ≥1.5×10^9/L；③单神经炎（包括多神经炎）或多发性神经炎；④鼻旁窦异常；⑤X 线表现为非固定性肺部浸润；⑥活检提示血管外的嗜酸性粒细胞浸润。符合以上条件中的 4 项即可诊断。

自 1996 年 Ames PR 等人报道了 3 例 CSS 患者合并血管闭塞性疾病以来，CSS 与高凝状态、血栓形成之间的关系引来越来越多的关注，相继报道了不少相关病例，血栓几乎可遍及全身各个血管的分布区域。对于 CSS 如何引发血栓性疾病的问题，近年来的研究结果指出嗜酸性粒细胞增多症作为参与 CSS 病理生理过程的一个重要机制，会引起患者的高凝状态，可能与动静脉血栓事件风险性增高相关。2010 年，Paul R 等人对 CSS 合并嗜酸性粒细胞增多症、高凝状态的临床病例及病理机制的研究进展进行了综述，综合近 30 年的病例报道指出 CSS 可合并各种血栓形成性疾病，其中包括急性心肌梗死、脑梗死、主动脉血栓形成、视网膜动脉血栓形成、深静脉血栓形成、肠系膜动静脉血栓形成及颅内静脉窦血栓形成；CSS 合并血栓性疾病的患者 5 年死亡率可达到 32%。近年的基础研究发现，CSS 可能的病理生理机制为嗜酸性粒细胞增多症导致的内皮细胞损害、血小板的激活及凝血途径的激活，从而引发高凝状态；因此，建议对于所有诊断 CSS 的患者都应该考虑其血栓形成的高风险性，并依据情况进行抗栓的一级或二级预防。值得一提的是，近 30 年来国内外仅对 1 例 CSS 合并颅内静脉窦血栓形成的病例进行了报道，患者为 46 岁女性，主要表现为突发双眼失明，经颅脑影像学诊断"双侧枕叶脑梗死、颅内静脉窦血栓形成"，通过激素、环磷酰胺治疗后，症状得到了部分缓解，此病例虽以急性卒中起病，但诊治过程及转归与本例患者相似。

结合本例患者，中年女性，既往有支气管哮喘病史，本次亚急性起病，出现哮喘发作、多发性单神经病，外周血检查示嗜酸性粒细胞比例明显升高，结合胸部 CT 表现，符合诊断标准中的 4 项，故临床诊断为 CSS。除此之外，患者还出现了头痛、呕吐、腰穿压力升高等高颅压表现，结合颅脑 MRV 检查诊断颅内静脉窦血栓形成。患者自发病时血常规检查即提示嗜酸性粒细胞升高，血 FDP、D - 二聚体水平亦升高，提示存在血栓形成的高危风险，经免疫调节、抗凝、抗血小板聚集等治疗后，嗜酸性粒细胞水平及 FDP、D - 二聚体水平均恢复正常，支持上述文献中指出的嗜酸性粒细胞升高与高凝状态可能存在一定相关性。本例患者随访近 1 年半，目前的转归提示长期口服免疫调节剂及抗血小板药物对控制颅内静脉窦血栓形成的发展可能有效。

另外，此患者发生颅内静脉窦血栓而没有明显的临床症状，考虑可能与其另一边静脉系统代偿功能尚充分有关。

病例点评

　　CSS患者除常规免疫治疗外，应对其凝血状态进行完整的评估及监测，根据患者的临床特征完善相应的血管检查，对于个别病例（如有高颅压征象）还需完善颅内静脉检查。若存在血栓性疾病，在积极治疗原发病基础上考虑给予抗凝和（或）抗血小板聚集治疗。结合本例患者的随访情况，对存在颅内静脉窦血栓的患者，坚持抗凝或抗血小板聚集治疗对于控制颅内静脉窦血栓的发展可能是有效的，但仍需进一步相关研究。

参考文献

1. Ames P R, Margaglione M, Mackie S, et al. Eosinophilia and thrombophilia in churg strauss syndrome：a clinical and pathogenetic overview. Clin Appl Thromb Hemost, 2010, 16 (6)：628 - 636.

2. Liao Y H, Su Y W, Tsay W, et al. Association of cutaneous necrotizing eosinophilic vasculitis and deep vein thrombosis in hypereosinophilic syndrome. Arch Dermatol, 2005, 141 (8)：1051 - 1053.

3. Lippi G, Montagnana M, Salvagno G L, et al. Eosinophilia and first - line coagulation testing. J Thromb Thrombolysis, 2009, 28 (1)：90 - 93.

4. Moosbauer C, Morgenstern E, Cuvelier S L, et al. Eosinophils are a major intravascular location for tissue factor storage and exposure. Blood, 2007, 109 (3)：995 - 1002.

（齐冬）

039
ANCA 相关血管炎性周围神经病 1 例

病例介绍

患者，男性，53 岁。主因"突发右手掌麻木，逐渐加重至四肢麻木 2 周"于 2017 年 10 月 9 日入院。

入院前 2 周患者开车途中无明显诱因突发右手掌麻木，无头晕、头痛，无肢体力弱，症状持续无缓解，就诊于外院，行头颅 CT 检查未见异常，给予维生素 B₁、甲钴胺等治疗，症状未见好转。5 天前双足及左手亦出现麻木，逐渐向近端发展，累及双侧膝关节及双腕关节以下部位，伴有双下肢发凉、酸胀及针刺感，行走如踩棉花感，双手握拳困难，右足抬起费力。无发热及关节疼痛，无胸闷及咳嗽等不适。为进一步明确诊断，收入我科。

既往史：高血压、高尿酸血症。近半年发现尿中泡沫增多，未予以诊治。半年内体重下降3 kg。个人史及家族史：无特殊。

体格检查： T 36.3 ℃，内科查体未见异常，全身皮肤黏膜未见皮疹。神经系统查体：神清、语利，高级皮层功能检查正常，脑神经检查未见异常。四肢近端肌力Ⅴ级，双无名指及小指肌力Ⅴ⁻级，双足背屈肌力Ⅴ⁻级，右侧为著，肌张力正常。双侧指鼻试验、跟膝胫试验稳准，双上肢腕关节以下针刺觉减退，无名指及小指为著，双下肢膝关节以下针刺觉减退，双侧足底痛觉过敏。双足踝部振动觉减退。双侧膝反射、跟腱反射对称减低（+），病理征（−），Romberg 征（−）。

辅助检查： 血白蛋白：28.6 g/L（正常范围：40.0～55.0 g/L）；eGFR：80.34 ml/(min·1.73 m^2)[90.00～120.00 ml/(min·1.73 m^2)]；肌酐：94.5 μmol/L（41.0～111.0 μmol/L）；BUN：3.4 mmol/L（3.60～9.50 mmol/L）；肝功能正常。

尿蛋白（++），24 h 尿蛋白定量3.15 g/24 h（0～0.15 g/24 h），尿潜血（+++）。OGTT：空腹血糖3.8 mmol/L，餐后2 h 9.6 mmol/L。ESR 48 mm/h；C 反应蛋白53 mg/L。血 P−ANCA（+），MPO 抗体93.00 RU/ml，PR3 抗体（−）；血清免疫固定电泳：未见 M 蛋白。莱姆病 IgG 抗体（−），HIV 抗体、HBsAb、HCV 抗体（−）。血管超声、头部 MRI、头颈部 CTA、脊柱 MRI 检查无明显异常。胸部 CT：左肺上叶舌段及下叶支气管扩张并肺内感染；主气管憩室可能。

脑脊液压力： 160 mmH$_2$O。CSF 白细胞2.0×10^6/L，总蛋白47.16 mg/dl，葡萄糖及氯化物正常，CSF 总 IgG 82.60 mg/L。肌电图：上下肢周围性神经源性损害，下肢为著，运动感觉均受损，以轴索损害为主。腓肠神经活检：急性活动性轴索性周围神经病病理改变。肾活检：轻微肾小球病变。

临床诊断： ANCA 相关性血管炎，多发性单神经病。

诊疗经过：给予强的松 60 mg/日，逐渐减量，3 个月时维持在 10 mg/日，加硫唑嘌呤 50 mg/日，口服维持治疗。治疗半年后复查 MPO - IgG < 20 RU/ml（0.0 ~ 20.0 RU/ml），血白蛋白 38.6 g/L（40.0 ~ 55.0 g/L），24 小时尿蛋白为 0.58 g/24 h（0 ~ 0.15 g/24 h）。肝肾功能复查均正常。患者手足无力已经改善，仅留有足底麻木感。

病例分析

本例患者首发症状是周围神经损害，符合多发性单神经病的特点，血管炎是临床上导致多发性单神经病的常见病因，血 ANCA - MPO IgG 抗体阳性支持患者的诊断。ANCA 相关性血管炎（AAV）主要累及小血管，病理为坏死性血管炎，少或无免疫复合物沉积，最常累及呼吸道及肾等重要器官，是一种累及多个器官的系统性疾病，临床表现可以多种多样，目前仍没有确定的诊断标准。2012 年，美国教堂山会议共识提出 ANCA 相关性血管炎分为：显微镜下多血管炎（microscopic polyangiitis，MPA）；肉芽肿性多血管炎（granulomatosis with polyangiitis，GPA）既往称为韦格纳肉芽肿；嗜酸性肉芽肿性多血管炎（eosinophilic granulomatosis with polyangiitis，EGPA）既往称为变应性肉芽肿性血管炎，即 CSS。

目前主要通过间接荧光法测定 ANCA，有胞质型、核周型和不典型三种类型。髓过氧化物酶（myeloperoxidase，MPO）和蛋白酶 3（proteinase 3，PR3）是 ANCA 的主要靶抗原，MPO 主见于 MPA 和 EGPA，PR3 常见于 GPA。据此又将 ANCA 相关性血管炎分为 MPO - ANCA 阳性血管炎和 PR3 - ANCA 阳性血管炎。

在欧美多见 GPA 和 PR3 - ANCA 阳性的血管炎，而我国和亚洲国家以 MPO - ANCA 阳性 MPA 多见。GPA 是一种坏死性肉芽肿性血管炎，病变主要累及上、下呼吸道和肾脏。EGPA 特征是嗜酸性粒细胞增多，病理特征为炎性肉芽肿，以及累及中小血管的血管炎，以哮喘和肺内游走性阴影为突出表现。MPA 是一种系统性、坏死性、非肉芽肿性、寡免疫复合物性小血管炎，以新月体肾小球肾炎和出血性肺毛细血管炎为特征性改变。3 种 AAV 均可以累及周围神经，周围神经病变表现相似。临床表现的特点为：起病形式可以是急性、亚急性或慢性隐匿起病，85% 的患者周围神经受累的起始症状为感觉异常或疼痛，肢体无力仅占 15%，病程进展后可表现为感觉和运动均受损。临床上多发性单神经病更多见，占 80%，多发性神经病占 20%。肌电图检查以轴索损害为主，表现为 SNAP、CMAP 对称性或不对称性波幅降低或不能引出波形，感觉损害更重，下肢损害较上肢多见。该患者的肌电图符合多发性不对称性轴索损害的特点，感觉运动均受累。

　　AAV 病理表现为急性期动脉壁纤维素样坏死，中性粒细胞、淋巴细胞和嗜酸粒细胞浸润。亚急性期和慢性期表现为血管内弹力层和内膜增生，血管壁及周围组织纤维化、增厚，管腔狭窄或闭塞。上述血管病变如发生在神经滋养血管则出现相应的神经系统症状。该患者腓肠神经活检提示急性轴索性周围神经病的病理改变，不同束间病变分布不均，但病理上未发现典型的血管病理改变。分析原因可能与取材有关，另外文献推荐肌肉与神经联合活检，会提高阳性率。

　　AAV 的治疗应基于疾病分期和严重性。应早期诊断，早期治疗。2014 年英国风湿病协会和英国风湿病卫生专业人员协会（BSR and BHPR）推荐的治疗策略基本分为诱导缓解期治疗和维持缓解期治疗，以及长期随访复发的治疗。诱导缓解期治疗推荐糖皮质激素联合环磷酰胺，或糖皮质激素联合利妥昔单抗（RTX，美罗华）；维持期治疗推荐口服硫唑嘌呤（AZA）或甲氨蝶呤（MTX）；或继续用利妥昔单抗,激素均减为最小量维持。AAV 患者主要死因是肾衰竭和呼吸衰竭。通过激素联合免疫抑制剂及联合辅助治疗(如肾脏替代治疗),AAV 患者 5 年生存率现接近 80%。

病例点评

ANCA 相关性血管炎是系统性疾病,常累及肾脏、肺、皮肤及周围神经。本例患者以周围神经病变起病,表现为多发性单神经病,同时发现有大量的蛋白尿,血 P - ANCA(+),MPO 抗体升高,肌电图检查提示周围神经轴索为主的损害,神经活检提示急性活动性轴索性周围神经病病理改变,且同一束内病变分布不均匀,支持 ANCA 相关性血管炎性周围神经病的诊断,但神经及肾脏的活检均未发现典型血管炎的病理改变,可能与取材及疾病进程都有关系,需对患者进行长期随访。AAV 主要治疗药物为免疫抑制剂,本患者明确 AAV 诊断后,及时给予强的松及硫唑嘌呤口服治疗,患者尿蛋白量明显减少,周围神经病的症状明显改善。因此,对 AAV 应做到早期诊断,早期给予合理有效的治疗,与患者的预后明显相关。

参考文献

1. Ntatsaki E, Carruthers D, Chakravarty K, et al. BSR and BHPR guideline for the management of adults with ANCA - associated vasculitis. Rheumatology (Oxford), 2014, 53 (12): 2306 - 2309.

2. Jennette J C, Falk R J, Bacon P A, et al. 2012 revised International Chapel Hill Consensus Conference Nomenclature of Vasculitides. Arthritis Rheum, 2013, 65 (1): 1 - 11.

(许春伶 赵媛 薛云)

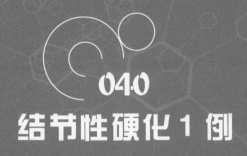

040
结节性硬化 1 例

病例介绍

患者，男性，46 岁。主因"跌倒发作伴意识丧失 3 年"就诊。

患者于 3 年前骑车时无明显诱因突发意识丧失、跌倒在地，无抽搐或二便失禁等，约 1 分钟后意识恢复，醒后无明显不适；1 年前散步时再次无明显诱因突发行走不稳、向左侧歪斜，并跌倒在地，当时意识清楚，无头晕、头痛、肢体无力或抽搐等，1 周前患者再次频繁出现跌倒发作，伴腿部酸胀感，于我院行头颅 CT 提示双侧侧脑室旁及右侧额叶多发钙化灶。既往可疑高血压病史，未服药治疗；否认放射性物质、毒物接触史；有长期大量吸烟、饮酒史；适龄结婚，妻子及子女体健，父亲因冠心病已逝，其兄有癫痫病史，曾行头颅 CT 提示多发钙化灶，未诊治。

体格检查：面部可见红棕色沿鼻翼分布的丘疹，双指甲及趾甲边沿可见多个细小纤维瘤状物质，左小腿背侧皮肤多处棕色皮损，腰骶部可见突出皮面较厚的大片状鲨鱼皮样斑及色素脱失斑。神清，语利，高级皮层功能检查未见异常，双侧视力、视野大致正常，双瞳等大、等圆，光反射（+），眼动充分，未及眼震，双侧额纹、鼻唇沟对称，伸舌居中；双侧软腭抬举可，悬雍垂居中，咽反射（+）；四肢肌力V级，肌张力正常，腱反射对称适中，病理征（-）；面部及四肢针刺觉对称正常，双侧指鼻试验、跟膝胫试验稳准，颈软，脑膜刺激征（-）。心肺腹查体未见异常。

实验室及影像学检查

血常规、便常规未见异常，尿常规：WBC 254/μl。血生化：ALT 46 U/L，GGT 272 U/L，T-BIL 25.45 μmol/L，D-BIL 11.29 μmol/L，I-BIL 14.16 μmol/L，CHE 4.55 KU/L，LA 3.08 mmol/L，HDL-C 0.97 mmol/L，LDL-C 2.18 mmol/L，HCY 20 μmol/L。甲状腺功能 FT_4 1.2 ng/dl，乙肝五项、HCV抗体、RPR、HIV抗体、寄生虫抗体、抗结核抗体（-），肿瘤标志物、甲状旁腺激素、叶酸、维生素 B_{12}、尿钙、24小时尿量、24小时尿钙定量均未见异常。脑脊液结果：压力135 mmH_2O，无色透明，潘氏试验（-），白细胞 $7\times10^6/L$，红细胞0，总蛋白50.7 mg/dl，Na 151.1 mmol/L，余均为正常范围，脑脊液涂片找细菌（-）、墨汁染色（-）、抗酸染色（-），囊虫抗体（-），寡克隆区带（-）。腹部彩超：轻度脂肪肝；动态心电图：窦性心律，房性早搏，未见ST-T改变；基础倾斜试验阴性，异丙肾上腺素倾斜试验阳性（血管抑制型）。

头MRI平扫+增强：右顶叶及两侧侧脑室多发钙化灶，右尾状核头小片状强化灶。

脑电图：轻度异常，节律失调，H诱发阳性。

肌电图：右侧胫后神经传导末端感觉神经传导速度减慢，右侧腓神经传导末端运动潜伏期延迟。

诊断：结节性硬化症，继发性癫痫。

治疗：给予抗癫痫治疗，跌倒发作较前明显减少。

病例分析

结节性硬化症（tuberous sclerosis complex，TSC），又称作Bourneville病，是神经皮肤综合征中一种少见的遗传性疾病，多由*TSC1*和*TSC2*基因突变所致，呈常染色体显性遗传。*TSC1*和*TSC2*突变分别导致错构瘤蛋白和结节蛋白功能异常，影响细胞分化调节功能，从而导致外胚层、中胚层和内胚层细胞生长和分化异常。不同种族和性别均可发病，人群患病率为1/10000～1/6000，以散发病例多见，约2/3无阳性家族史。TSC可累及皮肤、脑、眼、心、肺、肾脏、肝脏、骨骼等多个系统，几乎任何器官或组织均可受累，病理基础为错构瘤。

TSC的临床诊断标准包括11项主要特征和6项次要特征，主要特征包括色素脱失斑、面部血管纤维瘤或头部纤维斑块、指（趾）甲纤维瘤、鲨鱼皮样斑、多发性视网膜错构瘤、脑皮层发育不良（包括皮质结节和白质放射状移行线）、室管膜下结节、室管膜下巨细胞星形细胞瘤、心脏横纹肌瘤、肺淋巴管肌瘤病、肾血管平滑肌脂瘤；次要特征包括"斑斓"皮损、牙釉质点状凹陷、口内纤维瘤、视网膜色素脱失斑、多发性骨囊肿及非肾性错构瘤。基因诊断可作为独立的诊断标准。临床确诊TSC需满足至少2项主要特征或1项主要特征加2项次要特征。

TSC临床表现因病变部位的不同而复杂多样，症状有轻有重，

笔记

部分患者有典型症状,部分患者可完全无症状,以面部血管纤维瘤、癫痫发作和智力障碍三联征最为常见,其中皮肤损害常为诊断的主要依据,包括皮肤色素脱失斑、面部血管纤维瘤、鲨鱼皮样斑、指(趾)甲纤维瘤和咖啡牛奶斑等。约90%的患者在出生时即可出现皮肤色素脱失斑,可随年龄增长变得不明显,约80%的患儿有面部血管纤维瘤,通常在4~10岁出现,为对称性、散在、针头大小的粉红色或浅棕色丘疹,呈蝶形分布于面颊部及鼻翼两侧,随年龄增长数量增多,约20%的患者10岁后可见鲨鱼皮样斑,常见于腰骶部或躯干两侧,是略高出皮面、形态不规则的黄红色或红色成簇结缔组织错构瘤,表面似橙皮,直径数毫米至数厘米,约15%的患者有指(趾)甲纤维瘤,好发于青春期,为条状或不规则小结节,此外"斑斓"皮损、咖啡牛奶斑、头部纤维斑块等均可见到。神经系统损害包括脑皮质发育不良、室管膜下结节和室管膜下巨细胞星形细胞瘤,脊髓受累少见,神经系统症状主要表现为癫痫发作、智力障碍、运动或语言发育障碍等,其中癫痫发生率为80%~90%,形式多样,约2/3的患者存在智力障碍,亦有患者表现为精神行为障碍,以孤独症谱系障碍较多见,偶有肢体瘫痪、共济失调、不自主运动等症候,少数因脑脊液循环通路阻塞而出现脑积水及颅内高压,严重者可致死亡。另外,患者可能出现肾脏、心脏、肺部及眼部损害等,肾脏损害多表现为肾血管平滑肌脂瘤和肾囊肿,约2/3的患者有心脏横纹肌瘤,心脏横纹肌瘤多随年龄增大而趋于缩小退化,成年时常完全消失,1%~3%的患者可发生肺淋巴管肌瘤病,出现咳嗽、胸痛、呼吸困难、咯血等,50%的患者可有视网膜错构瘤或出现眼底色素脱失斑,但绝大多数患者无视力损害症状。另外还可有其他系统受累表现,如骨囊肿、错构瘤性直肠息肉、多发性牙釉质点状凹陷、口内纤维瘤等,甲状腺、甲状旁

笔记

腺、胸腺、肾上腺、乳腺、胃肠、肝、脾、膀胱、睾丸、卵巢、子宫等器官均可受累，发生率随年龄增长而逐渐增高。

本例患者为中年男性，慢性发作性病程，主要表现为意识丧失伴跌倒发作、行走不稳，该患者存在鲨鱼皮样斑、色素脱失斑，同时面部可见沿鼻翼分布的红棕色丘疹，双指甲及趾甲边沿可见多个细小纤维瘤状物质，考虑纤维瘤可能，已满足 TSC 大于 2 项主要特征的诊断条件，可确诊为结节性硬化症。同时患者头 CT、MRI 提示颅内右侧额顶叶及侧脑室旁多发钙化灶，并有强化，虽然脑电图未见明显癫痫波，但其临床跌倒发作考虑为继发性癫痫，且给予抗癫痫治疗有效，其兄幼时亦有癫痫病史，因此其临床表现符合 TSC。

病例点评

结节性硬化症为常染色体显性遗传性神经皮肤综合征，临床特征表现为面部皮肤血管痣、癫痫发作及智能减退，男性多见，可累及心、肝、肾、脑及皮肤等多脏器。本例患者为中年男性，以跌倒发作伴意识丧失为主要表现，存在色素脱失斑、鲨鱼皮样斑、面部及指甲纤维瘤样改变，符合 TSC 的诊断标准，可诊断为结节性硬化症；同时患者存在侧脑室旁多发钙化灶，跌倒发作考虑继发性癫痫且治疗有效，均为该病的支持点。遗憾的是该患者未完善相关病理检查及基因检测，但不影响确诊。该病例提示，当临床遇到脑内多发钙化结节并有继发性癫痫的患者，应检查其是否伴随皮肤咖啡牛奶斑，或面部血管纤维瘤，或头部纤维斑块、指（趾）甲纤维瘤等，并尽量进行基因或病理检查，以除外 TSC。

参考文献

1. Portocarrero L K L, Quental K N, Samorano L P, et al. Tuberous sclerosis complex: review based on new diagnostic criteria. An Bras Dermatol, 2018, 93 (3): 323 –331.

2. Randle S C. Tuberous sclerosis complex: A review. Pediatr Ann, 2017, 46 (4): 166 –171.

3. Hinton R B, Prakash A, Romp R L, et al. Cardiovascular manifestations of tuberous sclerosis complex and summary of the revised diagnostic criteria and surveillance and management recommendations from the International Tuberous Sclerosis Consensus Group. J Am Heart Assoc, 2014, 3 (6): e001493.

4. 邓劼, 王旭. 结节性硬化症遗传学研究及诊断与治疗进展. 中国现代神经疾病杂志, 2018, 18 (6): 385 –390.

（杨佳）

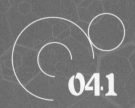

041

缝隙连接蛋白 B1 基因 T278G 新突变导致伴有 短暂性脑白质损害的 X 连锁 CMTX1 型 1 例

病例介绍

患者，男性，15 岁。主因"突发间断肢体无力 5 天"就诊于我院。

患者入院前 5 天下午 5 点左右突感双下肢无力，走路不稳，伴出汗，双上肢未见明显无力，无胸闷、心悸、头晕、头痛、肢体麻木、抽搐及肌肉跳动感，无大小便失禁，当时喝糖水 1 杯后约 30 分钟下肢无力完全缓解。1 小时后活动中再次出现双下肢无力，当时测血压 100/75 mmHg，再次喝糖水后好转，无力大约持续 30 分钟。入院前 4 天患者下午 2 点多再次出现双下肢无力，症状及持续时间大致同前，当时就诊于当地诊所，给予"25% 葡萄糖静推及静脉补钾治疗"，输液过程中患者仍有阵发性肢体无力。入院

241

前3天患者发现右手写字困难，就诊于当地医院，完善头颅核磁（发病第3天，外院）：DWI可见胼胝体、双丘脑、双顶叶异常病灶（图41-1）。入院前2天，患者出现2次肢体无力，左上肢不能抬起，伴言语不清，吞咽困难1次，持续2~3小时缓解。入院当日患者再次出现右侧肢体无力伴麻木，为进一步诊断治疗收住我院。发病以来精神可，饮食及睡眠正常，大小便如常，体重无明显变化。

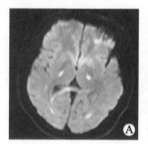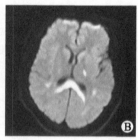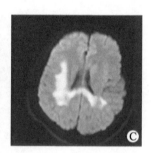

注：A内囊、B胼胝体，C侧脑室旁

图41-1 症状发作后第4天头颅核磁DWI

既往史：2周前出现高热，体温最高39.9℃，精神差，无咳嗽、咳痰、流涕、咽痛等症状，给予"头孢曲松钠及地塞米松"对症治疗后当日退热。2个月前曾有一次双下肢无力史，持续30分钟左右，休息后好转。否认其他重大躯体疾病史，否认手术外伤史，否认骨折输血史，对磺胺类药物过敏，否认其他药物及食物过敏史。个人史：出生并久居原籍，出生及生长发育正常，学习成绩良好，目前就读于当地高中，否认疫区疫水接触史，否认吸烟、饮酒史。家族史：外祖母及母亲的姐姐有高足弓。否认其他家族疾病史。

体格检查：T 36.3℃，P 80次/分，R 18次/分，BP 110/70 mmHg（右侧），110/70 mmHg（左侧）。神经系统查体：神清语利，定向力、理解力、记忆力、计算力尚可，查体基本合作。双瞳等大、等圆，直径为 3 mm，直接和间接对光反射存在，双眼球活动充分，无眼震及偏盲，双侧额纹对称，双侧鼻唇沟对称，伸舌居中，双侧软腭抬举可，咽反射灵敏。双侧面部感觉对称。双手骨间肌萎缩，双手大小鱼际肌平坦，双下肢远端肌肉萎缩，双足呈马蹄内翻足样畸形，双手灵活度欠佳，握力 V 级，双足背屈稍力弱，余四肢肌力 V 级。四肢肌张力正常。双侧指鼻试验及跟膝胫试验稳准。双侧针刺痛觉对称正常，四肢腱反射未引出，双侧 Hoffmann 征阴性，双侧 Babinski 征阴性，双侧 Pussep 征阳性，步基稍宽，步态正常，颈软，Kernig 征阴性。双侧颈动脉未闻及杂音。心律齐，各瓣膜区未闻及病理性杂音，双侧听诊呼吸音清，未闻及干、湿性啰音，腹软无压痛。

化验室检查：血常规、尿常规、便常规正常，肝、肾功能及心肌酶谱正常。快速梅毒血清反应素试验（RPR）、人类免疫球蛋白病毒 HIV 抗体（HIV）、乙肝病毒五项及丙肝抗体阴性。肿瘤标志物：癌抗原199、癌抗原125、癌胚抗原、甲胎蛋白、细胞角化片段211、神经元特异性烯醇化酶在正常范围。ESR 2 mm/h。免疫球蛋白 G、免疫球蛋白 A、免疫球蛋白 M、补体 C_3、补体 C_4 在正常范围。血钩端螺旋体抗体 IgG、结核杆菌抗体、真菌（1，3）- β - D 葡聚糖检测、布氏杆菌虎红试验、肺炎支原体抗体、衣原体抗体阴性。

腰椎穿刺检查：外观清亮透明，压力 225 mmH$_2$O；CSF 常规：白细胞：6×10^6/L ［（0~8）$\times 10^6$/L］，余常规正常。CSF 生化：总蛋白65 mg/dl（15~45 mg/dl），稍高于正常，钠147.6 mmol/L(120~132 mmol/L)，钾 2.82 mmol/L(2.5~3.2 mmol/L)，氯 125.0 mmol/L(120~132 mmol/L)，CSF 葡萄糖 3.51 mmol/L（2.24~3.92 mmol/L），均在正常范围。脑脊液找结核菌、脑膜炎双球菌、细菌、隐球菌

均未找到。脑脊液免疫球蛋白在正常范围。脑脊液寡克隆区带阴性。

　　头颅核磁（发病后9天，我院）：两侧侧脑室周围脑白质、胼胝体内可见片状异常信号，放射冠区为著，T_2WI 上为高信号，T_1WI 上为稍低信号，DWI 为高信号，边缘模糊，静脉注射 Gd - DTPA 后未见明显异常强化（图41-2）。

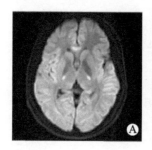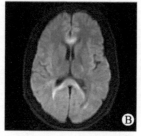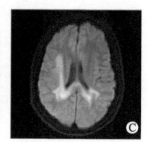

注：较前无明显变化

图41-2　症状发作后第9天头颅核磁 DWI

　　肌电图＋神经传导速度：双侧正中神经传导末端运动潜伏期延迟，波幅下降，运动及感觉神经传导速度减慢，波幅下降。右侧尺神经传导运动神经传导速度减慢，感觉神经传导速度减慢，波幅下降。双腓、右侧胫后神经传导未引出，左侧胫后神经传导末端潜伏期波幅下降，末端感觉神经传导速度未引出。左侧胫后神经 F 波未引出。右侧正中神经 F 波传导速度减慢。肌电图提示上下肢周围性神经源性损害（表41-1）。BAEP 异常（双侧波Ⅲ潜伏期延长，波Ⅴ图形可重性差，Ⅰ～Ⅲ峰间潜伏期延长）。上肢 SEP 异常（双侧皮层电位 N20 潜伏期延长；双侧皮层下电位 N9、N13 潜伏期延长）。下肢 SEP 异常（右侧皮层电位 P40 潜伏期延长，左侧皮层电位 P40 图形分化不清；双侧皮层下电位 N21 图形分化不清）。

表41-1　肌电图提示上、下肢周围性神经源性损害

神经	刺激部位	远端潜伏期（ms）	波幅（sensory in uv, motor in mv）	速度（m/s）
感觉				
左侧正中神经	指Ⅰ-腕	3.2（↓92%）		33（↓42%）
	腕-肘	3.7（↓69%）		43（↓39%）
右侧正中神经	指Ⅰ-腕	1.3（↓97%）		37（↓35%）
	腕-肘	2.7（↓78%）		42（↓40%）
右侧尺神经	指Ⅴ-腕	1.8（↓89%）		36（↓39%）
	腕-肘	2.0（↓78%）		45（↓33%）
左侧腓神经	趾Ⅰ-系带上			未测出
	系带上-小头下			未测出
左侧胫后神经	趾Ⅰ-踝			未测出
右侧腓神经	趾Ⅰ-系带上			未测出
	系带上-小头下			未测出
右侧胫后神经	趾Ⅰ-踝			未测出
运动				
左侧正中神经	腕-拇短展肌	4.2（↑40%）	1.7（↓92%）	
	肘-腕		1.5（↓91%）	40（↓38%）
右侧正中神经	腕-拇短展肌	4.0（↑33%）	7.7（↓65%）	
	肘-腕		5.0（↓72%）	33（↓49%）
右侧尺神经	腕-小指展肌	2.7（正常）	8.9（正常）	
	肘-腕		7.7（正常）	39（↓39%）
左侧腓神经	系带上-伸趾短肌	未测出		
	小头下-系带上		未测出	
左侧胫后神经	踝-拇短展肌	4.5（正常）	0.3（↓98%）	
右侧腓神经	系带上-伸趾短肌	未测出		
	小头下-系带上		未测出	
右侧胫后神经	踝-拇短展肌	未测出		

患者入院后未再出现肢体无力等。出院后 2 年未再出现发作性神经功能缺损症状。

在获取知情同意后，采集先证者及其父母外周血各 5 ml，提取 DNA 进行基因检查。*GJB1* 基因检测：先证者 *GJB1* 基因存在 T278G 纯合子突变，导致连接蛋白 32 的蛋白序列出现 met93arg 改变。其母亲为 T278G 杂合子突变。父亲序列正常（图 41 - 3）。

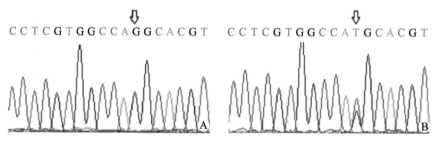

注：A 箭头表示患者 Cx32 核苷酸 278 位点 T 到 G 突变，B 箭头表示患者母亲是 T278G 的杂合子

图 41 - 3　Cx32 突变的色谱图

2 个月后随访患者未再出现神经系统症状，复查头颅核磁 DWI 上白质病变基本消失（图 41 - 4）。

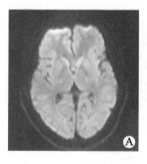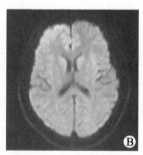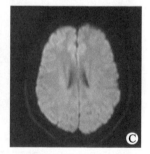

图 41 - 4　症状发作 2 个月后复查头颅核磁 DWI

病例分析

腓骨肌萎缩症（Charcot - Marie - Tooth，CMT）是遗传性周围

神经病中最常见的类型，发病率在世界范围内约为 1/2500。CMT 按遗传学分类可分为常染色体显性遗传、常染色体隐性遗传及 X 连锁的遗传形式（CMTX），CMTX 又分为显性遗传的 CMTX1 及 4 种隐性遗传的 CMTX2 ~ CMTX5。CMTX1 是除 CMT1A 外最常见的 CMT 类型，占 7% ~ 12%，CMTX1 以慢性进行性的远端肌肉无力和肌肉萎缩导致特征性的跨域步态，伴有弓形足、腱反射减低及感觉障碍为主要表现。近年来，有报道部分 CMTX1 患者出现短暂性可逆性脑白质损害，并可成为最突出的临床表现之一。目前认为 CMTX1 的发病与缝隙连接蛋白 B1 基因（*GJB1*）突变有关，*GJB1* 基因编码联接蛋白 32（Cx32），Cx32 可以表达在少突胶质细胞、施万细胞、星形胶质细胞，以及肝脏、脑组织及胰腺组织中，目前已经发现 *GJB1* 基因有超过 400 个不同的突变。Cx32 对于维持有髓鞘的轴突的动态平衡起到重要作用。Cx32 表达在施万细胞的髓鞘上，集中在节旁区及髓鞘漏斗切迹，6 个连接蛋白寡聚体化形成半通道或是连接子。当它们彼此在细胞膜上形成合适的对立，2 个连接子形成缝隙连接通道允许离子及小分子通过髓鞘弥散。Cx32 突变可能使离子及小分子的弥散受到限制，从而引起神经功能缺损。中枢神经系统受累是因为 Cx32 既表达在少突胶质细胞也表达在施万细胞上。

本例患者发病前 2 周曾有高热史，临床表现为多次短暂性的肢体无力、言语不清，吞咽困难，查体四肢远端肌肉萎缩，四肢腱反射消失并且双下肢呈特征性的倒置的香槟酒瓶表现。头颅核磁发现两侧侧脑室周围脑白质、胼胝体内可见片状异常信号，3 个月后复查头颅核磁病变消失。周围神经电生理证实存在周围神经病变，基因检查发现 *GJB1* 基因存在致病性突变，故该患者诊断为伴有可逆性短暂性脑白质损害的 CMTX1 型。

文献报道伴有短暂性脑白质损害的 CMTX1 的临床表现可以为

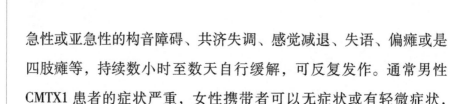

急性或亚急性的构音障碍、共济失调、感觉减退、失语、偏瘫或是四肢瘫等，持续数小时至数天自行缓解，可反复发作。通常男性 CMTX1 患者的症状严重，女性携带者可以无症状或有轻微症状，目前有报道一些女性杂合子可以有较严重的临床表现。

导致伴有短暂性脑白质损害的 CMTX1 的发病诱因可以是从高海拔到平原、发热、感染，也可以无明确原因。CMTX1 典型的核磁改变为无增强的、融合的、对称的胼胝体、侧脑室周围深部脑白质异常。这些被认为与小分子的弥散受到限制，暂时性的髓鞘空泡形成有关。使用转基因小鼠发现 Cx32 突变使其在施万细胞及少突胶质细胞中失去功能，从而使周围及中枢神经系统髓鞘形成障碍。由于突变失去功能的缝隙连接，使这些细胞没有能力调节液体交换，这些可以解释在核磁上的表现。随访及文献报道提示头颅核磁的脑白质损害可在数小时、数天及数月后明显改善或完全恢复。

本文报道的患者电生理检查提示周围神经的轴索及髓鞘均受累，文献中报道该病的轴索及髓鞘可同时受累，也有的以轴索受累为主。

该患者的 *GJB1* 基因 T278G 突变为尚未报道的新的突变，该突变导致 Cx32 序列出现 met93arg 改变，本患者为纯合子突变，其母亲为杂合子突变，目前无临床症状，患者外祖母及患者母亲的姐姐有弓形足，故考虑致病基因来自患者母亲家族。患者 *GJB1* 基因的突变导致 met93arg 的改变，故推测该突变可能导致缝隙连接蛋白在施万细胞及少突神经胶质细胞中失去功能，从而引起中枢神经系统功能异常。

T278G 是 *GJB1* 基因的新突变，可能与 CMTX 有关，该病以发作性白质脑病为主要表现，周围神经损害以轴索及髓鞘病变为主，导致出现发作性的肢体无力、言语不清，吞咽困难。可逆性侧脑室周围及胼胝体白质损害是其头颅核磁改变特点。对于有周围神经受损症状及可逆性脑白质变性的患者应考虑该病的可能。

病例点评

CMT 是遗传性周围神经病中最常见的类型，患者主要表现为周围神经受损，近几年国内外报道伴有卒中样发作的 CMTX1 型。目前认为 CMTX1 的发病与缝隙连接蛋白 B1 基因（*GJB1*）突变有关。*GJB1* 基因编码联接蛋白 32（Cx32），Cx32 既可以在构成周围神经髓鞘的施万细胞上表达，也可以在构成中枢神经髓鞘的少突胶质细胞上表达，目前文献报道推断这可能与部分 CMTX1 型患者既有周围神经受损，又累及中枢神经系统有关。本文报道的 *GJB1* 基因 T278G 突变为尚未报道的新的突变。目前报道的病例均预后良好，没有持续的神经功能缺损。目前本病虽然治疗方法有限，但明确诊断及告知预后较好对患者心理获益颇多，且对于患者生育有指导作用。

参考文献

1. Aktan Z, Akcakaya N H, Tekturk P, et al. A case with CMTX1 disease showing transient ischemic – attack – like episodes. Neurol Neurochir Pol, 2018, 52（2）：285 – 288.

2. Xie C, Zhou X, Zhu D, et al. CNS involvement in CMTX1 caused by a novel connexin 32 mutation：a 6 – year follow – up in neuroimaging and nerve conduction. Neurol Sci, 2016, 37（7）：1063 – 1070.

3. Zhao Y, Xie Y, Zhu X, et al. Transient, recurrent, white matter lesions in x – linked Charcot – Marie – tooth disease with novel mutation of gap junction protein beta 1 gene in China：a case report. BMC Neurol, 2014, 14：156.

（赵媛）

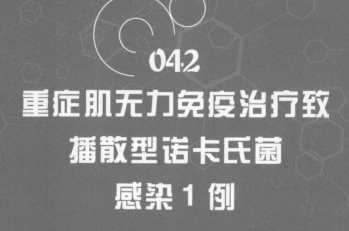

042 重症肌无力免疫治疗致播散型诺卡氏菌感染1例

病例介绍

患者，男性，66岁。主因"发现多发皮下包块1个月，腰痛、喘憋2天"于2015年7月4日就诊。

患者入院前1个月发现全身多部位多发皮下包块，质软，触痛，曾就诊皮肤科及外科，未明确诊断。入院前2天从健身器材上摔下，出现腰痛，随后出现喘憋、发热，遂就诊于我院。

查体： 体温38℃，心率92次/分，律齐，腹部查体无异常。双肺听诊多发湿啰音。胸背部、颈部、右侧上下肢多发皮下包块，皮温高，压痛，右下肢包块处皮肤破溃感染。神经科查体除右下肢肌力Ⅴ¯级，其余无明显异常。

患者6个月前因眼睑下垂、吞咽困难、走路乏力诊断为重症肌无力（myasthenia gravis，MG）Ⅱb型，给予美卓乐24 mg qd 逐渐加量至最大56 mg，眼睑下垂及吞咽困难症状缓解，但是下肢力量仍差。加用硫唑嘌呤50 mg bid，激素逐渐减量，每月减量8 mg。至本次就诊时已服用激素7月余，服用硫唑嘌呤3个月。患者有糖尿病、高血压、冠心病病史多年。

入院后检查： 血常规正常，CRP 升高37 mg/L，风湿免疫系列：ANA、ENA、ANCA、ASO、RF 正常。免疫球蛋白及补体均降低。血结核感染 T 淋巴细胞阴性，抗结核抗体阴性。痰找结核菌阴性。乙肝、丙肝、艾滋、梅毒阴性。肿瘤标志物：CA125 略高50.9 U/L（0~35 U/L），CA199、CEA、CYF211、NSE、TPSA、FPSA 正常。病毒七项（CMV－IgMAb、EBV－IgMAb、COX－IgMAb、CMV－IgMAb、HSV1－IgMAb、HSV2－IgMAb、AdV－IgMAb、RBV－IgMAb）阴性。呼吸道病毒九联（LP、MP、COX、Cpn、AdV、RSV、PLVS、INFA、INFB）阴性，CMV－DNA 阴性。（1，3）－β－D 葡聚糖115.4 pg/ml（<60 pg/ml 阴性，>100 pg/ml 阳性）。腰椎平片显示腰椎1~2节压缩性骨折。胸部 CT 结果：双下肺多发结节状、片状阴影，胸腔积液、心包积液（图42－1C）。腹部 CT：胆囊结石，右肾小囊肿可能。

入院后经内科会诊诊断细菌性肺炎，给予盐酸莫西沙星抗炎治疗，喘憋一度好转，体温正常，但是20天后再次发热，伴有寒战、头痛、右下肢痛、左眼痛、视物模糊。完善头颅 CT 显示颅内多发斑片低密度灶，颈部 CT 显示左颈部肿块：淋巴结、脓肿或肿瘤可能（图42－1A、B）。头颅 MRI 显示双侧半球、脑干及小脑多发环状高信号，转移瘤、脓肿可能（图42－2A~D）。眼眶 MRI 左眼球后外侧异常增强信号，左侧视网膜脱离，双侧中耳炎（图42－3A~C）。

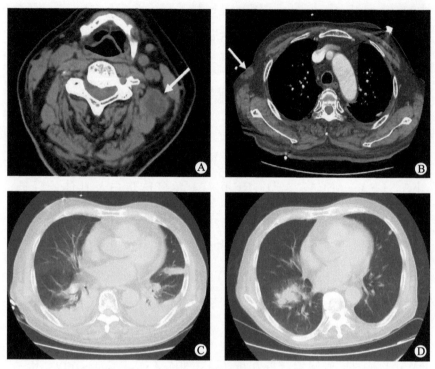

注：A 颈部左侧肿块（箭头处）；B 皮下淋巴结（箭头处）；C 双侧肺、胸腔积液和心包积液，有多处结节或斑片状阴影；D SMZ - TMP 治疗 1 个月后，复查胸部 CT 显示胸腔积液，左肺病变消失，右肺病变明显

图 42 - 1　颈部和胸部 CT 图像

　　患者入院后 1 个月行左颈部包块超声引导下穿刺，脓液培养提示诺卡氏菌，明确诊断。先后给予亚胺培南 + 联磺甲氧苄啶片 2 片 tid，美罗培南 + 联磺甲氧苄啶片 2 片 tid，头孢曲松钠 + 联磺甲氧苄啶片 2 片 tid 治疗，后因白细胞减低，骨穿提示可疑 MDS，停用联磺甲氧苄啶片和硫唑嘌呤，加用升白胺。抗生素改为美罗培南 + 硫酸依替米星抗炎治疗。复查胸部 CT 显示胸腔积液消失，左肺病灶好转，右肺病灶消失（图 42 - 1D）。入院后 77 天复查头颅 MRI 增强提示颅内多发异常强化病灶较前减少，变小（图 42 - 2E - H）。治疗方案调整为硫酸依替米星 + 联磺甲氧苄啶片 1 片 bid，入院后 104 天抗生素改为联磺甲氧苄啶片 1 片 bid 出院口服药物治疗，疗

笔记

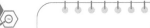

程持续1年，每两周监测血常规。出院时发热、胸闷、眼痛、头痛症状均已消失，但仍遗留左眼失明及颈部、肢体肿块。出院半年复查头颅MRI＋增强，颅内及眼底病灶均已消失，颈部及肢体肿块消失，但是左眼失明未恢复。针对MG治疗的激素根据症状逐渐减量，半年复查时仅口服美卓乐4 mg qod，无MG相关症状及体征。随诊2年患者未再出现MG及诺卡氏菌症状复发。

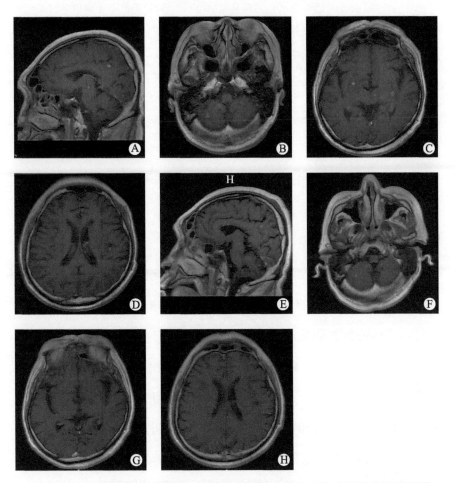

注：A～D治疗前钆增强T_1图像显示双侧大脑和小脑中多发环形增强病灶；E～H复查脑部MRI扫描显示部分病灶明显变小，部分病灶消失

图42－2　脑磁共振成像

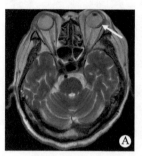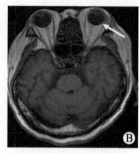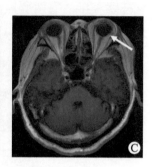

注：左眼后方（箭头所示）发现异常病变，T_2 加权图像上为高信号（A），
T_1 加权图像上为低信号（B），钆增强 T_1 加权图像上为高信号（C）

图 42 - 3　眼眶磁共振成像

病例分析

　　诺卡氏菌病是由诺卡氏菌感染引起的急性化脓性或慢性肉芽肿性疾病。诺卡氏菌是一种来自放线菌属的革兰氏阳性分枝杆状好氧细菌，属于机会性病原体，发病率相对较低，在免疫功能低下的患者中具有致病性，导致局限型或播散型诺卡氏菌病。随着免疫抑制剂应用越来越广泛，诺卡氏菌病的发病率有增加的趋势。MG 患者有时需要免疫抑制剂长期治疗，因此理论上存在诺卡氏菌感染的风险。但从临床看，MG 合并诺卡氏菌感染的比例很低，迄今为止，全世界仅有 7 例文献报道。该患者在诺卡氏菌感染之前，因重症肌无力而长期口服激素和免疫抑制剂，这是患病基础。脑、肺、皮肤和眼睛多部位出现肉芽肿性病灶，穿刺液培养发现了诺卡氏菌，最终确定了播散型诺卡氏菌病的诊断。给予联合抗生素治疗后，患者预后较好，基本痊愈。

　　诺卡氏菌感染的临床表现是非特异性的。肺、脑和皮肤是最常见的受累部位。肺是超过 70% 诺卡氏菌感染患者的主要受累部位。

大约20%的病例发现脑部感染。有诺卡氏菌感染的MG患者均有肺部感染，其中3名患者有脑部感染，还涉及皮肤、肌肉、心脏和肾脏。本例患者在这些常见部位均发现病变（包括肺、脑和皮肤）。此外，该患者的眼组织也有受累，最终导致视网膜脱离、失明。现有文献未发现MG患者合并眼部病变播散性诺卡氏菌病的病例报告。眼部不是播散性诺卡氏菌病常见的感染部位，通常表现为眼外伤或手术引起的角膜炎或眼内炎。极少情况下眼部感染也可能是由脉络膜循环的血行播散引起的。该患者无眼部外伤或手术史，推测可能是由于血源性扩散引起。眼部诺卡氏菌病的预后通常较差，失明是一种常见的后果。由于这些原因，有专家建议对疑似播散性诺卡氏菌病患者进行定期眼科检查。该患者位于左眼球后方的眼病变最终导致视网膜脱离，经过治疗，眼部病灶完全消失，但视力未能恢复。

由于缺乏大规模的临床试验，目前还没有相关的临床指南来规范指导诺卡氏菌病的治疗。目前普遍认为中枢神经系统诺卡氏菌病需要长期治疗，疗程通常建议为12个月。播散性诺卡氏菌病的治疗通常应用亚胺培南或头孢曲松，复方新诺明（磺胺甲恶唑和甲氧苄啶复合片，TMP－SMX）和阿米卡星。TMP－SMX被认为是治疗诺卡氏菌感染的基础，并且由于其能够穿透血脑屏障，而成为脑诺卡氏菌病的首选药物。其他一些药物，包括美罗培南、头孢噻肟、米诺环素、莫西沙星、左氧氟沙星、利奈唑胺、替加环素和阿莫西林克拉维酸，也有用于治疗的报道。患有诺卡氏菌病的患者通常具有潜在的自身免疫疾病或接受免疫抑制治疗，因此建议在开始时使用联合抗生素治疗，在临床症状缓解后应用单一药物维持治疗。在明确诊断之前，本例患者根据经验接受了莫西沙星和亚胺培南治

笔记

疗，这些药物也适用于诺卡氏菌病。患者的临床症状短期好转，但二十几天后再次恶化，表明这些药物不足以控制病情。在确诊为诺卡氏菌感染后，患者在短时间内接受联磺甲氧苄啶片联合其他抗生素治疗，然后转换为单独联磺甲氧苄啶片治疗一年，病情得到控制，预后较好。

由于诺卡氏菌病的非特异性表现，大多数诺卡氏菌感染患者在疾病早期未能被诊断，文献报道在症状出现后通常需要 42 天至 12 个月才能明确诊断。诺卡氏菌病的预后取决于感染的位置、严重程度，以及明确诊断、正确治疗的及时性。目前肺部诺卡氏菌病的可治愈率已经升至约 90%，而中枢神经系统受累患者的一年死亡率仍然较高。

病例点评

诺卡氏菌病是少见感染，尽管该患者的诊断、治疗经历较长而曲折的过程，但最终做出明确诊断，治疗有效，预后较好。重症肌无力患者通常需要长时间使用糖皮质激素和（或）免疫抑制剂，有机会性感染的基础，遇见多系统受累的肉芽肿性、不典型感染的患者，神经科医生应考虑到诺卡氏菌感染可能。及时确诊、正确治疗是决定诺卡氏菌病预后的关键因素。

参考文献

1. McNeil M M, Brown J M. The medically important aerobic actinomycetes: epidemiology and microbiology. Clin Microbiol Rev, 1994, 7 (3): 357 - 417.

2. Beaman B L, Beaman L. Nocardia species: host - parasite relationships. Clin Microbiol Rev, 1994, 7 (2): 213 - 264.

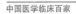
3. Sharma D，Mathur U，Gour A，et al. Nocardia infection following intraocular surgery：Report of seven cases from a tertiary eye hospital. Indian J Ophthalmol，2017，65（5）：371－375.

4. Ambrosioni J，Lew D，Garbino J. et al. Nocardiosis：updated clinical review and experience at a tertiary center. Infection，2010，38（2）：89－97.

（王淑辉）

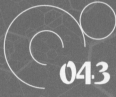

043
抗信号识别颗粒抗体阳性
坏死性肌病 1 例

病例介绍

患者，男性，50 岁。主因"发现肌酸激酶升高 8 个月、吞咽困难半年、四肢无力 2 个半月"于 2013 年 12 月 19 日入院。

患者 2013 年 4 月体检时发现 CK 2475.2 U/L，未予以特殊处理。于半年前（2013 年 6 月）出现吞咽困难，食用固体食物时明显；自 2013 年 10 月初开始出现四肢无力，表现为上楼困难，蹲起费力，起坐及翻身困难，无晨轻暮重，无肌肉疼痛及肢体麻木。自发病半年以来体重下降约 6 kg。以肢体无力原因待查收入院。既往体健。个人史无特殊。家族史：其父 50 岁左右时出现类似症状，当时未明确诊断，于 53 岁时死亡，死因不详。

入院查体：内科查体无明显异常。神经系统查体：伸舌居中，未见明显舌肌萎缩及震颤，悬雍垂居中，右侧软腭低，双侧软腭上抬力弱，吞咽困难；颈部肌肉未见明显萎缩，左侧股四头肌似欠丰满，双下肢膝上 10 cm 处周径右侧为 46 cm，左侧为 44.5 cm，双上肢肌力Ⅴ级，右下肢近端肌力Ⅳ级，左下肢近端肌力Ⅲ级，双下肢远端肌力Ⅴ级，四肢肌张力正常，肌肉无压痛。双上肢腱反射对称活跃。

实验室检查： LDH 589 U/L（正常值 135～225 U/L），CK 3713 U/L（正常值 22～180 U/L），CK－MB 124.1 U/L（正常值 0.00～6.60 U/L），α－HBDH 455 U/L（正常值 72～182 U/L）。抗 Amphiphysin、CV2、PNMA2（Ma2/Ta）抗体、抗 Ri、Yo、Hu 抗体、抗 Mi－2、Ku、PM－Sc1100、Jo－1、PL－7、PL－12、EJ、OJ、Ro－52 抗体均为阴性。抗 PM－Sc175 抗体（＋），抗 SRP 抗体（＋＋＋）。电子喉镜、胃镜、结肠镜均无特殊阳性发现。头部 MRI、胸部螺旋 CT 平扫＋增强、PET－CT 均未见明显相关病灶。肌电图：左侧小指展肌神经源性损害，右侧胸锁乳突肌、脊旁肌 T_{11} 及 T_9 可见大量自发电位，左侧三角肌、肱二头肌及股内肌见少量自发电位，F 波正常，神经传导正常。2013 年 12 月 24 日于北京大学第一医院行右肱二头肌活检，病理检查结果为：HE 染色示新鲜坏死肌纤维呈均质样改变，陈旧坏死肌纤维伴随炎细胞浸润。MHC－1 染色可见肌纤维膜弥漫阳性表达，部分灶状分布的肌纤维胞浆深染。膜攻击复合物（C5b－9）染色可见坏死肌纤维补体沉积。肌内衣及坏死肌纤维周围可见少数灶状 CD68 阳性的巨噬细胞浸润，未见 CD3、CD4、CD8、CD20 阳性的淋巴细胞浸润。Dysferlin 染色、MGT 染色、PAS 染色、ORO 染色、SDH 染色、COX 染色、ATP 酶染色、NADH 染色、NSE 染色及 Desmin 染色未见明显异常。

诊断： 抗信号识别颗粒抗体阳性坏死性肌病。

诊疗经过： 入院后给予口服甲泼尼龙 48 mg/天治疗，2 天后复查 LDH 632 U/L，CK 2487 U/L，CK - MB 111 U/L，α - HBDH 526 U/L；继续治疗 1 周后复查 LDH 489 U/L，CK 1665 U/L，CK - MB 110 U/L，α - HBDH 405 U/L。患者自觉右下肢上抬肌力较前稍有好转，查体可见双侧软腭对称，双侧软腭上抬差，余查体较前无明显变化而出院。患者于半年后门诊复查，当时口服甲泼尼龙 24 mg/天，双侧软腭对称，上抬可，右下肢近端肌力 V⁻ 级，左下肢近端肌力 Ⅳ 级，余无明显变化。

病例分析

抗信号识别颗粒抗体阳性坏死性肌病 （signal recognition particle necrotizing myopathy，SRP + NM）是一种以出现血清抗 SRP 抗体为特点的免疫性坏死性肌病。主要表现为慢性进行性加重的全身肌肉无力，可有肌肉疼痛，血清肌酶特别是 CK 升高，为正常值上限的 3 ~ 10 倍，最高可达 100 倍。肌电图呈肌源性损伤。其确诊主要依赖肌肉活检，SRP + NM 是一类以肌纤维变性、坏死、吞噬、再生，且不伴有炎症细胞浸润为主要病理特征的异质性肌病，没有明显的肌束萎缩；存在 C5b - 9 沉积；肌内衣毛细血管减少、内径增加。病因涉及恶性肿瘤、他汀类药物或毒物接触及其他结缔组织病等多种疾患。抗 SRP 抗体阳性患者预后及生存率与该抗体阴性患者无明显差别，甚至有些患者好于后者。治疗主要根据临床表现选择糖皮质激素、免疫抑制药物或静脉注射免疫球蛋白等治疗方法。约 1/3 的患者经治疗后 CK 及 CK - MB 水平恢复至正常，肌力明显改善。有研究表明在糖皮质激素用药减量过程中或停药后，复发率高达 70% 。

笔记

该患者父亲有类似表现，肌肉活检符合坏死性肌病特点，多见于免疫坏死性肌病，特别是副肿瘤综合征或 SRP 肌病，没有发现肌营养不良、代谢性肌肉病或神经源性骨骼肌损害的典型病理改变；患者入院后肿瘤相关检查均为阴性，之前未服用过他汀类药物，也并无毒物接触史，副肿瘤综合征抗体谱均为阴性，抗 SRP 抗体阳性，且应用激素治疗后有一定疗效，考虑 SRP + NM。

病例点评

1. SRP + NM 具有独特的临床和病理特点，以免疫介导为主要发病机制，伴有细胞线粒体能量代谢异常。抗 SRP 抗体参与 SRP + NM 具体、复杂的发病过程。一般来说，SRP + NM 对糖皮质激素有抵抗性，应用利妥昔单抗、丙种球蛋白治疗有效果且比较安全，该患者可在下一步治疗中应丰富治疗方法。

2. SRP + NM 的发病率在美国为 4%～5%，欧洲为 6.4%，日本为 8.3%，现有的研究表明 SRP + NM 在亚洲的特发性肌炎患者中可能更常见，目前我国 SRP + NM 发病率不详，该病临床表现具有相当大的变异性，容易误诊，目前诊断主要依靠血液中抗 SRP 抗体检测及肌肉病理，确诊是关键，需增加临床医师对该病的认识，提高诊断率。

参考文献

1. Bazzani C, Cavazzana I, Ceribelli A, et al. Cardiological features in idiopathic inflammatory myopathies. J Cardiovasc Med, 2010, 11 (12): 906 – 911.

2. Hengstman G J, ter Laak H J, Vree Egberts W T, et al. Anti – signal recognition particle autoantibodies: marker of a necrotising myopathy. Ann Rheum Dis, 2006, 65 (12): 1635 – 1638.

3. Wang L, Liu L, Hao H, et al. Myopathy with anti – signal recognition particle antibodies: Clinical and histopathological features in Chinese patients. Neuromuscul Disord, 2014, 24 (4): 335 – 341.

4. Petiot P, Choumert A, Hamelin L, et al. Necrotizing autoimmune myopathies. Rev Neurol (Paris), 2013, 169 (8 – 9): 650 – 655.

5. Benveniste O, Drouot L, Jouen F, et al. Correlation of anti – signal recognition particle autoantibody levels with creatine kinase activity in patients with necrotizing myopathy. Arthritis Rheum, 2011, 63 (7): 1961 – 1971.

（高冉）

044

核黄素反应性脂质沉积病1例

病例介绍

患者，男性，33岁。主因"抬头困难3月余，四肢无力1月余，加重伴消瘦1周"入院。

患者3月余前无明显诱因出现抬头无力，当地诊断为颈椎病，未予以特殊治疗。1月余前，出现四肢无力，双下肢明显，表现为蹲起困难，走平地500米左右即出现无力，休息后可稍缓解，尚可独立行走。双上肢可抬举，可完成梳头等动作。患者未予以诊治，病情逐渐进展，半月前出现咀嚼无力，吞咽困难，并逐渐出现消瘦。1周前，四肢无力较前加重，走路需他人搀扶，上楼困难，不能咀嚼馒头等食物。并出现活动后胸闷、憋气。病程中无肌肉疼痛、"肉跳"，无咳嗽、呼吸困难，无腹痛、恶心、呕

263

吐，无关节红肿及皮疹。

入院查体：神清语利，面部消瘦，双侧颞肌、咬肌萎缩，咀嚼无力。双眼闭合力弱，双眼球各向活动充分灵活，睫毛征阳性。双侧胸锁乳突肌、斜方肌萎缩，转颈耸肩无力。余脑神经查体正常。双上肢近端肌力Ⅳ级，远端肌力正常。双下肢近端肌力Ⅳ⁻级，远端肌力正常。四肢肌张力对称减低，四肢肌肉轻度萎缩。双侧肱二头肌、肱三头肌反射消失，双下肢膝腱反射消失，双侧跟腱反射可引出。双侧指鼻试验、跟膝胫试验稳准。双侧深浅感觉正常。鸭步步态。双侧病理征阴性。

辅助检查及诊疗经过：入院时肌酶谱：AST 400 U/L，LDH 2250 U/L，CK – MB 153.4 U/L，CK > 4100 U/L。应用免疫球蛋白（总量 2 g/kg 体重，分五天）后肌无力有所好转，复查肌酶谱：AST 102 U/L，LDH 799 U/L，CK – MB 21.20 U/L，CK 1026 U/L。随后应用左卡尼汀（1 g，每日 3 次）及维生素 B_2（20 mg，每日 3 次）治疗两周后，患者肌力基本恢复正常，四肢腱反射可以引出。复查肌酶谱：AST 39 U/L，LDH 231 U/L，CK – MB 2.2 U/L，CK 57 U/L。其他辅助检查：血、便常规基本正常，尿常规酮体（ + ），10 天后复查转为阴性；ESR 49 mm/h。血气分析基本正常。D – 二聚体、凝血酶原时间正常。其他生化检测：UA 598 μmol/L，CHOL 5.68 mmol/L，TG 2.37 mmol/L，HDL – C 0.67 mmol/L，LDL – C 3.28 mmol/L。肿瘤标志物 PSA、AFP、CEA、CA199、CA125、CYF211 均正常，NSE 52.04 ng/ml。ASO + RF + CRP、免疫球蛋白 + 补体、抗核抗体、ENA、ANCA 等均正常。超声心动图：三尖瓣轻度反流束。电生理检查：双侧股内肌肌源性损害，右侧腓肠肌可见少量自发电位，左三角肌、左肱二头肌可见少量自发电位，双侧正中神经、尺神经传导属正常范围。双侧腓神经、胫后神经传导属正常范围，左侧正中神经、胫后神经 F 波正常。腰穿检查：脑脊液压力 145 mmH$_2$O。脑脊液常规、生化、涂片、副肿瘤相关抗体、神经节苷酯抗体正常。血氨基酸、脂酰肉碱谱分析未见典型氨基酸、有机酸及脂肪酸代谢病改变，游离肉碱显著降低，提示继发性肉碱缺乏。蛋氨酸、精氨酸和鸟氨酸降低，提示营养障碍。尿有机酸谱：2-羟基丁酸、3-羟基戊二酸、3-羟基苯乙酸、4-羟基苯乳酸、4-羟基苯丙酸浓度增高，提示酮症、营养障碍及肝损害。

在获得患者的知情同意后，对其进行左侧腓肠肌和腓肠神经活检及基因检查。

肌肉病理检查结果：肌纤维的直径变异中度加大，可见部分坏死肌纤维（图 44-1），大量肌纤维内出现空泡，大小不等，部分融合（图 44-2）。ORO 染色可见空泡内充满大量脂肪滴颗粒（图 44-3），部分融合成片。空泡肌纤维主要累及 I 型肌纤维，肥大、萎缩肌纤维累及两型肌纤维（图 44-4）。

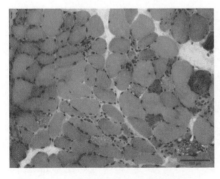

图 44-1　肌纤维直径变异加大，可见部分坏死肌纤维（HE 染色）

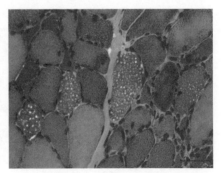

图 44-2　肌纤维内出现大小不等的空泡（HE 染色）

腓肠神经病理检查结果：神经束内神经纤维密度未见明显下降，未见明显轴索变性、再生及脱髓鞘改变（图 44-5）。

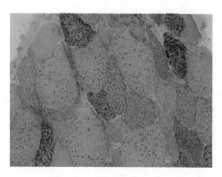

图 44 - 3 肌纤维空泡内充满
大量脂肪滴，部分融合成片
（ORO 染色）

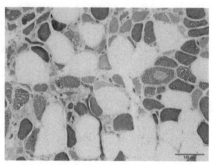

图 44 - 4 空泡肌纤维主要累及
Ⅰ型、肥大、萎缩肌纤维累及
两型（ATPase 4.5 染色）

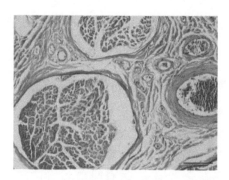

图 44 - 5 神经束内神经纤维密度未见明显下降
（LFB 染色）

ETFDH **基因检查**：对患者及其家系中父母、姐妹提取基因组
DNA 进行检测。结果显示：患者 *ETFDH* 基因发现 2 处序列异常
（图 44 - 6、图 44 - 7），*ETFA* 基因内含子区域发现 1 处序列异常
（图 44 - 8），*ETFB* 基因未发现序列异常。检测结果在 *LOVD* 基因突
变数据库进行检索分析：（1）*ETFDH* 外显子 3，c. 250G > A
（Ala84Thr）改变有报道，临床意义明确；（2）SNP 数据库报道，
ETFDH 外显子 2，Thr31Ile 改变为多态位点。其他序列改变均没有
报道。患者母亲、一个姐姐基因检测发现与患者相同的 c. 250G > A
（Ala84Thr）改变，其父亲、其他姐妹检查未发现该位点的突变。

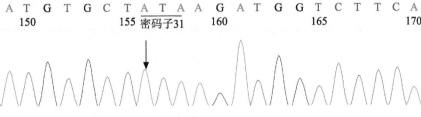

A T G T G C T A T A A G A T G G T C T T C A
150　　　　155　　　160　　　165　　　170
密码子31

图44 –6　*ETFDH* 外显子 2，Thr31Ile 错义突变
（箭头处示 C – T 改变）

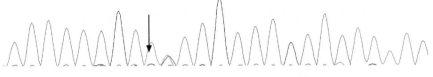

C T C T C T G C A A C T G T T C G T C T A A A A C
275　　　280密码子84　　285　　165　　　295

图44 –7　*ETFDH* 外显子 3，Ala84Thr 错义突变
（箭头处示 G – A 改变）

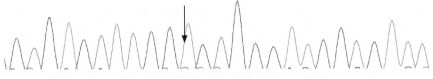

G T G A G T C C G G A G T G G G A A G G C G A A C
130　　135　　　140　　145　　150

图44 –8　ETFA 内含子 1，IVS1 +12C/G，错义突变
（箭头处示 C – G 改变）

病例分析

　　该患者主要临床表现为肢体近端为主的肌肉无力，病理检查可见肌纤维内大量脂肪滴沉积，基因检测提示 *ETFDH* 基因存在突变，核黄素治疗有效，符合核黄素反应性脂质沉积病的诊断标准。以颈部肌肉无力起病，也见于其他报道，且脊旁肌和咀嚼肌的同时早期

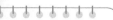
受累可能是脂质沉积肌病（lipid storage myopathy，LSM）的临床特征。但往往合并其他骨骼肌力弱，当只出现颈部肌肉力弱时一定注意有无该病的可能，及时进行肌肉活检和尿有机酸筛查来明确诊断。该例患者起病初期被误诊为颈椎病，治疗未及时进行。通常多种酰基辅酶 A 脱氢酶缺乏症（multiple – acyl – CoA dehydrogenase deficiency，MADD，也叫戊二酸尿症Ⅱ型）患者生化检查可出现短中长链酯酰肉碱升高，游离肉碱继发性缺乏及特征性的有机酸尿，即尿中的短中长链二羧酸/羟基二羧酸升高，但是血尿有机酸的筛查不同时期可以有不同的表现，此例患者并未出现特征性有机酸尿的改变，因此肌肉活检仍是诊断所必需的，不能仅仅依靠有机酸筛查轻易排除该病之可能。

LSM 患者脂肪代谢障碍，造成骨骼肌内能量产生不足，导致肌无力、运动不耐受的临床表现。由于肌细胞内环境改变和肌细胞膜通透性的增加，出现肌酶升高、肌细胞坏死和结构破坏。该患者经静脉应用免疫球蛋白治疗后病情有所好转，提示免疫调节可能参与发病的机制，也可能与改善患者脂肪沉积后的肌肉坏死所导致的免疫反应有关。激素有促进代谢、稳定细胞膜和减少肌细胞破坏的作用，可以短期改善临床症状。但鉴于其不良反应和可能导致临床误诊为其他疾病，如多发性肌炎、重症肌无力等，不推荐使用，应尽早行肌肉活检明确诊断，应用维生素 B_2 治疗。

本例患者入院时治疗初期四肢腱反射消失，肌肉病理检查发现存在累及两型肌纤维的萎缩，提示存在神经源性损害，其他报道也有类似发现。虽然神经病理检查未见异常，但是由于腓肠神经为感觉神经，并不能代表运动神经的情况。周围神经受累的机制目前尚不清楚，可能与神经组织脂肪酸氧化障碍，导致脂酰辅酶 A 堆积，累及施万细胞，出现周围神经毒性有关。游离肉碱的缺乏也加重了

笔记

周围神经的损害。

本例患者经基因检测只在 *ETFDH* 基因第 3 外显子发现一个杂合突变，该突变为中国南方患者常见的热点突变，与患者所在地域相吻合。但对于一个常染色体隐性遗传疾病，一个杂合突变并不能解释，其他研究者也有类似发现，提示此类患者有可能在外显子外区域存在其他形式的基因改变，有待于进一步研究证实。

病例点评

颈部肌肉无力有可能是脂质沉积性肌病早期特点，需要引起临床医生的重视，早期进行尿有机酸和病理检查。但是尿有机酸筛查正常并不能排除该疾病，进一步的肌肉活检和基因检测是诊断的金标准。此例患者常染色体隐性遗传疾病相应基因的一个杂合突变难以解释，需要进一步研究。

参考文献

1. 管玉青，谢作善，郑卉，等. 误诊为多发性肌炎的脂质沉积性肌病——附 3 例报告. 中国神经精神疾病杂志，2012，38（2）：101–104.

2. Schiff M, Froissart R, Olsen R K, et al. Electron transfer flavoprotein deficiency: functional and molecular aspects. Mol Genet Metab, 2006, 88 (2): 153–158.

3. Zhang W, Miao J, Zhang G, et al. Muscle carnitine deficiency: adult onset lipid storage myopathy with sensory neuropathy. Neurol Sci, 2010, 31 (1): 61–64.

（毕鸿雁）

045
酷似急性脑血管病的晚发
线粒体脑肌病 1 例

病例介绍

患者，女性，49 岁。主因"突发言语不利 3 天"第一次入院。

患者于入院前 3 天突然出现语言欠流畅，发音不清，但尚可理解他人提问，伴间断性头痛，症状持续不缓解，无恶心、呕吐、饮水呛咳、肢体无力、意识障碍等，遂至我院就诊。头部 CT 检查报告为腔隙性脑梗死。给予阿司匹林口服（100 mg，1 次/天）和奥扎格雷静脉滴注（80 mg，2 次/天）抗血小板聚集、银杏叶提取物静脉滴注改善血循环等治疗。患者来院当天输液治疗中突然躁动、大喊并且打人，示意头痛，不配合治疗，于次日强行出院。结合患者发病年龄，出院时诊断为"脑梗死"可能性大。

1 周后患者情绪趋于稳定，再次收入院诊治。入院查体：身材瘦小，神志清楚，不全运动性失语，查体部分配合。右侧周围性面瘫，四肢肌力Ⅴ级，深浅感觉检查不配合；四肢腱反射低；双侧Pussep征（＋）。颈软，无抵抗。患者自幼体型消瘦，22岁时患脑膜炎、25岁患周围性面瘫、30岁患双侧耳聋，胆囊切除术后5年。否认高血压、糖尿病病史。母亲无糖尿病、耳聋等病史，兄弟姐妹体健。患者女儿自小学二年级一次发热后出现癫痫，服用抗癫痫药，目前每年仍发作1～2次。入院后发现患者有幻听、幻视等症状，常诉右侧肢体疼痛，伴有腹泻、便秘，遗留右侧肢体麻木。入院后检查发现声导抗及纯音测听示双极重度感音神经性耳聋。完善头颅MRI DWI像（图45-1）显示左侧颞、顶、枕叶皮层及靠近皮层下白质梗死样病灶，考虑新发脑梗死。头CTA示左侧中动脉远端分支较对侧少。患者进一步查头MRS（图45-2）：病变区MRS可见中等强度乳酸峰，NAA减低。肌电图示右侧肱二头肌、左侧胫前肌和股内肌呈肌源性损害。乳酸/丙酮酸最小运动量试验阳性。行右肱二头肌肌肉活检，散在或者成小组样小角状萎缩肌纤维。部分破碎样肌纤维，其内含有嗜碱性的细颗粒样结构，偶见嗜酸性胞浆体结构。部分肌纤维出现嗜碱性改变伴随核肥大，部分肌纤维出现核内移现象。HE染色可见部分破碎样肌纤维内含有嗜酸性的胞浆体（图45-3），改良Gomori三色染色下可见典型或不典型的不整边红纤维（图45-4）。ORO染色显示部分肌纤维内脂肪滴轻度增多。PAS染色显示肌纤维无深染。线粒体DNA基因检测A3243G有突变（突变率为15.3%）。给予口服丁苯酞、能气朗、维生素B族、维生素C，静脉滴注丁苯酞注射液、ATP、辅酶A，对症止痛等治疗三周后，仍间断头痛，言语不利症状好转出院。长期随访患者8年，患者持续右侧肢体麻木不适，进食较差，间断出现肠梗阻2次，保守治疗好转。

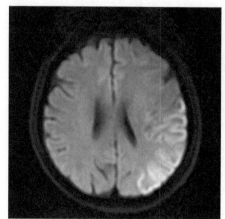

图 45 -1　头颅 MRI DWI 像

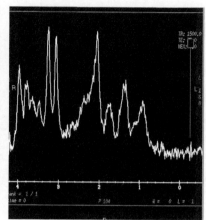

图 45 -2　病变区 MRS

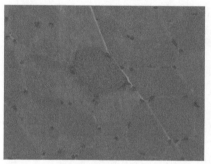

图 45 -3　部分破碎样肌纤维内含有
嗜酸性的胞浆体（HE ×400）

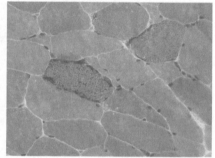

图 45 -4　MGT 染色下可见典型或
不典型的 RRF（MGT ×400）

病例分析

　　患者，女性，49 岁，急性发作的精神症状，头颅 MRI DWI 像可见左侧颞顶交界区高信号，急诊诊断急性脑梗死。但入院后详查患者，患者无高血压、糖尿病、高脂血症，无吸烟、饮酒等脑血管病高危因素，且不能用动脉硬化致脑血管病解释其颞顶交界区病灶。患者身材瘦小，耳聋 20 余年，病灶靠近皮层且范围不符合血管分布区，考虑线粒体脑肌病 MELAS 型可能性大。进行了线粒体脑肌病相关检查，左侧颞顶叶异常信号区 MRS 可见乳酸峰，肌肉活检 Gomori 三色染色可见蓬毛状红纤维，线粒体 DNA 的 A3243G 突变。患者女儿有癫痫病史，也进行了线粒体 DNA 基因检测，未见线粒体 DNA 基因突变。本病例为我院诊断的第 1 例成人发病的伴高乳酸血症和卒中样发作线粒体脑肌病（mitochondrial encephalopathy lactic acidosis and stroke like episodes，MELAS）综合征。线粒体病是遗传基因异常引起线粒体代谢酶缺陷导致 ATP 合成障碍而出现的一组多系统疾病。神经系统线粒体病是指以神经系统损害为主要临床病理特点的线粒体病。成年人 mtDNA 突变率为 1/5000，而线粒体病核基因突变率为 2.9/10 万。线粒体病的遗传方式有母系遗传、常染色体遗传和性连锁遗传。母系遗传指突变的线粒体 DNA 通过母亲卵子细胞质的线粒体传给子代，通过父亲传递的极为罕见。线粒体异常导致 ATP 合成障碍、氧自由基增加、细胞内的氧化还原失衡和诱导细胞凋亡。故线粒体病主要累及需要较多能量的器官和系统，如脑组织、肌肉、心脏、内分泌系统和胃肠道等。突变的线粒体 DNA 在卵细胞分裂时不对称的进入卵子细胞浆，母系遗传的线粒体病，其家族内的发病者在临床表现上具有非常大的差异异质性，可以单独出现听神经病、糖尿病、心脏病等单器官病。线粒体脑肌病包括：MELAS 综合征、MERRF 综合征、KSS 综合征、Pearson 综合征、Alpers 病、Leigh 综合征、Menke 病、LHON、NARP、Wolfram 综合征。

MELAS 综合征为母系遗传，发病多数在 2～31 岁，极少在 40 岁后。反复卒中样发作、多种类型的癫痫发作、智能发育迟滞或痴呆、头痛、皮质盲、多毛、呕吐和发热是最常见症状。伴随四肢疲乏无力、听力下降和身材矮小等，出现糖尿病、心肌病、肾病、视网膜病、胃肠病。多在发病后 10～15 年死亡。治疗应当保持充足的饮食以维持能量代谢的平衡和稳定，避免饥饿，高脂肪低糖饮食，在 MELAS 发作期需要生酮饮食。补充代谢辅酶类对改善患者症状和预后有一定疗效，包括维生素 B_1、维生素 B_2、维生素 C、维生素 E、辅酶 Q10、左卡尼汀、α-硫辛酸等。与其他病因导致的癫痫的治疗原则基本一致，拉莫三嗪、苯二氮草类、托吡酯和左乙拉西坦均可用于线粒体病患者的癫痫治疗，因丙戊酸类药物影响线粒体代谢，不建议应用丙戊酸治疗线粒体脑肌病所致癫痫。

病例点评

患者急性发作的精神症状，头颅 MRI DWI 像可见左侧颞顶交界区高信号，急诊诊断急性脑梗死。但入院后详查患者，患者无高血压、糖尿病、高脂血症，无吸烟、饮酒等脑血管病高危因素，且不能用动脉硬化致脑血管病解释其颞顶交界区病灶。患者身材瘦小，耳聋20余年，头颅 MRI 显示皮层层状病变，且范围不符合血管分布区，故考虑线粒体脑肌病 MELAS 型可能性大。

参考文献

1. 王洋，郭燕军，赵伟秦，等．伴消化系统症状的成年型线粒体脑肌病伴乳酸血症和卒中样发作一例．中国现代神经疾病杂志，2012，12（1）：90-92.

2. Chi C S. Diagnostic approach in infants and children with mitochondrial diseases. Pediatr Neonatol, 2015, 56（1）: 7-18.

3. Ito H, Mori K, Kagami S. Neuroimaging of stroke-like episodes in MELAS. Brain Dev, 2011, 33（4）: 283-288.

4. Tarnopolsky M A. Exercise as a therapeutic strategy for primary mitochondrial cytopathies. J Child Neurol, 2014, 29（9）: 1225-1234.

5. Desguerre I, Hully M, Rio M, et al. Mitochondrial disorders and epilepsy. Rev Neurol（Paris）, 2014, 170（5）: 375-380.

（郭燕军 赵伟秦 王洋）

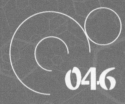

046
遗传性神经性肌强直1例

📋 病例介绍

患者，男性，50岁。主诉"四肢肌肉抽搐35年，全身肌肉抽搐5年，加重2年"。

患者15岁发病，最初表现为双小腿"抽筋"、僵硬感，休息或运动时均可出现，剧烈活动后明显。症状逐渐波及大腿、上肢、胸腹部及颈部，患者不敢大笑、猛然回头、突然站立；系鞋带时下蹲过久即出现颈部、下肢和腹部肌肉僵硬；有时可因夜间睡眠时翻身而诱发。冬季症状明显。

个人史和家族史：患者家族5代均有类似病患，其家系如图46-1。共收集到5代53人的临床资料，其中男性28人，女性25人；疑似患者17人，其中男性13人，女性4人，家系分析表明遗传方式为常染色体显性遗传。

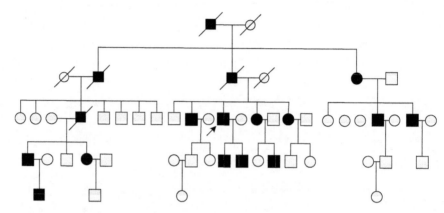

注：□正常男性；■男性患者；↗先证者；○正常女性；●女性患者；／已死亡

图 46-1　神经性肌强直家系

查体： 发育正常，身高 183 cm。脑神经检查未见异常，四肢肌力、肌张力、肌容积正常，可见双侧三角肌、腓肠肌、大腿肌肉自发蠕虫样运动，无明显肌萎缩。共济运动稳准。双侧腱反射对称适中，病理反射（-）。感觉系统未见异常，皮肤黏膜检查未见异常，余神经系统检查无异常。

实验室检查： CK 353 U/L。血常规，生化，ANA、ENA、ANCA 等免疫学指标及常规的肿瘤标志物均正常。胸部 CT：未见异常。肌电图检查：双侧拇短展肌、右侧三角肌、右侧胸锁乳突肌、左侧 T10 及 T11 棘旁肌可见自发电位发放。双侧正中神经传导末端感觉神经传导速度波幅下降。左侧胫后神经 F 波潜伏期延迟。双侧尺神经、腓神经和胫后神经传导属正常范围。右侧正中神经 F 波正常。神经传导速度正常，考虑为神经源性损害。

神经和肌肉活检： 取左腓肠肌及腓肠神经组织活检。结果：可见小角状萎缩肌纤维，伴随群组化现象及肌纤维肥大；有髓神经纤维中度减少伴随轴索再生。

诊断：结合临床、肌电图和病理活检结果提示，神经性肌强直（neuromyotonia，NMT）诊断明确。

家系调查：对患者大家族中的所有患者临床表现进行调查，总结如表46-1所示。本例NMT家系肌强直的临床特点：①表型相对单一，均有周围神经兴奋性增高症状，而无中枢神经系统异常表现；②受累肌肉广泛，包括四肢、躯干，甚至极为罕见的咽喉肌；③家系谱较大，连续5代人患病，而已经报道过的家系多数仅2代人患病，少数为3代。

表46-1　本NMT家系患者的临床特点

起病年龄	10~20岁
性别	男女均发病，男女比例14：3
首发症状	双下肢肌肉痉挛
主要症状	肌肉颤搐、肌肉痉挛
伴随症状	
假性肌强直	9例患者可见，以手部和下肢明显
出汗异常	未见
主要受累肌群	所有患者的下肢近端肌群、颈部肌肉均受累
少见受累肌群	5例患者咽喉肌受累；2例腹部肌群受累
诱发因素	寒冷、随意运动
睡眠	症状不消失
癫痫	无
共济失调	无
辅助检查	
肌电图	可见自发肌肉放电活动，肌颤搐电位
脑电图	正常
MCV，SCV	正常

对先证者子家系的3例患者进行脑电图、肌电图、运动神经传

导速度（motor conduction velocity，MCV）和感觉神经传导速度（sensory conduction velocity，SCV）的检查。结果显示：先证者子家系 3 例患者的脑电图、MCV 及 SCV 检查结果均正常，肌电图检查示：自发性肌肉颤搐电位活动和 2 联、3 联的运动单位电位。

采取部分家族成员血样，进行 *KCNA1* 和 *KCNQ2* 候选基因外显子测序筛查。

病例分析

NMT 亦称 Isaacs 综合征，1961 年由 Isaacs 首次进行了全面描述。NMT 是由不同原因导致的周围神经兴奋性增高（PNH），使得周围运动神经出现连续的不自主放电，以持续性的肌肉过度活动为主要临床特征。受累肌群常见于四肢远端，亦可累及躯干肌、胸腹肌，极少数累及咽喉肌。NMT 根据病因可以分为获得性、遗传性和散发性三类。绝大多数 NMT 为获得性，包括自身免疫介导、副肿瘤综合征、运动神经元变性等。散发性 NMT 无家族史和明确的病因，约 30% NMT 属此型。遗传性 NMT 较为罕见。目前 NMT 诊断主要依据临床表现和肌电图检查。

本家系所有患者均表现有不同程度的肌肉颤搐、痉挛，夜间睡眠时不缓解，结合先证者及其子家系的肌电图检查结果，遗传性 NMT 诊断明确，家系分析符合常染色体显性遗传。家族中患者发病没有遗传早现现象。与文献报道的 NMT 主要累及腓肠肌不同，本家系患者以下肢近端肌群和颈部肌肉受累为主，近 1/3 患者咽喉肌受累，可能是 NMT 的一种少见表现。

与遗传相关的 NMT 常见于：发作性共济失调远端型脊肌萎缩、良性家族性新生儿惊厥、软骨营养不良性肌强直、家族性运动障碍和面肌颤搐等。从本家系患者的发病年龄、受累肌群、生长发育状况、无肌萎缩等特点分析，应以发作性共济失调和良性家族性新生儿惊厥可能性较大。目前已有报道，此两类疾病家系中部分成员可以仅仅表现为肌强直症状而无共济失调和癫痫发作。但是，所有家系成员均仅表现为单纯NMT而不伴有其他症状尚未见报道。

近年来对先天性离子通道病的研究发现，编码电压门控性钾离子通道（voltage – gated potassium channels，VGKC）的 *KCNA1* 和 *KCNQ2*、*KCNQ3* 基因突变均可导致 NMT。*KCNA1* 位于染色体 12p12 区域，编码 Kv1.1 亚单位，突变后临床表现为 1 型发作性共济失调（episodic ataxia type 1，EA1）。EA1 为常染色体显性遗传性疾病，主要表现为发作性的小脑性共济失调，伴或不伴有 NMT 和癫痫，也可仅表现为 NMT 症状。*KCNA1* 突变可同时出现周围神经兴奋性增高和发作性共济失调两种表型。*KCNQ2* 位于染色体 20q13，编码 M 型钾离子通道 Kv7.2 亚单位，其突变可产生良性家族性新生儿惊厥（benign familial neonatal convulsions，BFNC）。BFNC 亦为常染色体显性遗传性疾病，患儿出生后数天内出现惊厥发作，数周或数月后惊厥自行消失，部分患者可在随后数年中再次惊厥发作。惊厥消失后数年有些患者可出现 NMT 症状，并持续多年。2001 年，Dedek 等在一个德国家系中发现 *KCNQ2* 基因 R207W 突变后临床可表现为良性新生儿惊厥和 NMT，证实了 *KCNQ2* 基因突变与 NMT 有关。2007 年，Wuttke 等在一例埃及散发性 NMT 患者中发现 *KCNQ2* 基因的 R207Q 突变，该患者表现为单纯性神经性肌强直而不伴其他症状。

KCNA 与 *KCNQ* 基因分别位于不同染色体，但均可以表现为单纯 NMT 而不伴有其他症状。这些都表明 NMT 具有高度的临床变异性和遗传异质性，反映了钾通道相关蛋白功能的复杂性。我们发现

笔记

的这一中国 NMT 家系包括 5 代，发病人数多，且表型单一，以下肢近端肌群和颈部肌肉受累为主，近1/3 患者咽喉肌受累，为 NMT 的一种少见表现。应用传统连锁分析和外显子高通量测序分析两种方法对家系中两例患者的 *KCNA1* 基因和 *KCNQ2* 基因进行 DNA 测序，结果未发现有意义突变，排除了目前已报道的候选致病基因区域，提示该 NMT 家系可能为新的致病基因所致。对该家系的进一步研究极有可能发现尚未报道的与神经性肌强直相关的致病基因。

病例点评

NMT 是神经系统少见病之一，多为散发性和获得性病例，遗传性病例少见。散发性病例中免疫机制被认为是主要原因，但目前为止未发现相关的抗体或细胞因子。国内外单纯表现为神经性肌强直而无相关伴随症状的家系未见相关报道。本家系能够收集到 5 代 53 人的临床资料，并采集到其中全部在世者的血液标本，实属不易。该家系与已报道的家系临床表现有较大不同，仅表现为神经性肌强直而不伴有其他的症状，如发作性共济失调和癫痫发作。提示其致病基因也可能与已有报道不同。基因检测结果显示与已报道的神经性肌强直相关的 *KCNA1* 基因和 *KCNQ2* 基因在本家系中检测结果为阴性，也验证了我们的推测。后续研究应改变思路，从多角度展开（如检测非编码区的突变）进一步寻找该神经性肌强直家系的致病基因。

参考文献

1. Heeroma J H, Henneberger C, Rajakulendran S, et al. Episodic ataxia type 1 mutations differentially affect neuronal excitability and transmitter release. Dis Model Mech, 2009, 2 (11 - 12): 612 - 619.

2. Volkers L, Rook M B, Das J H, et al. Functional analysis of novel KCNQ2 mutations found in patients with benign familial neonatal convulsions. Neurosci Lett, 2009, 462 (1): 24 – 29.

3. Dedek K, Kunath B, Kananura C, et al. Myokymia and neonatal epilepsy caused by a mutation in the voltage sensor of the KCNQ2 K^+ channel. Proc Natl Acad Sci USA, 2001, 98 (21): 12272 – 12277.

4. Wuttke TV, Jurkat – Rott K, Paulus W, et al. Peripheral nerve hyperexcitability due to dominant – negative KCNQ2 mutations. Neurology, 2007, 69 (22): 2045 – 2053.

5. Maljevic S, Wuttke TV, Seebohm G, et al. KV7 channelopathies. Pflugers Arch, 2010, 460 (2): 277 – 288.

（陈彬　易立　伍文清）

047

全脊髓室管膜瘤 1 例

📋 病例介绍

患者，女性，22 岁。主因"腰部疼痛 2 年，加重半年"入院。

腰部疼痛，以弯腰时明显，向左侧下肢放射，半年前腰痛症状加重，伴左侧上下肢麻木、力弱，持物费力，行走不稳，伴躯干及四肢感觉减弱，以左侧为著。症状进行性加重。无二便障碍。当地医院查核磁示椎管内多发病变。以"髓内病变性质待查"收入我院神经外科。

既往史、个人史无特殊，未婚未育，否认家族中遗传病史，否认家族肿瘤病史，祖母患肾癌，死因不详。入院查体：神清，语利，高级皮层功能正常。脑神经检查未见明显异常，四肢肌张力正常。未见肌萎缩及肥大。右上肢肌力 V⁻ 级，左上肢肌力 Ⅳ 级，右下肢肌力Ⅴ⁻级，左下肢肌力Ⅳ级，双指鼻试验及跟膝胫试验欠稳准，以左侧为重，步态不稳。双侧肢体痛觉、温度觉、触觉减弱，以左侧为著。四肢腱反射对称，活跃，双侧巴氏征（－）。颈软，Kernig 征（－）。

实验室及辅助检查：血常规、尿常规、便常规正常。生化、血脂、肝功能、肾功能正常。乙肝表面抗体阳性，乙肝 e 抗体阳性，核心抗体阳性，丙肝阴性，HIV 阴性，梅毒阴性。颈椎核磁：扫描范围内第 4 脑室至胸 4 椎体水平脊髓内见弥漫性不均匀长 T_1、长 T_2 信号影，脊髓内病灶明显强化，部分呈环形强化（图 47 –1）。胸腰椎核磁示：扫描范围内颈 5 至腰 2 椎体水平脊髓内见弥漫性不均匀长 T_1、长 T_2 信号影，脊髓内病灶明显强化，部分呈环形强化（图 47 –2）。

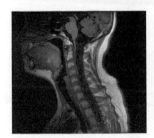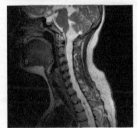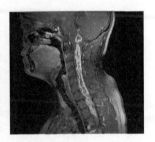

图 47 –1　颈椎 MRI（T_1WI、T_2WI 及增强）

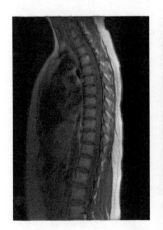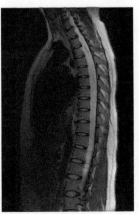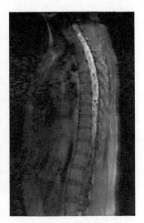

图 47 –2　胸椎及腰椎 $L_1 \sim L_2$ 核磁（T_1WI、T_2WI 及增强）

为明确诊断，于入院第 5 天行椎管探查术 + 脊髓内病变活检术 + 椎板减压术。全麻下行颈髓髓内病变切除术，视野内见病变组织灰红色肉样，大小约为 10 cm × 2.5 cm，似有边界，与周围脊髓粘连紧密，血供丰富。镜下见瘤组织内细胞较致密，多层立方或柱状细胞形成大小不一的乳头状结构、腺状结构和菊形团，其内可见黏液样物质，血管内皮细胞增生，小动脉玻璃样变，细胞分化好，核异型性不明显，未见核分裂相（图 47 - 3）。免疫组化：GFAP（ + ），S100（ + ），Vimentin（ + ），EMA（ + ），CK（ - ），NSE（ + ），Syn（ - ），CD34（ + ），Ki - 67 < 1%。

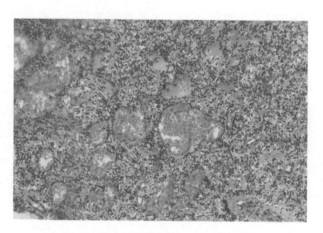

图 47 - 3　瘤组织病理（HE × 100）

临床病理诊断： 脊髓室管膜瘤（黏液乳头型，WHO 分级 Ⅰ ~ Ⅱ级）。

病例分析

室管膜瘤起源于脑室或脊髓中央导水管管壁，由肿瘤性室管膜细胞构成。占成人神经系统肿瘤的 4%。病理分型中乳头黏液型和室管膜下室管膜瘤为 WHO Ⅰ级，间变型为 WHO Ⅲ级，其他病理分型如细胞型、乳头状、透明细胞型和伸长细胞型室管膜瘤等类型属于 WHO 分级 Ⅱ 级。室管膜瘤可发生于各年龄组，有两个发病高峰，分别是 2 个月 ~ 16 岁和 30 ~ 40 岁。男女发病率相等。肿瘤可发生在脑室系统和脊髓内，脊髓的室管膜瘤常发生在颈段和颈胸段，黏液乳头型室管膜瘤好发于圆锥 – 马尾处。目前国内报道脊髓室管膜瘤平均病变范围为 2.1 ~ 4.61 个椎体，多位于颈胸段。查阅近 20 年国内文献，共报道 4 例颈胸段髓内巨大室管膜瘤，长分别为 21 cm、19 cm、25 cm 和 30 cm。本例室管膜瘤上自延髓，下至骶髓，病变范围为 33 cm × 1.6 cm × 0.8 cm，累及范围之广，国内尚未见报道。

脊髓髓内室管膜瘤常可形成空洞，MRI 增强扫描肿瘤边界清楚，中度至明显强化。明显强化的囊变为肿瘤囊变，与囊壁由肿瘤细胞构成且血供丰富有关，这种瘤内囊必须切除。靠近尾端可见囊性变没有明显强化，是周围脊髓组织对肿瘤的反应性改变，其机制可能是由于肿瘤堵塞脑脊液循环通路至中央管扩张；或者由于脊髓组织对肿瘤的反应性改变形成脊髓头尾端囊腔，脊髓缺血造成的脊髓软化、肿瘤坏死或出血降解产物在肿瘤两端的聚集，形成高渗性囊腔，囊壁有正常的胶质细胞，增强后囊壁不强化。二者均为良性囊变，没有明显强化，手术时可不切除。

病例点评

本例患者为青年女性，慢性进行性加重病程，自延髓至骶髓均有病灶，病变范围为 33 cm × 1.6 cm × 0.8 cm。病灶全长可见较多的强化或不强化的囊变，临床和影像学特点不支持脊髓炎症、脱髓鞘性疾病或经脑脊液播散种植的恶性肿瘤，经病理证实为累及延髓和脊髓全长的黏液乳头型室管膜瘤，是目前国内报道的病变范围最广的室管膜瘤，丰富了临床对脊髓室管膜瘤的认识。明显强化的囊变为肿瘤囊变，与囊壁由肿瘤细胞构成且血供丰富有关，本例病理可见大量肿瘤细胞及血管增生，也证实了这一点。这种瘤内囊必须切除。靠近尾端可见囊性变没有明显强化，是周围脊髓组织对肿瘤的反应性改变，没有明显强化，手术时可不切除。故本例选取有明显强化囊变的颈髓部分切除。

参考文献

1. Gilbert M R, Ruda R, Soffietti R. Ependymomas in adults. Curr Neurol Neurosci Rep, 2010, 10 (3): 240 - 247.

2. 林丽萍，尹化彬，耿道颖. 脊髓室管膜瘤的 MR 影像诊断. 医学影像学杂志，2013, 23 (9): 1359 - 1361.

3. 王长春，王兴文，袁庆国，等. 颈胸交界区多节段脊髓髓内室管膜瘤的显微外科治疗. 中国现代神经疾病杂志，2009, 9 (2): 149 - 152.

4. 王贵怀，杨俊，刘藏，等. 脊髓髓内室管膜瘤的显微外科治疗——附 173 例临床总结. 中国神经肿瘤杂志，2007, 5 (1): 9 - 12.

5. 陈晓燕，刘娟. 脊髓、颅内广泛浸润的透明细胞室管膜瘤 1 例. 第三军医大学学报，2013, 35 (19): 2091, 2100.

（郭燕军　王月平　陈旭　刘藏）

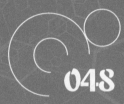

048

^{18}F–FDG–PET 低代谢的囊性变间变型星形细胞瘤 1 例

病例介绍

患者，男性，49 岁。主因"间断左侧肢体抽搐 6 月余，左侧肢体无力 3 月余，左侧面部麻木 1 月余"，以"肢体抽搐原因待查"收入院。

现病史：患者于入院前 6 月余无明显诱因突发左侧上肢抽搐，抽搐形式为腕部过屈，拇指、食指、中指过伸，无名指、小指过屈，前臂旋前抽搐，无法自控，持续时间约为 1 分钟。发作过程中意识清楚，无二便失禁。无感觉障碍，无恶心、呕吐，无视物成双、视物模糊，无耳鸣、耳聋。发作后左侧上肢无力，约 1 小时后症状完全缓解。发作频率一天一次至三天一次。病情逐渐加重，发作范围累及左侧上、下肢，并遗留手指活动欠灵活。3 个月前开始左侧肢体无力不缓解，肢体抽搐后加重。1 月余前开始出现左侧面部麻木。头颅核磁示颅内多发占位，为进一步诊治收住院。

患者自发病以来，未出现过发热、感冒、关节疼痛、腹泻等症状，精神、食欲、睡眠可，体重无明显下降。

既往史：10 年前左手外伤行手术治疗（具体不详），术中输血史，遗留左手大鱼际背侧疤痕（长约为 4 cm），不影响功能运动。个人史：出生于原籍，从事生毛皮加工数十年，家中养狗多年，平时饮食无特殊。否认疫水接触史，未到过疫区；否认毒物及放射物接触史；否认冶游及吸毒史；无吸烟、饮酒等不良嗜好。婚育史：已婚，育有 1 子，体健。家族史：父母体健，否认家族遗传病史。

入院时神经内科查体：T 36 ℃；P 60 次／分；R 16 次／分；BP 120/80 mmHg（左上肢卧位）。神志清楚，言语流利，右利手，高级皮层功能粗测正常。嗅觉及视力粗测正常，双侧瞳孔等大、等圆，瞳孔直径左：右 = 3 mm：3 mm，眼动充分，无眼震，直接、间接对光反射灵敏，双侧额纹、鼻唇沟对称，双侧软腭上抬可，悬雍垂居中，咽反射存在，双侧转颈及耸肩有力，伸舌居中。左上肢近端肌力 V 级，远端肌力 Ⅳ 级，余肢体肌力 V 级，四肢肌张力正常。四肢腱反射正常。共济检查及感觉查体未见异常。双侧病理征阴性。颈软，脑膜刺激征阴性。

入院后实验室及影像学检查：

血常规：白细胞计数 6.48×10^9/L；中性百分比 64.5%，嗜酸性粒细胞百分比 0.3%，血红蛋白浓度 145 g/L，血小板计数 262×10^9/L，C 反应蛋白 12 mg/L。

生化：ALT 17 U/L，AST 16 U/L，CHOL 6.04 mmol/L，LDL - C 3.54 mmol/L，GLU 5.0 mmol/L。

腰椎穿刺检查：初压为 80 mmH$_2$O，脑脊液常规：WBC 0×10^6/L，

RBC 50×10^6/L；总蛋白 17.39 mg/dl，Cl 121.3 mmol/L，葡萄糖 2.76 mmol/L，未找到抗酸杆菌、脑膜炎双球菌、新型隐球菌，未找到肿瘤细胞等。

肝包虫 IgG 抗体（血）阴性，囊虫 IgG 抗体（血）阴性，囊虫 IgG 抗体（脑脊液）阴性，弓形虫抗体（血）IgG + IgM 阴性；抗莱姆病抗体 IgG（血）阴性。布氏杆菌虎红试验（+，两次）。

头颅 MRI（平扫 + 增强）（图 48 - 1）：右侧额叶、顶叶、枕叶见多发类圆形异常信号。较大者位于右侧枕叶，大小约为 1.7 cm × 2.0 cm × 1.8 cm，在 T_1WI 像上为中等低信号，在 T_2WI 像上明显高信号，Flair 像上为斑片或环状高信号，DWI 像上右额叶病变周围见斑片状高信号，增强扫描后病变周围可见环状明显强化。囊壁厚薄均匀，无明显壁结节。病灶占位效应不明显，中线结构居中。

^{18}F - FDG - PET（图 48 - 2）：右侧额叶、右侧顶叶脑沟变浅，皮质呈 FDG 摄取减低，右侧枕叶低密度结节，FDG 摄取减低。

治疗经过：入院后给予罗氏芬抗炎治疗，多西环素和利福喷丁对症治疗、德巴金抗癫痫治疗。治疗 2 个月后患者症状未见明显好转，为明确诊断行脑组织活检。

病理结果（图 48 - 3）：患者病理结果示（囊壁）灰白色软组织一堆（直径为 3 cm），镜下为脑组织及肿瘤组织，结合免疫组化 HE 染色结果，示为间变型星形细胞瘤（WHO Ⅲ 级）。免疫组化：GFAP（+）、S - 100（+）、EMA（NS）、Ki - 67 约为 50%、CK（-）、Vimentin（+）、Syn（灶状 +）、PR（-）、CD56（+）、P53（+）、D2 - 40（灶状 +）、CK7（-）、CK20（-）。

结论：间变型星形细胞瘤（WHO Ⅲ 级）。

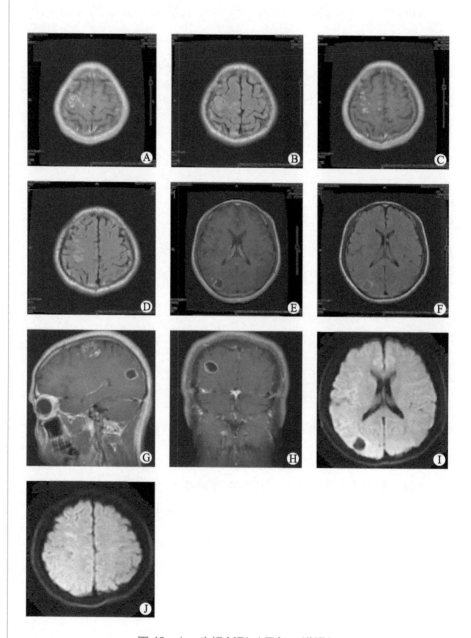

图 48 –1　头颅 MRI（平扫＋增强）

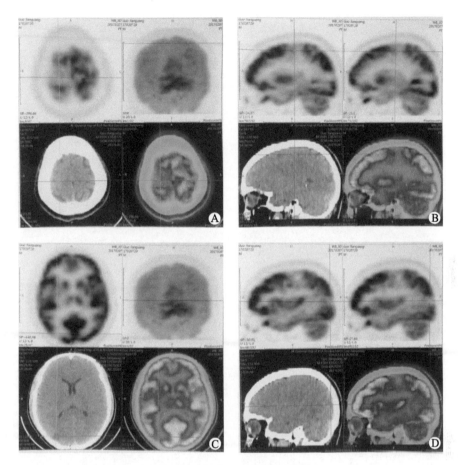

图48-2　¹⁸F-FDG-PET

🔬 病例分析

　　本例患者为中年男性，以癫痫发作起病，查体可见左侧上肢远端肌力减退，头颅MRI可见明确的右侧大脑半球病变，但病变性质尚不明确，因此入院后诊断为颅内病变性质待定。主要从肿瘤性疾病和非肿瘤性疾病两方面进行鉴别。肿瘤性疾病包括：①星形细胞瘤；②胶质母细胞瘤；③转移瘤等。考虑患者长期从事生毛皮加工工作，家中养狗多年，故考虑非肿瘤性疾病，其鉴别包括：①脑脓

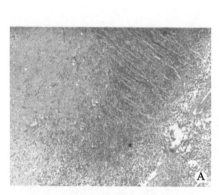
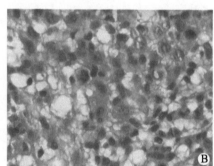
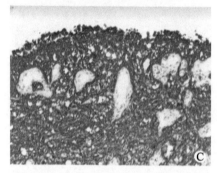
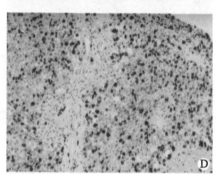

注：A：HE 染色（×40）可见肿瘤细胞密集；B：HE 染色（×400）可见异形细胞伴核分裂像；C：GFAP(＋)；D：Ki-67 约为 50%

图 48-3　病理结果

肿；②包虫病；③布氏杆菌病等。入院后积极完善了血液及脑脊液寄生虫相关检查。结合患者布氏杆菌虎红试验两次阳性，头颅 MRI 及 PET 检查结果，中枢神经系统寄生虫感染特别是神经型布氏杆菌不能完全除外，因此诊断性给予相关抗感染治疗，但症状未见明显好转，最终依靠活检确诊，证实为间变型星形细胞瘤。

间变型星形细胞瘤又称恶性星形细胞瘤，世界卫生组织将其定为Ⅲ级，是一种较少见的颅内肿瘤，占高级别星形细胞瘤的 12%～34%。间变型星形细胞瘤好发于大脑半球，以额叶和颞叶多见，小脑少见，多发于成年人，男性多于女性，任何年龄均可发生，发病高峰在 20～40 岁。临床症状以癫痫多见，肿瘤在颅内大多数为浸润性生长，边界欠清晰，肿瘤内密度不均匀，囊变多见，偶见钙化和出血，病变占位效应明显，周围可见血管源性水肿，早期扫描时病变可见不规则斑片状强化，在弥散加权像上肿瘤实质为等信号，坏死囊变区为低信号。间变型星形细胞瘤常通过脑脊液和脑膜转移，室管膜和脑膜处常可见异常强化影。

在病理方面，间变型星形细胞瘤的特点是弥漫浸润的星形细胞瘤伴灶性或散在的间变，细胞密度、核异型性或核分裂相增加，区域性或弥漫性高密度细胞区伴进行性间变。间变型星形细胞瘤相对于低级别星形细胞瘤而言其细胞密度更高，细胞核的非典型性与核分裂更突出；不同于胶质母细胞瘤的是间变型星形细胞瘤缺乏典型的血管增殖和坏死。局灶性或弥漫性高细胞密度是诊断依据，即使细胞密度不增加，存在足够的核分裂象亦可明确诊断。伴进行性间变者核多形性更加复杂，胞核大小、形态不一，染色质密集或分散，核仁明显数目增加；无微血管增生和坏死；与弥漫性星形细胞瘤相比，间变型星形细胞瘤Ki-67抗原标记指数升高。

间变型星形细胞瘤的预后与患者的年龄密切相关，年轻人的生存期较长。其治疗包括手术、放疗、化疗、生物治疗等综合治疗，以手术切除为主。

🔟 病例点评

1. 影像学上颅内占位性病变的诊断十分复杂，尤其是肿瘤和非肿瘤性疾病的鉴别，虽然有各自的特点，但在影像学上常常会出现重叠或者不典型的情况。本例患者由于职业的特殊性，同时虎红实验阳性，很容易考虑到中枢神经系统寄生虫特别是布氏杆菌感染的可能。但是需要注意的是，患者除了颅内病变所导致的癫痫发作外，并没有发热（波状热）、多汗、游走性大关节痛，以及肝、脾、淋巴结肿大等其他任何症状和体征，实验性抗感染治疗后效果欠佳，均是不支持点。因此，辅助检查的结果必须和临床密切结合，才能最终得出正确的诊断。

2. 虎红平板凝集试验阳性并非布氏杆菌感染的确诊实验，还需要其他相应的实验检查支持满足确诊条件。

3. 关于 PET：FDG 低摄取的胶质瘤中，86% 为 WHO Ⅰ～Ⅱ级，FDG 高摄取者中 94% 为 Ⅲ～Ⅳ级。也就是说，PET 上 FDG 摄取降低并不能排除肿瘤性疾病。

参考文献

1. 李福兴. 实用临床布鲁氏菌病. 2 版. 哈尔滨：黑龙江科学技术出版社，2010：35 - 41.

2. Andriopoulos P，Tsironi M，Deftereos S，et al. Acute brucellosis：presentation，diagnosis，and treatment of 144 cases. Int J Infect Dis，2007，11（1）：52 - 57.

3. Tolaj I，Mehmeti M，Ramadani H，et al. Brucellosis associated with deep vein thrombosis. Infect Dis Rep，2014，6（4）：5441.

4. Köse 瘤塁，Serin Senger S，Akkoçlu G，et al. Clinical manifestations，complications，and treatment of brucellosis：evaluation of 72 cases. Turk J Med Sci，2014，44（2）：220 - 223.

（杨毅 蔡桂兰 张伟 王会刚）

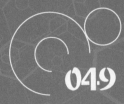

049

笑气吸入所致脊髓亚急性联合变性1例

病例介绍

患者，男性，18岁。主因双手麻木2周余于2017年10月24日入院。

患者入院前2周前无明显诱因出现左手食指指尖麻木。4天后逐渐扩展至双侧手指尖，并向近端扩展。自诉双手温度感觉减退，未波及上臂、前臂及下肢，病程中无发热、头痛、视物成双、言语不清、吞咽困难、肢体抽搐、意识障碍等。于我院门诊行颈椎MRI提示"颈椎2~5层面脊髓肿胀及异常信号，脊髓炎性病变？"门诊以"脊髓病变原因待查"收入院。自发病以来睡眠差，小便正常，便秘，近期体重无明显变化。

既往史：荨麻疹病史多年，曾服用抗过敏药物好转，但仍时有复发。住院前 3 个月（2017 年 7 月）曾感冒，流涕，乏力，无发热，持续 10 余天；住院前 1 个月（2017 年 9 月）腹泻，医院考虑胃肠炎，输液（药物不详）后好转。2015 年接触吸食笑气，同学亦有相关接触史。个人史：吸烟 1 年余、5 支/天。间断饮酒 3 年。家族史：无特殊。

神经系统查体：神清语利，高级皮层功能检查正常，脑神经检查正常。四肢肌力、肌张力正常。双手手套样痛觉，触觉、温度觉减退，双上肢肱二头肌、肱三头肌、桡骨膜反射均未引出，右侧跟腱反射未引出。右侧腹壁反射未引出，左侧正常。共济试验稳准，双侧病理征（－），脑膜刺激征（－）。双侧音叉振动觉对称存在。

血常规：HGB 171.1 g/L。尿、便常规正常。凝血功能正常。同型半胱氨酸：61. μmol/L。B_{12} 82 pg/ml，FA 6.78 ng/ml。免疫球蛋白：IgM 39.3 mg/dl，IgG 881.0 mg/dl。ANA、ENA、ANCA、感染三项、补体均未见明显异常。乙肝、梅毒、艾滋、丙肝感染项目（－）。甲状腺系列（－）；肿瘤标志物（－）；内因子抗体阳性，抗胃壁细胞抗体阴性。腰椎穿刺：脑脊液压 210 mmH$_2$O；脑脊液常规：透明无色，无凝块，白细胞 0，红细胞 20.0×10^6/L。脑脊液生化 UCFP 72.31 mg/dl，K 2.91 mmol/L，Na 144.20 mmol/L。脑脊液找细菌及细菌培养阴性。脑脊液找脑膜炎双球菌、新型隐球菌、结核杆菌（－）。脑脊液免疫球蛋白：IgG 41.20 mg/L；寡克隆区带（OCB）（－）；BBB 通透性 14.17×10^3；神经节苷脂谱抗体（－）；AQP4 抗体（－）。神经传导速度：双侧正中神经、尺神经传导属正常范围，右侧正中神经 F 波正常。双侧胫后神经、腓神经、腓肠神经属正常范围。右侧胫后神经 F 波潜伏期延迟。体感诱发：SEPa 示属正常范围（双侧皮层电位 N20 图形分化欠佳）。SEP1 示属正常范围。颈椎 MRI（入院复查 2017 年 10 月 27 日）与 2017 年 10 月 16 日颈椎 MRI 比较：颈 2~5 椎体下缘水平脊髓病变，病变范围大致同前（图 49 - 1~图 49 - 3），考虑亚急性联合变性？代谢性病变？炎症？头 MRI 平扫 + 增强：（ - ）；胸椎 MRI 平扫：（ - ）；腰椎 MRI 平扫：（ - ）。

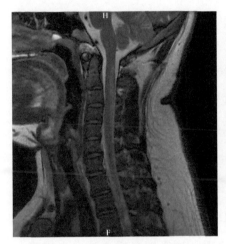

图 49 - 1　颈椎 MRI（2017 年 10 月 16 日）矢状位 T_2WI 示颈椎 2~5 层面脊髓肿胀及高信号

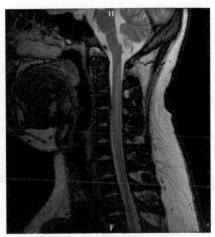

图 49 - 2　颈椎 MRI（2017 年 10 月 27 日）矢状位 T_2WI 示颈椎 2~5 层面脊髓高信号

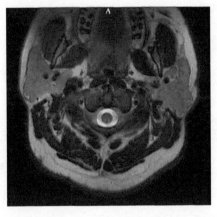

图 49 - 3　颈椎 MRI（2017 年 10 月 27 日）轴位 T_2WI 示颈 2~5 层面脊髓肿胀及高信号，后索病变呈八字征

临床诊断：亚急性联合变性，笑气所致可能性大。给予维生素 B_1 10 mg potid、弥可保 500 μg imqd，治疗三周，患者出院时无明显阳性体征。定期肌注维生素 B_{12} 治疗。3 个月后维生素 B_{12} 水平及同型半胱氨酸水平均正常，复查颈椎 MRI 病变范围较前变小。

病例分析

亚急性联合变性（subacute combined degeneration，SCD）是维生素 B_{12} 缺乏导致的神经系统变性疾病，最常累及脊髓后索，其次为侧索。目前认为引起维生素 B_{12} 缺乏的病因：①摄入不足，如素食等。②吸收障碍，如慢性萎缩性胃炎等。③免疫因素：内因子抗体、抗胃壁细胞抗体导致维生素 B_{12} 吸收障碍。④血液中钴胺传递蛋白缺乏或异常。⑤其他：如 N_2O 使维生素 B_{12} 氧化而失效。

该患者为青年男性，无饮食结构异常及胃肠道疾病。内因子抗体阳性，抗胃壁细胞抗体阴性，既往吸食笑气，考虑患者维生素 B_{12} 缺乏可能与患者吸食笑气及内因子抗体阳性相关。近年来，国外已有多例笑气导致脊髓疾病的报道，接触笑气与维生素 B_{12} 缺乏性脊髓病相关，笑气中毒所致神经系统病变的临床表现为亚急性联合变性样的脊髓损害、以运动轴索损害为主的长度依赖性周围神经病变，以及共济失调等，并常有维生素 B_{12} 水平下降、高同型半胱氨酸血症。发病机制：笑气可使维生素 B_{12}（钴胺素）的钴离子发生不可逆氧化反应，使钴胺素失去活性。维生素 B_{12} 是核蛋白合成及髓鞘形成所必需的辅酶，在机体内以甲基钴胺和腺苷钴胺两种形式发挥生理活性。甲基钴胺是甲硫氨酸合成酶的辅酶，其缺乏导致髓鞘合成障碍和同型半胱氨酸水平升高。腺苷钴胺是甲基丙二酰辅酶 A 变位酶的辅酶，其缺乏可导致甲基丙二酸水平升高。故患者维

笔记

生素 B_{12} 水平正常时，甲基丙二酸或同型半胱氨酸升高可间接反映维生素 B_{12} 代谢异常。维生素 B_{12} 还参与血红蛋白的合成，其缺乏可引起贫血。该患者维生素 B_{12} 缺乏，但未出现贫血，可能是因为患者摄入叶酸足量，叶酸通过甲硫氨酸合成酶通路以外的旁路途径参与核蛋白的合成。维生素 B_{12} 在胃液作用下与胃黏膜壁细胞分泌的内因子结合成内因子 – 维生素 B_{12} 复合物，运至回肠段，与回肠黏膜受体结合而被吸收入血，并与血液中钴胺传递蛋白结合才被利用。该患者内因子抗体阳性，内因子抗体有 2 个亚型，一是针对内因子 – 维生素 B_{12} 结合部位；二是针对内因子 – 维生素 B_{12} 复合体，抑制其与回肠的特异受体结合。故内因子抗体通过上述途径导致有效的维生素 B_{12} 不足，而血液中检测到的维生素 B_{12} 水平往往是正常的。该患者内因子抗体阳性，考虑存在维生素 B_{12} 不足。但未出现临床表现。患者吸食笑气加重了其维生素 B_{12} 缺乏。进而出现临床症状。笑气所致脊髓损害表现为 T_2WI 髓内高信号（含水量增加）、脊髓肿胀和 MRI 增强扫描显示强化（血 – 脊髓屏障受损相关），病变集中在颈髓和胸髓后索，呈不规则的白质脱髓鞘，可能向前外侧及上下扩展，呈倒 "V" 型，即亚急性联合变性的特点，本患者颈椎核磁符合上述影像学特征，该特征性改变为可逆性。

病例点评

笑气中毒所致神经系统病变在临床易被漏诊，以青年多见；亚急性或慢性起病的青年患者表现亚急性联合变性、周围神经损害等，需详细询问有无笑气接触史，行血维生素 B_{12}、同型半胱氨酸、颈椎磁共振、肌电图等检查，以明确诊断，排除笑气中毒可能。该患者内因子抗体阳性，考虑本身存在维生素 B_{12} 缺乏，吸食笑气后，

加重了维生素 B_{12} 缺乏，进而出现临床症状。治疗上该患者需停止接触笑气，较长时间肌肉注射维生素 B_{12}。随着笑气的娱乐用途日益增加，当健康年轻人出现维生素 B_{12} 缺乏，且既往无长期酗酒和胃肠道疾病史时，也应考虑笑气中毒可能，早期正确诊断与积极治疗可以改善患者的预后。

参考文献

1. Gürsoy A E, Kolukısa M, Babacan – Yıldız G, et al. Subacute combined degeneration of the spinal cord due to different etiologies and improvement of MRI findings. Case Rep Neurol Med, 2013, 2013: 159649.

2. Briani C, Dalla T C, Citton V, et al. Cobalamin deficiency: clinicalpicture and radiological findings. Nutrients, 2013, 5 (11): 4521 – 4539.

3. Hathout L, El – Saden S. Nitrous oxide – induced B_{12} deficiencymyelopathy: perspectives on the clinical biochemistry of vitamin B_{12}. J Neurol Sci, 2011, 301 (1 – 2): 1 – 8.

4. Savage S, Ma D. The neurotoxicity of nitrous oxide: the facts and "putative" mechanisms. Brain Sci, 2014, 4 (1): 73 – 90.

5. 王丽，范其江，董明睿，等．滥用笑气中毒致神经系统损害一例．中国现代神经疾病杂志，2016，16 (8)：533 – 537.

6. 王嫚，朱遂强．笑气吸入后神经系统损害：1 例病例报告及文献复习．神经损伤与功能重建，2018，13 (5)：267 – 268.

（韩燕飞　刘晓静）

050

肉毒毒素中毒 2 例

病例介绍

第一例患者，女性，46岁。主因"突发双睑下垂、视物不清14天，四肢乏力2～3天"于2012年3月13日入院。患者入院前14天晨起感双眼视物不清，视物成双，入院前2～3天自觉病情加重并出现四肢乏力感。自诉症状有晨轻暮重的特点。入院查体：神清，语利，双睑下垂，双眼裂7 mm，用力眨眼20次后，双睑裂5 mm，双侧瞳孔等大、等圆，对光反射灵敏，双眼外展露白约1 mm，饮水呛咳，洼田饮水试验2级，四肢肌力Ⅴ级，感觉共济检查大致正常，双侧病理征阴性。

第二例患者，男性，47岁，为第一例患者之夫，二人同一天起病。男性患者发病当天晨起下楼梯时发现视物不清，伴双眼睑下

301

垂，同时有咀嚼无力，饮水呛咳，不能正常进食，四肢乏力明显，行走不稳，病情进展迅速，次日累及呼吸肌，行气管插管辅助呼吸，于内蒙古当地医院住院诊治。

因诊断不清，病情较轻的女性患者辗转至我院求医。两位患者均于当地医院行头部 CT、MRI 及血管彩超检查无异常。男性患者于当地按照重症肌无力治疗，试用一疗程丙种球蛋白，未见明显效果。第一例患者入我院以后，根据其夫妻二人同时起病的发病特点，考虑中毒可能，详细追问病史。女性患者系内蒙古人，牧民，家中饲养绵羊、山羊 100 余只，有工人管理，偶尔参与放牧。半个月前不明原因山羊死亡一只，将其尸体掩埋处理，未食用；男性患者长期于城市打工，数天回家一次。据女性患者回忆发病前 6 天其夫回家，二人一同进餐，主食面条，使用自制茄子酱做卤。茄子酱是当地家喻户晓的小菜，均为自家酿造，是将肉沫与茄子一起炒制，而后密封于玻璃瓶内，数日后方可食用。女性患者诉家中常常食用此酱，但起病前 6 天食用的酱为新开封的一瓶。鉴于两例患者临床表现及其食用自制肉沫茄子酱的病史，考虑食物源性中毒，肉毒毒素中毒可能。联系专科医院，紧急送检女性患者血液标本、男性患者血液标本及两例患者所食茄子酱标本。经检测，剩余茄子酱标本及男性患者血液标本的肉毒毒素检测结果阳性，而女性患者血液标本肉毒毒素检测结果阴性，考虑可能与女性患者进食量少有关。诊断明确后，积极联系兰州生物制药厂，购买特异性肉毒毒素抗毒素，给予男性患者 A 型肉毒毒素抗毒素 1 万单位，2 次/天，连续 20 天；女性患者因症状较轻，加强补液治疗，促进毒素排出。

随访：男性患者应用抗毒素后，次日即可睁开双眼，20 天后拔管撤机，目前已经恢复正常；女性患者在发病后 3 个月左右症状消失。

病例分析

　　肉毒杆菌是厌氧菌，其产生的外毒素即为肉毒毒素，按照毒素的抗原型分为6型，对人类致病的包括A、B、E及F4型，其中A、B型最为常见。肉毒毒素为目前人类已知毒性最强的毒素之一，0.001 μg/kg的量即可致死。肉毒毒素中毒主要有两种形式，即食物性肉毒毒素中毒和创伤性肉毒毒素中毒，前者更为常见。在百姓的日常生活中，传播肉毒毒素的食物主要包括罐头、香肠、发酵的豆制品及酱料，它们均是在厌氧条件下生产和贮存的。如两例患者即因食用了自制的茄子酱而中毒，其茄子酱的制作工艺有肉类参与，而后密封发酵，此过程给肉毒毒素的产生创造了厌氧条件。食用含有肉毒毒素的食物后，发病的潜伏期平均为12～36小时，最长可达8天。肉毒毒素被人体吸收后，穿过小肠表皮进入血液及淋巴循环后选择性地作用于胆碱能神经突触前膜，阻止乙酰胆碱的释放，出现全身肌肉无力的表现，严重者迅速出现呼吸肌麻痹，危及生命。症状可有波动性，临床上需要与重症肌无力鉴别。

病例点评

　　如临床怀疑肉毒毒素中毒，可送检患者的食物、粪便、呕吐物、血清等标本，如检测出特定抗原型的肉毒毒素，需要使用相对应的抗毒素进行治疗，使用原则为早期、足量、足疗程。待患者脑神经损害及肢体肌力基本恢复后才能停药。如存在明确的病史及集体发病的特点，对于肉毒毒素中毒的诊断并不困难。但是如遇散发病例，需要医生仔细询问病史，积极排查可疑食物，尽快做出诊断及治疗，对于预后有极大的帮助。

参考文献

1. 丁茂柏．肉毒毒素中毒．中国临床医生，2002，30（5）：58.

2. 田英平，石汉文，佟飞，等．肉毒中毒诊疗方案．中华急诊医学杂志，2010，
19（4）：349 – 350.

（韩燕飞）

051
嗜血细胞综合征继发
非惊厥性癫痫
持续状态1例

病例介绍

患者，女性，52岁。主因"间断发热2月余"入院。

患者2月余前无明显诱因出现发热，体温最高40℃，无畏寒、寒战，无咳嗽、咳痰，无鼻塞、流涕，无腹痛及腹泻。就诊于当地医院，查血常规：白细胞$30.4 \times 10^9/L$，中性粒细胞百分比94.2%，血红蛋白125 g/L，血小板$494 \times 10^9/L$，ESR 91 mm/h，C反应蛋白107.98 mg/L，降钙素原1.21 ng/ml，血培养可见葡萄球菌。先后给予替考拉宁、美罗培南、达托霉素、奥司他韦、舒普深抗感染，地塞米松、泰诺林对症治疗。患者仍间断发热，三系呈下降趋势。完善骨髓细胞学显示反应性骨髓象，可见嗜血细胞并红系造血停滞。铁蛋白9506 ng/ml。免疫球蛋白IgG、IgE、IgA、IgM，补体C_3，C_4

及抗核抗体均未见异常。PET/CT 示脾大，全身多骨骼/髓、颈部两侧及两侧腋窝淋巴结摄取 FDG 增高。淋巴结活检提示淋巴结反应性增生伴嗜血现象。诊断考虑嗜血细胞综合征可能，收入我院血液科。

入院后查体：体温 36.4 ℃，神清，精神可，全身浅表淋巴结未触及肿大，心、肺、腹查体未见异常。血常规：白细胞 1.84×10^9/L，中性粒细胞百分比 57.1%，红细胞 3.33×10^{12}/L，血红蛋白 95 g/L，血小板 139×10^9/L，C 反应蛋白 13 mg/L。生化：总胆固醇 5.32 mmol/L，甘油三酯 3.46 mmol/L，白蛋白 26.4 g/L，余大致正常。ESR 71 mm/h。DIC：纤维蛋白原 1.66 mg/L，D－二聚体 2.4 mg/L，纤维蛋白原降解产物 7.2 mg/L，凝血酶原时间活动度 135.2 s，抗凝血酶 Ⅲ 125.1%，其余均在正常范围。杜氏利什曼原虫 IgG 抗体、布氏杆菌虎红实验、降钙素原检测、G 试验均未见异常。PCR 检测示 EB 病毒 DNA、巨细胞病毒 DNA、水痘带状疱疹病毒 DNA、人单纯疱疹病毒 Ⅰ/Ⅱ 型 DNA、人疱疹病毒 6/7/8 型 DNA、人腺病毒 DNA、细小病毒 B19 DNA、利士曼原虫 DNA、风疹病毒 DNA 及人类 T 细胞白血病病毒 Ⅰ 型 DNA 均为阴性。EB 病毒衣壳抗原 IgG 及 EB 病毒核抗原 IgG 阳性。sCD25 正常范围。NK 细胞活性 12.36%（正常值≥15.11%）。铁蛋白 12 407.00 ng/ml。骨髓细胞形态学检测：粒系增生活跃，中晚阶段比例增高，杆状阶段比例减低，其他阶段比例大致正常；红系增生活跃，晚红比例增高；淋巴单核细胞无明显异常；较易见巨噬细胞约占 2%，其中嗜血细胞约占 1.5%；未见巨核细胞；可见零星血小板；支持嗜血细胞综合征。胸部 CT：双肺下叶感染性病变可能，左肺下叶结节。浅表淋巴结超声：双侧腹股沟区未见异常肿大淋巴结；颈部及双腋窝未见明确异常肿大淋巴结。

结合病史及辅助检查结果，考虑嗜血细胞综合征诊断明确，给予 DEP 方案化疗（脂质体阿霉素联合依托泊苷和大剂量甲泼尼龙）及抗感染治疗。

患者在第一次化疗结束后再次出现高热，复查血常规：白细胞 $11.32 \times 10^9/L$，中性粒细胞百分比 83.5%，血红蛋白 101 g/L，血小板 PLT $406 \times 10^9/L$，C 反应蛋白 117 mg/L。考虑合并肺部感染，先后给予美罗培南、万古霉素、伏立康唑抗感染治疗。复查胸部 CT：双肺散在斑片状磨玻璃影，右上肺斑片样实变，考虑不除外肺结核，给予乙胺丁醇、左氧氟沙星、阿米卡星抗结核治疗。

经治疗患者体温降至正常，启动第二轮 DEP 化疗。化疗第二日患者晨起后出现行为异常，不会自己吃饭、上厕所、穿裤子，能简单应答但反应明显迟钝，无肢体抽搐及二便失禁。

查体：神清，语利。定向力、理解力、记忆力、计算力均减退。脑神经查体未见异常。四肢肌力肌张力正常。双侧指鼻及跟膝胫试验稳准。双侧巴氏症(-)，颈软，无抵抗。完善头核磁检查：双侧放射冠及侧脑室脑白质内小斑片状异常信号，T_1 稍低信号，T_2 及 Flair 稍高信号（图 51 - 1）。脑电图示全导可见高幅尖波及慢波

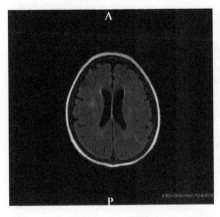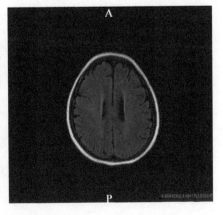

图 51 -1　患者头部核磁 Flair 像

放电，偶见尖慢波，呈癫痫持续状态（图 51 - 2）。考虑患者为非惊厥性癫痫持续状态，给予口服左乙拉西坦 0.25 g bid 抗癫痫治疗。完善腰穿检查结果回报：脑脊液常规、生化、病原学均未见异常，副肿瘤相关抗体及自身免疫性脑炎相关抗体均阴性。患者服药后次日反应迟钝较前略好转，复查脑电图仍示全导高幅尖波及慢波持续发放（图 51 - 3）。

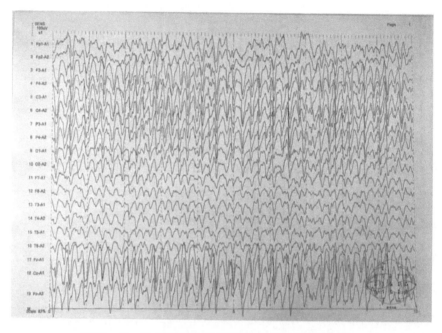

图 51 - 2　脑电图示全导可见高幅尖波及慢波放电，
偶见尖慢波，呈癫痫持续状态

发病第 4 日患者晨起后反应迟钝明显好转，查体：定向力、计算力、记忆力正常。复查脑电图：背景生理波较前明显改善，全导可见低至中幅 δ 波（图 51 - 4）。诊断：嗜血细胞综合征合并中枢神经系统受累，非惊厥性癫痫持续状态。继续口服左乙拉西坦 0.25 g bid 治疗。患者出院后半年随访未再有类似发作或肢体抽搐发作。

笔记

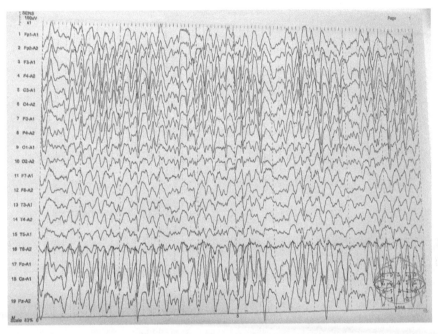

图 51 - 3　复查脑电图示全导高幅尖波及慢波持续发放

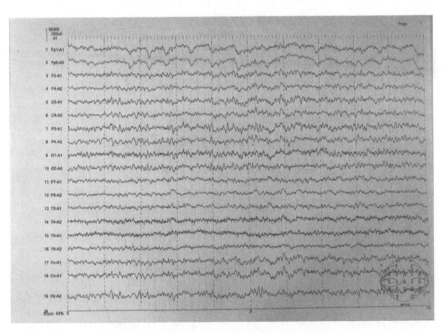

图 51 - 4　患者意识水平恢复后复查脑电图背景生理波
较前明显改善，全导可见低至中幅 δ 波

病例分析

嗜血细胞性淋巴组织细胞增生症(hemophagocytic lymphohistocytosis,HLH) 又称嗜血细胞综合征 （hemophagocytic syndrome，HPS），1979 年首先由 Risdall 等报道，是一组以过度炎性反应为特征的异质性疾病。HPS 包括原发性和继发性两大类。原发性 HPS 是一种少见的常染色体隐性遗传病，常在 2 岁以内发病，50% 的患者有阳性家族史。继发性 HPS 又分为感染性和肿瘤相关性，常见病因为感染、药物、红斑狼疮、实体瘤和血液系肿瘤及免疫缺陷等。目前 HPS 的诊断仍然沿用 2004 年国际组织细胞学协会制定的 HLH/HPS 诊断标准：符合分子学诊断 （PRFI、UNCl3D、STXBPl、RAB27A、STXll、SH2D1A 或 XIAP 的基因突变） 或者符合以下 8 项标准中的 5 项：①发热 （ >38.5 ℃）；②脾大；③全血细胞减少 （外周血至少两系减少）：血红蛋白 <90 g/L （对于 4 周内的婴儿，血红蛋白 <100 g/L），血小板 <100 ×10^9/L，中性粒细胞 <1.0 ×10^9/L；④高甘油三酯血症和 （或） 低纤维蛋白原血症 （甘油三酯 ≥3.0 mmol/L，纤维蛋白原 ≤1.5 g/L）；⑤骨髓、脾脏或淋巴结中发现嗜血现象；⑥自然杀伤细胞的活性下降或完全丧失；⑦高铁蛋白血症 （ ≥500 ng/ml）；⑧sCD25(slL2r) >2400 U/ml。研究发现中枢神经系统受累在 HPS 中十分常见，文献报道中为 10%～73% 。CNS 受累可以出现在发病时，也可出现在病程中，主要临床症状包括癫痫发作、脑膜炎、意识障碍、共济失调、脑神经受损、眼震、颅内压增高和易激惹等。脑脊液异常主要是淋巴细胞轻中度增多和蛋白升高。MRI 异常则主要表现为脑水肿、脑萎缩、皮质下坏死及 T$_2$WI 高信号。

非惊厥性癫痫持续状态 （nonconvulsive status epilepticus，NCSE）

是癫痫持续状态的一种，是指大脑持续痫性放电活动 > 30 min，同时伴有某些精神、意识或行为的异常，但缺乏惊厥性症状的临床病理情况。传统上 NCSE 可分为全身性和部分性（主要为复杂部分性）癫痫持续状态，其临床表现主要是轻微或者不明显性运动，以及情感、唤醒、认知、记忆、视觉或意识障碍。由于临床症状及脑电图改变多样，诊断标准的不统一，常常导致漏诊或误诊，从而延误治疗。其确诊主要依赖于发作期 EEG 持续或接近持续的异常放电，因此脑电图监测对于 NCSE 的诊断具有至关重要的作用。国外学者提出 EEG 是诊断 NCSE 的金标准。国内学者提出发作期 V‑EEG 异常及抗癫痫药物诊断性治疗有效为 NCSE 诊断的重要依据。NCSE 病因复杂，不同年龄病因不同。目前认为主要与以下原因有关：①有代谢性或系统性疾病：低血糖或高血糖、非酮症高渗性昏迷、肝性脑病、肾功能衰竭行血液透析治疗、高血压脑病和可逆性大脑后部白质脑病患者都有可能发生非惊厥性癫痫持续状态。某些系统性疾病，如系统性红斑狼疮，或某些药物如抗生素（头孢菌素类、喹诺酮类、青霉素类）和异烟肼也可能是诱发 NCSE 的病因。②原发性中枢神经系统功能障碍：≤1 岁婴幼儿以围产期脑梗死、缺血缺氧性脑病和脑出血为常见原因；成人（18 ~ 65 岁）以脑卒中和缺血缺氧性脑病最为常见。③癫痫患者不适当地停用抗癫痫药物、不规范服用抗癫痫药物或者癫痫控制不佳均可引起 NCSE。

本例患者以发热起病，病程中出现三系减少，辅助检查提示脾大、高铁蛋白血症、高甘油三酯血症、NK 细胞活性降低、骨髓细胞学发现嗜血细胞，结合患者无家族史、PET 及淋巴结活检除外肿瘤，考虑感染继发 HPS。患者病程中突然出现反应迟钝，意识模糊，因 HPS 合并 CNS 受累较为常见，发病伊始即考虑到 CNS 受累可能，随即完善头核磁、腰穿、脑电图等相关检查。患者脑电图示全导高幅尖波及慢波持续发放，经抗癫痫药物治疗后谵妄状态完全恢复，复查脑电图癫痫样异常放电消失，恢复背景节律，故考虑为非惊厥癫痫持续状态。患者脑脊液未见异常，副肿瘤相关抗体及自身免疫性脑炎相关抗体均为阴性，头核磁示脑白质 T_2 像高信号，考虑癫痫发作为 HPS 累及 CNS 所致。

🏥 病例点评

以往 HPS 合并 CNS 受累研究数据主要来源于儿童患者。最新一项针对成人 HPS 患者合并 CNS 受累的研究显示：CNS 受累发病率为 20.7%（96/463），在 86 名有临床症状的患者中，意识障碍最为常见（39.6%），随后依次为头痛头晕（24%）、癫痫发作（17.7%）及精神障碍（16.7%）。基于以上研究可见癫痫发作在不同年龄 HPS 患者中均为较常见的中枢受累表现，遗憾的是目前关于 HPS 患者的癫痫发作类型及发作特点尚缺乏相关研究。本病例为首次报道的 HPS 合并 NCSE。由于 NCSE 临床表现多样，症状与体征轻微者有时甚至难以与正常行为相鉴别，且常因合并其他疾病而掩盖病情或被误诊为抑郁症、精神病、癔症、脑炎或代谢性脑病等。本例患者经抗癫痫药物治疗后，癫痫持续状态发作停止，半年随访未再有癫痫发作，预后良好。因此，对于 HPS 患者如病程中出现意识改变及精神障碍，应积极完善脑电图检查，明确是否为 NCSE，一旦发现，尽快给予抗癫痫治疗，有望取得较好预后。

参考文献

1. Henter J I, Horne A, Aricó M, et al. HLH - 2004: Diagnostic and therapeutic guidelines for hemophagocytic lymphohistiocytosis. Pediatr Blood Cancer, 2007, 48 (2): 124 - 131.

2. 蔡桂兰，王淑辉，陈葵. 嗜血细胞综合症的中枢神经系统临床表现. 中风与神经疾病杂志，2015，32（2）：186－188.

3. Song Y, Pei R J, Wang Y N, et al. Central nervous system involvement in hemophagocytic lymphohistiocytosis in adults：A retrospective analysis of 96 patients in a single center. Chin Med J（Engl），2018，131（7）：776－783.

（韩春玉　高丹　脱厚珍）

052
桥本脑病 1 例

病例介绍

患者，女性，52 岁。主因"低热、头痛 2 周，神志恍惚 1 周，全身抽搐发作 3 天"于 2007 年 6 月入院。

患者入院 2 周前因目睹车祸，受到惊吓，2 天后出现间断性低热及头痛，呕吐 1 次。1 周后出现反应迟钝、记忆力减退，来我院门诊就诊，查体未见明显异常。头颅 CT 显示左侧颞、枕叶可疑小斑片状低密度灶；MRI 显示双侧额、颞、顶叶及右侧枕叶多个大小不等的类圆形片状长 T_1、长 T_2 信号，边界不清，病灶无强化。腰穿脑脊液压力、常规、生化等未见异常。入院前 3 天出现发作性意识丧失，全身抽搐，伴舌咬伤及尿失禁，每次持续约 10 分钟，共发作 4 次。既往无任何其他病史。

笔记

体格检查：轻度嗜睡，定向力、理解力检查均难以配合。双眼侧视时可见水平眼震；右侧鼻唇沟略浅，伸舌略右偏。运动及感觉系统功能正常，无病理反射及脑膜刺激征。

实验室及影像学检查

血常规、尿常规、血糖、电解质、肝肾功能正常；C 反应蛋白、淋巴细胞亚群、IgG、补体 C_3 水平轻度增高。

甲状腺功能除 T_3 略低外，其余均在正常范围。血清甲状腺球蛋白抗体 >500 U/ml，甲状腺过氧化物酶抗体 >1300 U/ml（正常值均为 ≤60 U/ml）。甲状腺同位素扫描未见异常。甲状腺穿刺检查可见少量滤泡上皮细胞，未见特异性病变细胞。

脑电图重度异常，全部导联均呈中至高幅弥漫性慢波，定位不显著。

4 次腰穿 CSF 检查有 1 次压力略高，常规、生化及细胞学检查均正常；未见寡克隆区带；麦芽糖结合蛋白 1.26 nmol/L（正常值 ≤0.55 nmol/L）。

颅脑 MRI 显示大脑半球多发稍长 T_1、长 T_2 信号病灶，波及双侧额、颞、顶、枕叶，皮质及白质均受累，以皮质更明显。30 天后复查，多数病灶体积扩大、病变范围更加广泛，少数病灶有所缩小，信号异常程度也有所变化，呈现"此消彼长"的特点。增强扫描显示全部病灶均无强化，无占位效应（图 52 – 1）。MRS 检查显示胆碱波峰增高，可见乳酸波峰。

基因诊断结果：*A3243G* 和 *A8344G* 均无突变。

病理活检结果：于入院 16 天时行左侧开颅颞叶病灶活检术。术中见左侧颞叶中下回脑组织呈淡黄色，脑沟浅、质软，中间有软化灶，病变组织为灰白色，血供中等。病理检查显示颞叶皮质组织轻度疏松，神经元脱失，残存的神经元变性肿胀，反应性胶质细胞

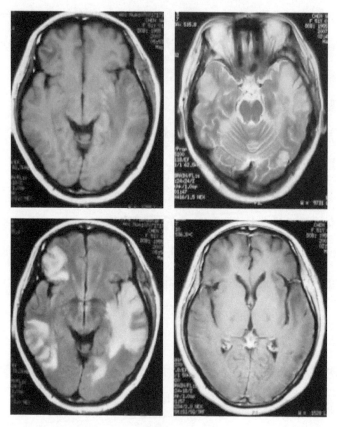

图 52-1　颅脑 MRI 显示双侧额叶、颞叶、顶叶及右侧枕叶多发
大小不等的类圆形片状长 T_1、长 T_2 信号，边界不清；
静脉注入造影剂后病灶未见异常强化

及小血管增生、充血；血管内皮细胞肿胀，部分小血管周围少量淋巴细胞浸润；未见肿瘤细胞（图 52-2）。电镜检查显示神经细胞部分空泡样变性，线粒体肿胀变性，小胶质细胞增生；白质部分可见小囊腔形成，髓鞘脱失、扩张，轴索空化，轻度海绵样改变；未见病毒及包涵体（图 52-3）。

诊断： 桥本脑病。

治疗情况： 患者于入院 43 天时给予甲泼尼龙 500 mg 静脉滴注，每 3 天减半，病情有所缓解。但甲泼尼龙减量后病情又加重。入院90 天时给予甲泼尼龙 1000 mg 静脉滴注治疗，每 3 天减半，同时加

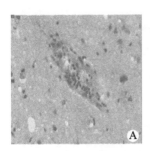 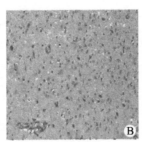 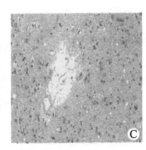

注：A部分小血管周围少量淋巴细胞浸润；B反应性胶质细胞及小血管增生；C小的坏死灶

图52－2　左颞叶活检病理检查（HE染色，A×200，B、C×100）

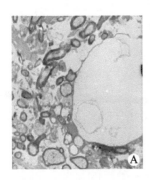 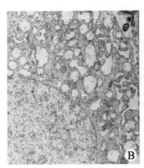 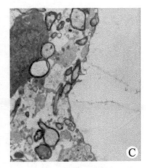

注：A神经细胞部分空泡样变性；B线粒体肿胀变性；C部分轴索空化，轻度海绵样改变

图52－3　电镜检查（EM，×12000）

用环孢素，后因明显肝功能异常改为吗替麦考酚酯分散片口服。治疗10天后患者病情明显好转，认知功能逐渐恢复。

预后及转归： 患者入院130天时复查头颅MRI脑部病灶基本消失；脑电图恢复正常；血液ATG 229.9 U/ml，ATPO 399.2 U/ml。病情显著好转，出院。发病10个月后随访，患者的认知功能已经大部分恢复，生活能自理并可操持家务。

📖 病例分析

桥本脑病由Brain等在1966年首次报道，也称为激素反应性脑病（SREAT）。因临床表现与许多神经系统疾病相似，经常被误诊。既往流行病学资料显示，本病的平均发病年龄为 50 岁（9 ~ 84 岁），发病率为 2. 1/100 000，多见于中年女性，女性患病率高于男性。本病通常急性或亚急性起病，大致可分为 2 种临床类型：①类似于血管炎的、复发/缓解型和脑卒中样发作的病程；②表现为隐袭起病、持续性进展的认知障碍型。临床表现以认知障碍和行为异常最为突出，其余症状根据发生的频度依次为：震颤、短暂性失语、肌阵挛、癫痫（包括全面性和部分性发作）、步态不稳、睡眠异常、精神症状、卒中样发作，以及局灶性运动及感觉障碍。特别值得注意的是，几乎所有的病例最初都被误诊为病毒性脑炎、有痴呆表现的神经系统变性病（如 Alzheimer 病和 Lewy 体痴呆）或者 Creutzfeldt – Jakob 病等。本例患者以认知功能障碍和癫痫等症状起病，诊断曾考虑为不典型的脑炎，后因为部分病灶自行变小，也考虑过淋巴瘤及线粒体脑肌病（MELAS 型）的可能，经脑活检后得以排除。后检查发现血清甲状腺抗体水平增高，方才确诊。

既往资料分析发现，所有病例的血液 TGAb 和 TPOAb 均有增高，也有 CSF 存在同样抗体的报道；而甲状腺功能既有低下，也有亢进，其中以亚临床的甲状腺功能低下最多见。当甲状腺发生病变致使滤泡细胞结构受到破坏时，血小板生成素（TPO）则刺激机体免疫系统产生甲状腺组织成分抗体，即 TPOAb。该抗体的产生与自身免疫性甲状腺疾病有高度的相关性。病变的严重程度与抗体水平增高的幅度无关。同样，甲状腺功能正常还是低下也与桥本脑病的发生无关。Nagpal 等报道，几乎所有桥本脑病患者的脑电图均有异常，本例患者的脑电图为重度异常，与之相符；脑电图对于桥本脑病的病情评估、疗效观察及随访均有帮助。本病影像学异常的发生率在50%左右，其中最常见的是脑萎缩，也有弥散性脑白质异常和脑膜强化的报道。类似本例患者灰质病变明显的报道不多。关于桥本脑病有限的病理检查资料显示为脑内和软脑膜小血管周围轻度淋巴细胞浸润和白质轻度胶质细胞增生。本例患者脑活检的病理检查所见虽然也属于这种无特异性的改变，但十分有助于与具有类似表现的疾病进行鉴别。

桥本脑病的发病机制仍不清楚。目前认为，桥本脑病属于一种神经内分泌疾病，既侵犯内分泌系统，也侵犯神经系统。其发生可能与由于免疫复合物沉积引起的脑微血管炎或者由自身抗体介导的自身免疫性甲状腺炎有关。

桥本脑病如果治疗得当，病情大多能很快缓解。糖皮质激素是治疗的首选药物，免疫球蛋白和血浆置换及其他的免疫抑制剂如甲氨蝶呤、硫唑嘌呤和环磷酰胺也有治疗成功的报道。本例患者第1次糖皮质激素治疗效果欠佳，可能与剂量不足有关。有研究显示越早得到治疗，患者的预后越好。

病例点评

桥本脑病是一种伴有甲状腺抗体增高的、免疫介导的脑病，其发病机制尚不完全清楚。临床特点为亚急性起病的认知功能减退和癫痫发作等皮质功能障碍表现；糖皮质激素及免疫抑制剂治疗有效。影像学表现为广泛脑皮质及皮质下异常病灶；病理学改变不具特异性。对于这种相对罕见并且容易误诊的脑病患者及时诊断、及时治疗，大多预后较好。故对进展迅速的认知功能障碍患者，应将甲状腺抗体（而不单是甲状腺功能）作为常规检查项目之一。

笔记

参考文献

1. 赵伟秦，李继梅，王佳伟，等．桥本脑病的临床、影像学及病理学特点（附1例报告）．临床神经病学杂志，2010，23（2）：107 – 109.

2. Castillo P, Woodruff B, Caselli R, et al. Steroid – responsive encephalopathy associated with autoimmune thyroiditis. Arch Neurol, 2006, 63（2）：197 – 202.

3. 章娅，王冬梅，汪鸿浩，等．桥本脑病的研究进展．中国免疫学杂志，2016，32（5）：752 – 756.

（申珅 赵伟秦 李继梅）

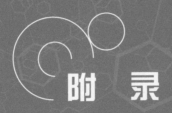

附　录

首都医科大学附属北京友谊医院简介

首都医科大学附属北京友谊医院始建于 1952 年，原名为北京苏联红十字医院，是新中国成立后，在苏联政府和苏联红十字会援助下，由党和政府建立的第一所大型医院。1954 年位于西城区的新院址落成时，毛泽东、周恩来、刘少奇、朱德等老一辈革命家为医院亲笔题词。毛泽东主席特别题词"减少人民的疾病，提高人民的健康水平"。

1957 年 3 月，苏联政府将医院正式移交我国政府，周恩来总理亲自来院参加了移交仪式。1970 年，周总理亲自为医院命名为"北京友谊医院"。

德高望重的老一辈医学专家为北京友谊医院的创建和发展做出

笔记

了无私的奉献，包括钟惠澜教授，中国科学院生物学部委员，我国第一位热带病学家；王宝恩教授，第一个在国际上提出并首先证明了早期肝硬化的可逆性；李桓英研究员，著名麻风病防治专家，获国家科技进步一等奖；祝寿河教授，儿科专家，第一个提出654－2可以改善病儿微循环功能障碍；于惠元教授，施行了我国第一例人体亲属肾移植手术。

目前，首都医科大学附属北京友谊医院是集医疗、教学、科研、预防和保健为一体的北京市属三级甲等综合医院，是首都医科大学第二临床医学院。医院设有西城院区和通州院区，其中通州院区位于北京城市副中心。拥有硕士培养点31个、博士培养点27个。研究生导师137名；教授、副教授近140名。近60名教授在中华医学会各专业学会、北京分会及国家级杂志担任副主委以上职务。

医院综合优势明显，专业特色突出，共有临床医技科室54个。胃肠、食管、肝胆、胰腺疾病诊治，肝移植，泌尿系统疾病诊治，肾移植，血液净化，热带病、寄生虫及中西医结合诊治是医院的专业特色。消化内科、临床护理、地方病（热带医学）、普通外科、重症医学科、检验科、病理科、老年医学等临床医学专业获批国家临床重点专科项目，医院设有北京市临床医学研究所、北京热带医学研究所、北京市中西医结合研究所和北京市卫生局泌尿外科研究所，拥有消化疾病癌前病变、热带病防治研究、肝硬化转化医学、移植耐受与器官保护4个北京市重点实验室。

建院以来，医院得到了各级党委和政府的支持鼓励与悉心指导，也牢记着党和政府及人民群众的殷切希望与盈盈嘱托。在"仁爱博精"的院训精神指引下，医院始终坚持"全心全意为患者服务"，服务首都，辐射全国，大力加强人才队伍建设和医院文化建设，努力使患者信任、职工满意、政府放心。